U0238949

胃镜微观辨证

曹志群　主审

张　新　张晓彤　高　军　主编

山东大学出版社
SHANDONG UNIVERSITY PRESS
·济南·

图书在版编目(CIP)数据

胃镜微观辨证/张新,张晓彤,高军主编.—济南:
山东大学出版社,2022.7
ISBN 978-7-5607-7553-1

Ⅰ.①胃…　Ⅱ.①张…②张…③高…　Ⅲ.①胃镜检
—应用—脾胃病—辨证论治　Ⅳ.①R256.3

中国版本图书馆 CIP 数据核字(2022)第 106993 号

策划编辑		毕文霞
责任编辑		毕文霞
封面设计		王秋忆

出版发行		山东大学出版社
社　　址		山东省济南市山大南路 20 号
邮政编码		250100
发行热线		(0531)88363008
经　　销		新华书店
印　　刷		山东蓝海文化科技有限公司
规　　格		720 毫米×1000 毫米　1/16
		16.5 印张　298 千字
版　　次		2022 年 7 月第 1 版
印　　次		2022 年 7 月第 1 次印刷
定　　价		168.00 元

前　言

　　中医的辨证论治是中医特色诊疗手段,即对疾病发展过程中某一阶段的病理进行概括,包括病变的部位、原因、性质以及邪正关系,能够反映出疾病发展过程中某一阶段的病理变化的本质。微观辨证的概念首先由沈自尹于 1986 年提出,其将现代医学的先进技术纳入传统中医辨证证素,扩展了中西医结合切入点,创新了研究思路。与传统中医对证的辨析相比,微观层面的辨证可以更完整、更准确、更本质地阐明证的物质基础,是对中医四诊的深化和扩展。

　　消化内镜作为已应用于临床两百多年的重要检查手段,已经成为消化病学的重要组成部分,如何使其更好地为中医辨证服务,是我们亟待解决的问题。目前虽有学者从事此类研究,但是缺乏系统的归纳与整理,而且疾病种类较局限。本着将传统中医与现代医学交融相合的宗旨,坚持四诊合参与现代内镜检查相结合的原则,编者们著成此书,以供广大医务同仁们参考。

　　本书编者均为曹志群教授带教的研究生,将曹志群教授微观辨证施治思想与临床资料结合,归纳总结,形成此书。在此感谢恩师曹志群教授在本书成书期间的引领和支持。除主要编者外,曹志群教授师门多位同学为本书的修订付出了努力和汗水。全体编委会成员借此机会,向本书主审曹志群教授及师门的各位同学表示由衷的感谢!

　　由于我们水平有限和经验不足,书中难免有错误或不当之处,敬请读者批评指正。

编　者

2022 年 5 月

目　录

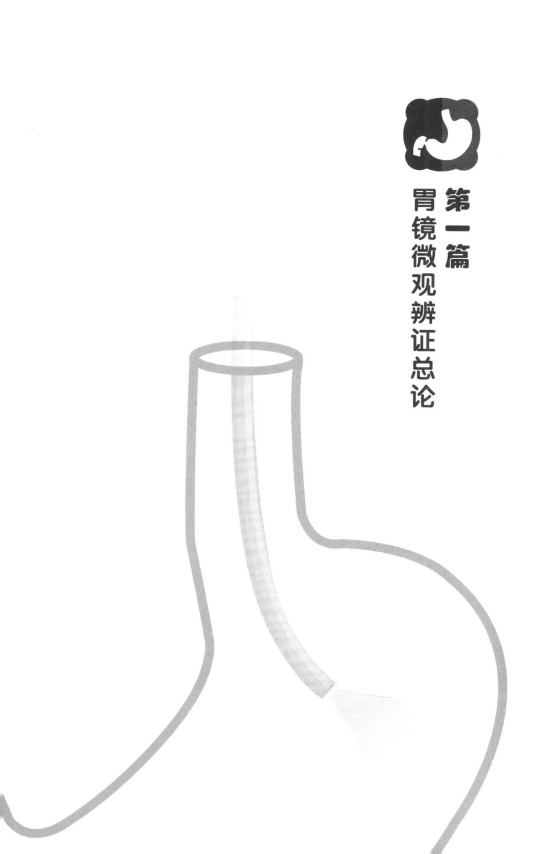

第一篇
胃镜微观辨证总论

第一章
概　述

消化内镜在临床应用已有两百多年的历史。自 1806 年德国的博齐尼（Bozzini）首创利用烛光作为光源,用一根细铁管窥视泌尿道和直肠以来,医学内镜有了飞速发展,先后经过了早期硬式内镜、半可曲式内镜、纤维内镜三个时期。1983 年,电子内镜产生,其传导图像的机制与传统的内镜完全不同,被称为消化内镜发展史的又一里程碑。随着胶囊内镜、超声内镜的推出,消化系统疾病的诊治水平得到显著提高。

消化内镜的应用能够较大程度地替代传统剖腹手术治疗,减少医疗成本,减轻患者痛苦,提高患者的生存质量。例如,通过色素内镜、放大内镜等检查手段,能够发现局限于黏膜或黏膜下的消化道早期癌,并在此基础上施行内镜下黏膜切除术（EMR）、内镜下黏膜剥离术（ESD）,完整摘除癌肿,真正达到微创治疗的目的。内镜逆行胰胆管造影（ERCP）与超声内镜相结合,能够完成胆总管结石取石、胆总管狭窄扩张及支架植入、经十二指肠乳头引流治疗胰腺囊性病变等胰胆疾病的诊治。此外,消化内镜亦可进行消化道止血、巨大息肉的切除、狭窄扩张等的治疗。消化内镜学已经从单纯诊断的初期阶段,进入融诊断、治疗于一体的微创介入技术的高级阶段,成为消化病学的重要组成部分。

中国传统医学是研究人体生理、病理以及疾病的诊断和防治等的一门学科,是经过中国古代人民同疾病做斗争的经验和理论知识的累积,通过长期医疗实践逐步形成并发展成的医学理论体系。在研究方法上,其以整体观为主导思想,以辨证论治为诊疗依据。

相比于现代医学,中国传统医学获取疾病信息的手段（望、闻、问、切）具有较多的主观成分,诊断结果与临床医师的个人体会和经验累积密切相关,既受医生的知识水平和诊断技能的限制,又受光线、温度等外部客观条件的影响,临床上缺乏客观评价标准,不便于教学与传承。消化内镜检查是现代医学诊断疾病最直接、最客观的方法,能够直观地获取消化道各器官的黏膜信息,对疾病作出较准确的判断,目前是胃黏膜疾病诊断的"金标准"之一。将内镜征象与中医证候特点相结合,可以准确地把握消化系统疾病的病机病理,从而提出合理的治疗思路和用药重点。这是在中医学辨证求因、审因论治原则指导下有效治疗该病的重要途径,是中医传统诊断方法在内镜微观方面的延伸,与传统四诊相比,更直观,更可靠,误诊率低,诊断迅速。消化内镜检查与传统宏观辨证体系相得益彰,互为补充,于临床大有裨益。

(张晓彤)

第二章
胃镜微观辨证的研究进展

　　胃镜微观辨证是借助内镜征象与中医证候特点相结合,准确把握消化系统疾病病机病理,从而提出合理的治疗思路和用药重点的一种诊疗方法。该方法目前在国内尚处于起步阶段,已有研究者对其进行研究并报道。

　　一、反流性食管炎

　　赖宇飞等对453例反流性食管炎(RE)的中医证型与性别、年龄分布及食管黏膜胃镜分级进行观察和分析。结果发现,RE患者以实证为主,主要为肝胃不和证和肝胃郁热证,各个证候分型的食管黏膜胃镜分级存在着明显的差异($p<0.01$)。A、B级以实证为主,其中尤以肝胃郁热为主;虚证在C、D级中所占的比例较A、B级增加,提示RE的虚、实证在一定程度上可以反映病情的轻重程度。[①] 周爱华等研究发现,肝胃郁热型的RE检出率明显高于肝胃不和型和痰气交阻型。实证患者酸暴露相对较重,黏膜损害也较重;虚证患者酸暴露相对较轻,黏膜损害也较轻。[②] 李贞玉等通过对102例RE患者的中医证型与胃镜分级进行研究,发现胃镜下分级为Ⅰ级的患者多为肝胃郁热、脾胃湿热、肝胃不和证,Ⅱ级者多为脾胃湿热、脾胃虚弱证,Ⅲ级者以脾胃虚弱及胃阴不足证为主。[③] 刘兆云等对86例反流性食管炎患者的胃镜下表现进行观察,发现黏膜

---

　　① 参见赖宇飞,汪红兵,王艳玲,等:《反流性食管炎的中医证型与食管黏膜胃镜分级的相关性研究》,载《中国中西医结合消化杂志》2008年第3期。

　　② 参见周爱华,段国勋:《胃食管反流病中医证型与24小时食管pH值及内镜的关系》,载《重庆医科大学学报》2007年第11期。

　　③ 参见李贞玉,刘敏:《反流性食管炎中医证型及舌象与胃镜下表现的相关性研究》,载《中国中医药信息杂志》2013年第1期。

充血和水肿多为肝胃郁热证,糜烂多为脾胃湿热证,渗出物增多及粗糙不平多为痰气郁结和脾胃湿热证。[1] 黄新贻等通过观察反流性食管炎中医证型与内镜下黏膜改变的关系发现,黏膜表现基本正常的患者以胆热犯胃证为主;内镜分级为Ⅰ级,黏膜表现为点状或条状发红,合并或未合并糜烂的以肝胃不和证为主;内镜分级为Ⅱ级,黏膜表现为条状发红糜烂,并有融合,但并非全周性,融合<75%者,以肝胃郁热证多见;内镜分级为Ⅲ级,黏膜表现为病变广泛,发红、糜烂呈全周性,融合≥75%者,以中虚气逆证多见。[2]

二、慢性胃炎

胡晓平观察了262例慢性胃炎胃黏膜病变与中医辨证分型的相关性,发现肝胃气滞证和脾胃虚寒证占慢性胃炎的大部分(66.8%),肝胃气滞证和胃热炽盛证以浅表性胃炎为主($p<0.01$),脾胃虚寒证和胃阴亏虚证以萎缩性胃炎为主($p<0.01$),伴有肠上皮化生的胃炎多见于胃阴亏虚证($p<0.01$),出现胆汁反流的胃炎绝大部分见于肝胃气滞证($p<0.01$)。[3] 张林等对胃镜下慢性胃炎与中医辨证分型的相关性进行研究,将慢性胃炎镜下辨证分为五型。①肝胃不和型:胃黏膜呈急性活动性炎症,胆汁反流。②脾胃虚弱型:胃黏膜红白相间,以白为主,胃酸偏低。③脾胃湿热型:胃黏膜呈急性活动性炎症,充血糜烂明显。④胃阴不足型:胃黏膜片状红白相间,黏膜变薄并干燥,黏度小,胃酸偏低。⑤胃络瘀血型:胃黏膜充血肿胀伴瘀斑或出血点。[4] 李林青观察100余例慢性萎缩性胃炎(CAG)病例,通过中医宏观辨证与胃镜下胃黏膜像微观辨证结合,发现各型病例的胃黏膜各有特点。①脾胃虚寒型:胃黏膜红白相间,以白为主,丝状血管可见;或胃黏膜红白相间,以红为主;或花斑样改变,为散在、均匀的小红点,伴黏膜水肿,以胃小弯明显。②肝胃不和型:胃黏膜明显萎缩,红白相间,小片状改变,常呈斑样充血,线状充血常见于黏液斑,局部或大片发红,可见小丘疹状隆起,中央脐状凹陷。③胃阴亏虚型:胃黏膜多呈灰暗色,深浅不一,萎缩范围可弥漫或局限,皱襞变细或消失,胃液分泌量少,黏膜表面粗糙不平,呈

---

① 参见刘兆云,郭炜伦,陈巧娟,等:《反流性食管炎患者胃镜下表现与中医证型及舌象的相关性分析》,载《光明中医》2020年第11期。

② 参见黄新贻,蔡敏:《反流性食管炎中医证型与内镜下表现及胃肠激素的关系研究》,载《广州中医药大学学报》2015年第4期。

③ 参见胡晓平:《262例慢性胃炎胃黏膜病变与中医辨证分型的相关性观察》,载《现代中西医结合杂志》2007年第19期。

④ 参见张林,王忠鑫,迟太升,等:《胃镜下慢性胃炎与中医辨证分型的相关性研究》,载《中国中西医结合消化杂志》2007年第2期。

龟裂样改变,可透见黏膜小血管网。[①] 陶秀良等通过 231 例 CAG 患者的胃镜和病理诊断,对萎缩性胃炎中医辨证分型进行研究,结果显示有胆汁反流对于诊断肝胃不和有参考意义,脾胃虚弱或虚实夹杂型患者较多出现肠上皮化生,肠上皮化生对于脾虚辨证有帮助。[②] 乔艳等分析 150 例慢性浅表性胃炎中医证型分布与胃镜像的相关性发现,黏膜白相多见于脾胃虚弱型,血管透见多见于胃阴不足型,黏膜粗糙和颗粒增生多见于胃络瘀阻型。[③] 刘乐鑫等对 98 例慢性非萎缩性胃炎进行观察,发现胆汁反流者以肝胃不和证和脾胃湿热证最为多见,黏膜红斑多见于肝胃不和证,黏膜水肿、渗出以脾气虚证为主。[④]

三、胆汁反流性胃炎

范先靖等人对 328 例胆汁反流性胃炎中医证型与内镜下表现进行分析,发现青年人群证型以肝胃不和、脾胃虚弱为主,病理以浅表性胃炎为主;中年人群证型以湿热中阻为主,病理以萎缩性胃炎伴肠化为主;老年人群证型以胃阴不足为主,病理以萎缩性胃炎伴肠化为主;湿热中阻证型黏膜损伤明显,病理改变较重。[⑤] 姜丽观察 60 例胆汁反流性胃炎患者,其胃镜下征象分别与中医辨证为肝气郁结型、胆胃郁热型、胃阴亏虚型、瘀血阻络型的胆汁反流性胃炎存在密切关系,提出肝气郁结型为病发初期,胃镜像表现为胃窦黏膜红白相间,黏膜病理检验多为浅表性炎症;胆胃郁热型为病程进展期,胃黏膜充血、水肿明显,并常见黏膜下出血点,十二指肠球部炎症较重;胃阴亏虚型为进展后期,故胃黏膜红白相间,白相为主,黏膜病理示萎缩性胃炎,胃镜像表现为胃窦黏膜粗糙,色暗无泽,花斑样明显,黏膜下散在出血点、斑,十二指肠球黏膜粗糙无泽。[⑥] 梁镫月研究 120 例胆汁反流性胃炎患者发现,脾胃湿热证以充血、水肿居多;肝胃不和证以充血、水肿、粗糙多见;脾胃虚弱证以充血、贲门松弛为主;胃阴不足证以黏

---

① 参见李林青:《微观辨证在慢性萎缩性胃炎证治中的应用》,载《内蒙古中医临床杂志》2007 年第 12 期。

② 参见陶秀良、李国成,王艳,等:《胃镜和病理诊断对萎缩性胃炎中医辨证分型的研究》,载《湖北中医学院学报》2010 年第 5 期。

③ 参见乔艳,房玲,杨惠卿,等:《慢性浅表性胃炎中医证型分布与幽门螺杆菌感染、胃镜像及病理表现相关性分析》,载《安徽中医药大学学报》2021 年第 3 期。

④ 参见刘乐鑫,王静滨,马鹏莉,等:《慢性非萎缩性胃炎中医证型与幽门螺杆菌感染、胃镜像及病理表现相关性分析》,载《河北中医》2019 年第 10 期。

⑤ 参见范先靖,戴高中:《328 例胆汁反流性胃炎中医证型与内镜下表现分析》,载《西部中医药》2011 年第 12 期。

⑥ 参见姜丽:《60 例胆汁反流性胃炎中医辨证与胃镜像关系探析》,载《陕西中医》2007 年第 9 期。

膜红白相间,以红为主多见;胃络瘀血证以镜下见出血点多见。[1] 于风芝收集 122 份胆汁反流性胃炎病历资料,研究得出其胃镜像辨证分布规律。①肝胃不和证:胃黏膜多见充血、水肿,反流程度以 1 级为主。②脾胃湿热证:胃黏膜多见充血、糜烂,黏膜粗糙,反流程度以 1 级为主。③胃络瘀阻证:胃黏膜多见陈旧性出血点,反流程度以 2 级、3 级为主。④脾胃虚弱证:胃黏膜多见充血、水肿,贲门口松弛,反流程度以 2 级为主。⑤胃阴不足证:胃黏膜多见充血、溃疡,反流程度以 1 级为主。⑥寒热错杂证:胃黏膜多见充血,幽门口肿胀,反流程度以 1 级为主。[2]

四、消化性溃疡

余在先应用消化内镜对溃疡进行辨证分型。①湿热瘀滞型:溃疡面较大,周边充血水肿明显或有新鲜出血,溃疡面覆黄苔,可见于胃及十二指肠溃疡活动期。②寒湿阻滞型:溃疡较浅,覆白浊苔,周边水肿较甚,呈轻中度充血,多见于十二指肠球部溃疡、幽门管溃疡或久治不愈的胃角溃疡。③湿阻血瘀型:溃疡周边水肿或微隆起,呈暗红色,或局部变形,溃疡有白苔或陈旧性凝血。[3] 何钢等观察 163 例消化性溃疡患者,探讨其胃镜下表现与中医辨证的相互关系,发现胃镜下局部表现为充血、水肿者多为肝胃不和证及脾胃湿热证,糜烂者多为脾胃湿热证,黏膜出血或有血痂者多为胃络瘀阻证及脾胃湿热证,溃疡苔为黄色者多为肝胃不和证及脾胃湿热证。[4] 商娟娟等对 320 例消化性溃疡患者行胃镜检查,发现脾胃湿热证、脾胃虚弱证多见于十二指肠球部溃疡,并多见于溃疡活动期;肝胃不和证、胃阴不足证多见于消化性溃疡的愈合期和瘢痕期。[5]

五、胃癌前病变

邱智辉等研究 300 例慢性萎缩性胃炎癌前病变患者胃镜表现与中医分型的关系,发现胃络瘀阻型和胃阴不足型患者的中重度腺体萎缩、肠上皮化生发

①　参见梁镫月:《胆汁反流性胃炎中医证候与胃镜像的相关性研究》,广西中医药大学硕士学位论文,2019 年。

②　参见于风芝:《胆汁反流性胃炎唇象、舌象、胃镜象辨证分布规律研究》,山东中医药大学硕士学位论文,2017 年。

③　参见余在先:《消化性溃疡内镜下中医分型论治体会》,载《山西临床医药杂志》2009 年第 4 期。

④　参见何钢,郝小鹰:《消化性溃疡中医证型胃镜征象特征分析》,载《陕西中医》2021 年第 2 期。

⑤　参见商娟娟,黎锐平:《消化性溃疡内镜表现与中医辨证分型关系探讨》,载《湖北中医杂志》2010 年第 9 期。

生率较高,脾胃湿热型和肝胃不和型患者的轻度腺体萎缩、肠上皮化生发生率较高。① 王相东等基于循证医学,对国内中医药期刊近 15 年来有关胃癌前病变的文献进行分析,得出胃癌前病变患者中肠化Ⅱ型以气滞型为最多,血瘀型次之,胃热型最少,而肠化Ⅲ型和异型增生都以血瘀型为最多。② 赵彬探讨 220 例萎缩性胃炎患者中医微观辨证与癌前病变之间的关系,发现肝郁气滞型与脾胃湿热型患者肠上皮化生发生率更高,而肝郁气滞型患者上皮内瘤变发生率更高。对于上述中医微观辨证患者,应及早予以有效干预,降低胃癌发生率。③

目前关于"内镜下胃黏膜疾病的辨证规律探讨"的相关内容虽然很多,但是缺乏系统归纳、整理,而且疾病种类较局限,在内容上有待于充实、提高,在形式上有待于条理、系统,在科学性上有待于逻辑、深入,在创新性上有待于深化、新颖,目前尚未形成适用于临床辨证的、可操作性强的规律。

(张晓彤)

---

① 参见邱智辉,黄毅斌,陈春雷,等:《慢性萎缩性胃炎癌前病变胃黏膜胃镜表现与中医分型的关系》,载《海南医学》2016 年第 14 期。

② 参见王相东,殷鑫,郭小青:《基于循证医学对胃癌前病变的中医辨证分型的研究》,载《陕西中医学院学报》2007 年第 2 期。

③ 参见赵彬:《慢性萎缩性胃炎胃黏膜中医微观辨证与癌前病变的特征分析》,载《新中医》2018 年第 3 期。

第三章
曹志群教授微观辨证研究简述

　　随着现代科学技术的发展,现代先进检查技术不断引入疾病的诊断和治疗当中,曹志群教授认为现代检查手段也应该为中医的发展服务。目前,内镜检查是胃黏膜疾病诊断的"金标准"之一,可以根据胃黏膜镜下表现,明确其诊断。内镜检查作为望诊的延伸,可以为辨证论治提供客观依据,使消化内镜更好地为中医辨证服务。曹志群教授曾主持并承担省部级课题"内镜下胃黏膜疾病的辨证规律研究",此研究通过收集、整理临床资料,统计分析以明确内镜下胃黏膜改变与临床中医辨证分型及其舌苔表现之间的相关性,综合患者四诊资料与胃镜下表现,进而总结、归纳内镜下胃黏膜疾病的辨证规律。该研究辨证与辨病相结合,为疾病的治疗提供了客观证据,将有利于疾病的治疗及疗效评价体系的构建。目前该课题已先后研究并发表了数篇关于反流性食管炎、胆汁反流性胃炎、消化性溃疡等消化系统疾病的内镜下微观辨证规律研究成果,例如路伟伟的《反流性食管炎内镜下表现与中医证型及舌象的相关性研究》、王晓妍的《从脾主卫学说探讨萎缩性胃炎黏膜相变化》、陈雯雯的《消化性溃疡中医微观辨证规律研究》等,为本书的著成奠定了深厚的理论研究基础。

（张晓彤）

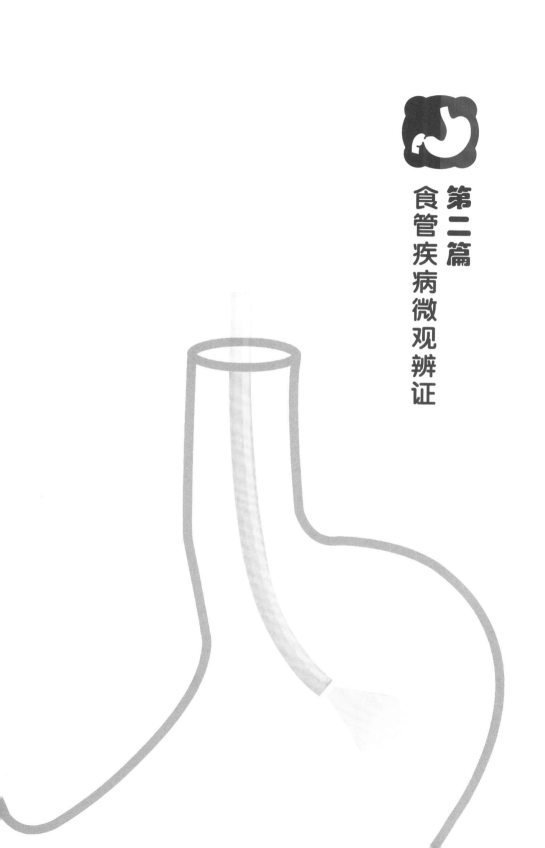

第二篇
食管疾病微观辨证

第四章
食管的正常解剖及正常内镜下表现

第一节 食管正常形态及结构

食管为扁平状的肌肉性管状器官,是消化道各段中最狭窄的部分,左右径约 3 cm,前后径约 2 cm,上端与位于第 6 颈椎水平的环状软骨的咽部相连接,向下经过后纵隔,穿过膈肌食管裂孔到达位于第 10 或 11 胸椎水平的食管-胃连接处。贲门位于食管-胃连接处的下方。成人食管全长约 25 cm,内镜下测量,从门齿到食管上端长约 15 cm,从门齿到贲门长约 40 cm,不同身高的个体有些差异。

食管分为颈段、胸段和腹段,临床上常以主动脉弓上缘和左肺下静脉下缘为标志,将食管分为上、中、下段。颈段起自咽食管连接处,至胸骨上切迹水平,长 4～5 cm。此段前方为气管,后方为脊柱,后外侧隔椎前筋膜与颈交感干相邻。颈段两侧为甲状腺侧叶、颈动脉鞘及其内容物。胸段起自胸骨上切迹,至食管裂孔,长 18～20 cm。胸段又以气管杈下缘为界分为胸上段和胸下段。食管在胸腔内先行于气管和脊柱之间,后下行至第 8～9 胸椎水平转向左前,斜跨胸主动脉前方,约在第 10 胸椎水平穿过食管裂孔。食管-胃连接处的右侧较平直,左侧形成一锐角,称切迹或食管胃角(His 角)。腹段起自食管裂孔,至食管-胃连接处,长 1～2 cm。食管裂孔的边界由横膈脚和中弧形韧带构成。当横膈收缩时,其肌纤维束与食管紧密接触,可能在预防胃食管反流中起作用。

一、食管狭窄与弯曲

食管有三个生理狭窄区:第一个狭窄区在咽与食管连接处,正对第 6 颈椎水平,距门齿 15 cm;第二个狭窄区在主动脉弓水平左主支气管跨越食管前左方处,在第 4～5 胸椎之间,距门齿约 25 cm;第三个狭窄区在食管穿过食管裂孔处,在第 10 胸椎水平,距门齿约 40 cm。食管生理狭窄区是异物容易滞留的部位,也是肿瘤的好发部位。食管在沿脊柱的颈、胸曲作前后弯曲,左右方向亦有轻度弯曲。内镜插入时,要注意食管的狭窄与弯曲,以免损伤食管。

二、食管的血管、淋巴管和神经

食管颈段的动脉主要来源于甲状腺下动脉,其次为锁骨下动脉的分支;食管胸段除了由胸主动脉发出的 6～9 支食管支供应外,还接受支气管动脉、肋间动脉等分支供应;胸段下端和腹段的血液来自胃左动脉和膈下动脉的分支。食管颈段的静脉血主要汇入甲状腺下静脉,最后汇入上腔静脉;胸段下段和腹段的静脉血除一部分注入奇静脉外,尚有一部分注入胃冠状静脉而汇入门静脉系。因此,食管胸段下段和腹段为门静脉系和腔静脉系的分水岭。当门静脉高压,血流通过门静脉受阻时,胃冠状静脉和食管静脉丛便成为门静脉侧支循环的路径,临床上可出现食管静脉怒张,严重时,静脉管壁破裂造成大出血。

食管颈段的淋巴主要注入颈深淋巴结;胸段上段的淋巴注入气管周围的淋巴结,中段的淋巴注入纵隔后淋巴结,下端的淋巴注入胃上淋巴结和腹腔淋巴结。此外,食管的部分淋巴可直接注入胸导管。

食管的神经主要来自迷走神经和交感神经。食管颈段接受喉返神经分支和伴随甲状腺下动脉分布的颈交感干纤维的支配;胸段接受迷走神经干的分支、交感干的分支和内脏大神经纤维的支配;腹段接受迷走神经干、胸部交感干、内脏大神经及伴随胃左动脉和膈下动脉分布的交感神经纤维的支配。

三、食管壁结构

食管壁由四层结构组成,即黏膜层、黏膜下层、肌层和外膜。

(一)黏膜层

黏膜层包括鳞状上皮、固有层和黏膜肌层。鳞状上皮为较厚的未角化的复层扁平上皮,耐摩擦,有保护作用。固有层为致密结缔组织,内中有血管、淋巴管、食管腺导管。黏膜肌层由纵行肌组成。食管-胃连接处的黏膜上皮由鳞状上皮转变为柱状上皮,无移行过程,形成不规则锯齿状,称 Z 线或齿状线。

(二)黏膜下层

黏膜下层内含血管网、淋巴管网、神经、食管腺等,由疏松结缔组织构成,其中食管腺可分泌黏液经导管排入食管腔。黏膜层和黏膜下层形成 7～10 条纵行皱襞,食物通过食管时,皱襞消失。

（三）肌层

肌层由内环肌和外纵肌构成。普遍认为食管上 1/3 为横纹肌,下 1/3 为平滑肌,中间 1/3 为横纹肌和平滑肌混合而成。食管上括约肌位于环状软骨水平,食管下括约肌穿过膈孔,一部分在膈肌上,另一部分在膈肌下的高压带。这两处括约肌在非进食情况下是关闭的,可阻止胃内容物反流入食管。食管壁的环肌形成特殊的螺旋状结构与胃的内斜肌融合。这种螺旋状排列纤维的收缩可起到关闭食管下端的作用。

（四）外膜

外膜由疏松的纤维组织构成,含有较大的血管、淋巴管和神经,无浆膜,有利于恶性肿瘤扩散。

第二节　正常食管内镜下表现

食管起始于咽缩窄的漏斗尖端。内镜下,从口腔往下看,食管是一横形裂隙,其两旁为梨状窝,如图 4-2-1 所示。正常食管呈粉白色,表面光滑,有数条纵行皱襞。整个食管黏膜较薄,接近透明。充气扩张时食管可见到黏膜血管网,上段呈纵行,中段呈树枝状,下段呈纵行,如图 4-2-2、图 4-2-3 所示。

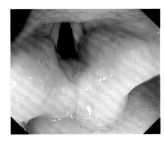 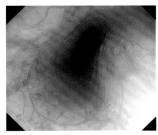 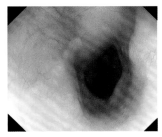

图 4-2-1　食管开端胃镜下表现　图 4-2-2　食管上段胃镜下表现　图 4-2-3　食管下段胃镜下表现

一部分人食管黏膜有白色结节或小斑,直径为数毫米至 1 cm,可融合成片,为上皮的棘细胞层增厚,细胞内充满糖原,称糖原棘皮症,是一种正常状态。其表现类似念珠菌病、黏膜白斑病或早期食管癌,应注意鉴别。

在食管-胃连接处,粉白色的食管黏膜与橘红色的胃黏膜分界明显,形成形状不规则的齿状线,如图 4-2-4 所示。正常情况下,齿状线在膈肌裂孔处或其水平之下。齿状线高于膈肌裂孔 2 cm 以上即为异常。有时食管黏膜上可见到岛

15

状橘红色黏膜,为胃黏膜异位(heterotopia)。

内镜下食管三个生理狭窄处为咽食管连接处(15 cm)、左主支气管压迹处(25 cm)、膈肌食管裂孔处(40 cm),以左主支气管压迹处最为明显,该处可见主动脉弓搏动。食管的蠕动在各段均可发生,其蠕动波长 2～4 cm,速度为2～5 cm/s。食管收缩时可见到几条纵行走向的黏膜纹,在中段以下还可见到环状收缩轮,如图 4-2-5 所示。

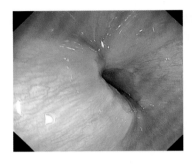
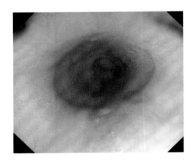

图 4-2-4　食管-胃连接处胃镜下表现　　　　图 4-2-5　环状收缩轮

正常时食管末端由于食管下括约肌的作用而呈圆锥状关闭状态。在齿状线以上呈现4～5条纵行皱襞,如花瓣样。内镜检查时注气,可使胃-食管连接处开放,皱襞消失,使内镜容易向下推至胃内。

(张晓彤)

第五章
食管疾病各论

第一节　Barrett 食管

　　巴雷特(Barrett)食管是指食管下段黏膜的复层鳞状上皮被单层柱状上皮所替代的一种病理现象。广义的概念包括食管的胃上皮化生或异位，以及食管与胃交界的连接线(GEJ)以上原有鳞状上皮被含杯状细胞的特殊柱状上皮替代的情况。目前认为该病具有可获得性，可能与反流性食管炎相关，并有发生腺癌的可能。其症状主要是胃食管反流及并发症所引起的，胃食管反流的症状为胸骨后烧灼感、胸痛及反胃等。

　　中医学中并没有与 Barrett 食管特别相对应的疾病，根据其主要症状，认为主要与"噎膈""反酸""嘈杂""胸痛"等关系密切，而这些疾病多与脾胃相关。脾胃为后天之本，五脏六腑、四肢百骸皆赖其滋养。脾主运化，主升清，为太阴湿土，喜温燥而恶寒湿，得阳而使运；胃主受纳、腐熟水谷，主通降，为阳明燥土，得阴自安。脾胃为调节人体气机升降之枢纽，脾胃升降失调，可致反酸、噎膈、嗳气、呕吐、胸痛等；脾胃运化水湿功能失调，可致湿、痰、饮等病理产物相互交阻，引起噎膈等。

一、现代医学诊治

（一）病因

Barrett 食管的病因至今尚不完全清楚。其危险因素包括年龄增长、白种

17

人、男性、肥胖以及反酸、胃灼热等胃食管反流症状,临床上多继发于胃食管反流病(GERD)和食管裂孔疝。反流物的各种成分,如胃液、胆汁、胰液等均可引起食管下段的鳞状上皮受损,再由耐酸、再生能力强的柱状上皮进行修复,从而形成 Barrett 食管。长期以来 Barrett 食管的病因存在着两种学说,即先天性学说和获得性学说。

1.先天性学说

从胚胎学角度来讲,人体胚胎发育至 3～34 mm(4 个月以前)时,原始前肠(食管的前身)黏膜被覆柱状上皮;发育至 130～160 mm(18～20 周)时,鳞状上皮开始替代柱状上皮,这种变化由食管的中央开始并逐渐向胃和口腔两端发展,至出生前全部完成。这种变化如受到任何阻碍,都可能导致食管下段于出生后仍然被覆柱状上皮及食管上段残留柱状上皮细胞。基于这种理论,先天性学说认为 Barrett 食管是人体胚胎发育过程中柱状上皮没有被鳞状上皮完全替代所致,因此食管下段遗留下胚胎时期的柱状上皮。

2.获得性学说

目前越来越多的动物实验和临床研究的证据表明,Barrett 食管是一种获得性疾病,与胃食管反流性疾病有密切关系。食管下段长期暴露于酸性溶液、胃酶和胆汁中,造成食管黏膜的炎症和破坏,导致耐酸的柱状上皮替代鳞状上皮。研究证实,大多数 Barrett 食管患者存在反流性食管炎。临床还发现,一些外科手术后,如食管肌层切开术、全胃切除加食管空肠吻合术以及食管胃吻合术等手术后均可发生 Barrett 食管。其发生机制主要是由于手术破坏了食管下括约肌的完整性,造成胃酸和胆汁反流或食管及胃排空障碍。此外,也有文献报道化疗药物可使食管黏膜损伤,导致 Barrett 食管。

(二)发病机制

目前 Barrett 食管的发病机制研究尚处于起步阶段,尚不完全明确,可能与胃食管反流关系较为密切。在酸暴露、十二指肠内容物及胆汁反流的环境中,同时在胃蛋白酶、胰蛋白酶及脂肪酶等消化酶的作用下,引起食管黏膜损伤,发生炎症反应,从而启动氧化应激机制,产生大量氧自由基,氧自由基使食管鳞状上皮基底层内的上皮干细胞发生基因突变,向腺上皮化生,形成 Barrett 食管。Barrett 食管的形成还可能与幽门螺杆菌(Helicobacter pylori,Hp)感染以及遗传因素有关。

(三)病理

Barrett 食管的主要病理特点是柱状上皮从胃向上延伸到食管下段的1/3～1/2,多限于食管下段 6 cm 以内,而黏膜下层及肌层结构正常。其柱状上皮有三种组织学类型：

1.胃底腺型

该型柱状上皮类似胃底胃体上皮,含有小凹和黏液腺,具有主细胞及壁细胞,能够分泌胃酸和胃蛋白酶原,但与正常黏膜相比,这些腺体稀少且短小。

2.胃贲门交界型

该型以含有贲门黏液腺为特征,表面有小凹和绒毛,小凹及腺体表面由分泌黏液的细胞所覆盖,其中缺乏主细胞和壁细胞。

3.特殊型

特殊型柱状上皮类似于小肠上皮,表面有绒毛及陷窝,由柱状细胞和杯状细胞组成。柱状细胞与正常小肠吸收细胞不同,无明确的刷状缘,胞浆顶端含有糖蛋白分泌颗粒,不具备脂肪吸收功能,因此相当于不全性肠化生上皮。此型最常见。

Barrett食管可形成溃疡,称为Barrett溃疡,被认为是食管腺癌的癌前病变。Barrett食管溃疡较深陷,故容易穿孔。如溃疡穿透食管壁,可并发胸膜和纵隔化脓感染、纵隔组织纤维化和周围淋巴结炎。

（四）临床表现

Barrett食管的发病在男性多见,患者仅有食管下端的柱状上皮化生,一般无症状,故大多数患者可终生不出现症状。Barrett食管的症状主要是由胃食管反流及其并发症引起的。

1.胸骨后烧灼感或疼痛

此为最常见的症状,主要是由胃食管反流引起,多在进食后发生,半卧位、躯体前屈或剧烈运动可诱发,在服制酸剂后多可消失,而过酸、过热食物可使之加重。

2.胃食管反流

有酸性液体或食物从胃和食管反流至咽部或口腔,每于餐后、躯体前屈或夜间卧床睡觉时发生,此症状多在胸骨后烧灼感或疼痛发生前出现。

3.吞咽困难

当出现食管狭窄时,突出的症状为吞咽困难,其原因是:①鳞-柱状上皮交界处狭窄。②慢性食管炎所致管壁纤维化,食管蠕动功能减退。③食管急性炎症引起食管痉挛。④发生于柱状上皮的食管腺癌造成管腔梗阻。

4.出血及贫血

Barrett食管严重者可出现食管黏膜糜烂而致出血,多为慢性少量出血,长期或大量出血可致缺铁性贫血。

（五）辅助检查

1.食管测压及酸碱度（pH 值）监测

Barrett 食管患者食管下括约肌功能不全，食管下段压力减低，容易形成胃食管反流，且对反流性酸性物质的清除能力下降。因此，对患者食管内压力及 pH 值进行监测，对提示 Barrett 食管的存在有一定的参考意义。一般认为，食管下括约肌压力低于 1.33 kPa 为功能不全。当内镜不能确定食管下段边界时，还可在测压指导下进行活检。

2.X 线检查

X 线检查较难发现 Barrett 食管。若 X 线检查发现食管有消化性狭窄或体部有溃疡，应怀疑 Barrett 食管。

3.内镜检查及组织病理学检查

内镜下可直接观察食管黏膜并通过活检确定其病理类型、是否伴有异型增生或癌变，为确诊 Barrett 食管的主要手段。内镜下取材的部位和深度非常重要，取材部位必须是距离齿状线 2 cm 以上的病灶。正常食管黏膜为鳞状上皮，若出现柱状上皮取代的现象，结合内镜所见即可诊断。若取材病灶无法确定，可镜下喷洒复方碘溶液染色，碘可将鳞状上皮染成暗色，而柱状上皮不变色。内镜下较易确认 Barrett 食管黏膜，正常食管黏膜为粉红带灰白色，而柱状上皮似胃黏膜为橘红色，两者有显著差异。内镜下 Barrett 食管可分为三型：

（1）全周型：橘红色黏膜向食管延伸，累及全周，与胃黏膜无明显界限，其游离缘距食管下括约肌 3 cm 以上。

（2）岛型：齿状线 1 cm 以上出现斑片状橘红色黏膜。

（3）舌型：橘红色黏膜与齿状线相连，伸向食管呈半岛状。在 Barrett 食管黏膜上皮可以出现充血、水肿、糜烂或溃疡，反复不愈的溃疡可引起食管狭窄。

（六）诊断

1.主要症状

本病主要症状为反酸、胃灼热、胸骨后疼痛等胃食管反流的症状，或无症状。

2.辅助检查

内镜检查发现食管贲门部齿状线上移，可见淡粉红色食管鳞状上皮转变为橘红色柱状上皮。

3.组织病理学

组织病理活检证实鳞状上皮被柱状上皮所替代。

（七）鉴别诊断

1.反流性食管炎

反流性食管炎是指因食管胃连接部防反流机制障碍而导致酸（碱）反流入食管引起的食管黏膜的破损。其临床症状与 Barrett 食管相近,也以胃灼热、反酸、反胃、胸骨后疼痛不适为主症,且病程较长或病情较重者可合并 Barrett 食管,胃镜检查及病理活检可鉴别。

2.早期食管癌

食管癌早期症状常不明显,患者在吞咽粗硬食物时可能有不同程度的不适感觉,包括咽下食物哽噎感、胸骨后烧灼样、针刺样或牵拉摩擦样疼痛,症状表现上不典型,可与 Barrett 食管混淆,组织病理学可确诊。

（八）治疗

Barrett 食管治疗的原则和目的是缓解和消除症状,将食管柱状上皮逆转为鳞状上皮,预防和治疗并发症,降低食管腺癌的发病率。

1.一般治疗

患者宜进易于消化的食物,避免容易诱发症状的体位和食用刺激性食物,超重者应减肥。

2.药物治疗

（1）质子泵抑制剂（PPI）:PPI 为内科治疗首选药物,剂量宜较大,如奥美拉唑、泮托拉唑、雷贝拉唑、埃索美拉唑等。症状控制后以小剂量维持治疗,疗程为半年以上。有证据表明,PPI 长期治疗可缩短病变黏膜长度,部分病例 Barrett 食管黏膜上有鳞状上皮覆盖,提示 PPI 能使 Barrett 食管部分逆转,但很难达到完全逆转。PPI 治疗还可使 Barrett 食管中肠化生及异型增生消退,表明 PPI 可阻止本病病情发展,增加柱状上皮逆转为鳞状上皮的机会,减小恶性变的危险。

（2）促动力药:此类药物（多潘立酮、西沙必利等）能减少胃食管反流,控制症状,但疗程较长。如多潘立酮 10～20 mg,每天 3～4 次,常与 PPI 同时应用,以增加疗效。

（3）其他:硫糖铝、蒙脱石散等黏膜保护剂亦有一定疗效,可改善症状,与PPI 合用效果更佳。

3.内镜治疗

随着内镜治疗技术的发展,近年来内镜下消融治疗（EATs）已应用于临床。EATs 可分为热消融、化学消融和机械消融三大类。热消融又包括多极电凝术（MPEC）、氩光凝固法（APC）和激光。理想的治疗是彻底破坏化生上皮、不典型增生,但不破坏、损伤深层组织,从而避免狭窄、穿孔等并发症的发生。目前,APC、光动力学治疗(PDT)的方法较为常用。

(1)APC 治疗:这是一种非接触治疗,不产生粘连,一次可治疗的范围较大,效果优于电凝和热探头,同时在治疗时损伤组织的深度要比激光治疗浅,治疗深度一般<3 mm。治疗时氩气流量一般为 1～2 L/min,功率为 50 W 左右,间隔4～6周治疗一次。联合 PPI 治疗,平均 2 次 APC 治疗后化生上皮可被新生的鳞状上皮取代,也会有少许残留 Barrett 食管上皮。其缺点是充入氩气会产生腹胀,或治疗后有短暂胸骨后不适,严重的可持续数天和发生食管狭窄,发生率为 5％。

(2)光动力学治疗:其基本原理为先将光敏剂如血紫质等静脉注射,使其定位于食管的化生或异型增生或腺癌上皮,在增生活跃的组织中浓聚,并且长时间停留,用特定波长的激光照射后局部产生细胞毒性反应,对增生活跃组织产生选择性损伤。本方法的缺点是可引起皮肤光过敏反应。

4.EATs 加 PPI 抑酸治疗

EATs 加 PPI 抑酸治疗是目前治疗 Barrett 食管及其伴异型增生的有效方法,可使 Barrett 食管柱状上皮消失或逆转为鳞状上皮,有效率可达 70％～100％,并发症发生率较低。但 EATs 使用时间不长,病例数不多,随访时间较短,其疗效还需时间检验,而且对化生上皮逆转后能否降低腺癌发生率尚需进一步评价。有明显食管狭窄者可进行食管探条或球囊扩张术,但其疗效较短暂,可能需多次扩张。

另外,在重度不典型增生和局限于黏膜层的 Barrett 食管癌时可首选内镜下黏膜切除术(endoscopic mucosal resection,EMR)。此方法不但可达到治疗目的,还可取得组织标本,提供病理诊断依据。但在内镜下对病变的深度及范围不好判断,这给使用 EMR 治疗带来了困难。

5.手术治疗

手术治疗的适应证如下:

(1)Barrett 食管伴严重的症状性反流,内科治疗无效者。

(2)食管狭窄经扩张治疗无效者。

(3)难治性溃疡。

(4)重度异型增生或癌变者。

手术方式有多种,一般选择 360°全周胃底折叠术(Nissen 手术);对重度异型增生或癌变者宜做食管切除术。对于抗反流手术的治疗效果,目前尚存在争议。一些学者认为,虽然抗反流手术能够缓解反流症状,使溃疡愈合和改善狭窄,但不能逆转 Barrett 食管上皮,更不能逆转异型增生进展为腺癌。但另有学者报道,经腹或腹腔镜下抗反流手术不仅可缓解症状,而且可稳定柱状上皮覆盖范围,控制异型增生的发展,甚至可使异型柱状上皮逆转为鳞状上皮,减少Barrett 食管癌变的可能。抗反流手术的疗效还有待大量临床研究进一步评价。

（九）预防

改变不良的生活方式是预防反酸、胃灼热的最好办法。尽量少吃高脂肪餐、糖果、红薯、土豆、芋头等;严格戒烟和停止饮酒;少食多餐,餐后不宜立即平卧,睡前 2～3 小时最好不要进食;如果晚上容易反酸,最好在睡眠时把床头抬高10～20 cm。另外,心理因素对消化系统的影响也非常大,焦虑、抑郁都会让消化系统出现不良反应,所以在紧张的时候注意缓解压力也同样重要。

二、中医辨证论治

（一）病因

Barrett 食管根据临床表现特点,主要归属于中医学中的"噎膈""反酸""嘈杂""胸痛"等范畴,而这些病证的发生多与饮食不节、情志不畅、劳倦内伤、脾胃素虚等因素有关,导致脾胃虚弱,实邪内阻,中焦气机升降失调。

1.饮食不节

暴饮暴食,过饥过饱,或恣食生冷、辛辣,或食物粗糙、霉变,或过食肥甘厚味,或饮酒如浆,均可损伤食管、脾胃,致胃气壅滞,胃失和降。正如《素问·痹论》中曰:"饮食自倍,肠胃乃伤。"

2.情志不畅

忧思太过则伤脾,脾伤则气机升降失调,运化失司,易生水湿;恼怒太过则伤肝,肝失疏泄,肝气郁滞,可乘脾犯胃,致脾胃升降运化失调,或气滞血运无力而致血瘀,瘀滞食道、胃脘。《丹溪心法·六郁》中云:"气血冲和,万病不生,一有怫郁,诸病生焉。故人身诸病,多生于郁。"说明情志不畅可致气机失调,从而产生各种疾病。

3.正气亏虚

劳倦过度,或大病久病,正气未复,或脾胃素虚,均可耗伤中气;或胃阴耗伤,中焦失于健运,气机不畅,痰气瘀阻,都可发为本病。

（二）病机

Barrett 食管的发病机制总属气、痰、瘀交阻,津气耗伤,中焦失其通降。病位在食管,属胃所主,与脾、肝关系密切。《灵枢·经脉》曰"脾足太阴之脉……上膈,夹咽……其支者,复从胃别上膈,注心中""肝足厥阴之脉……夹胃,属肝络胆,上贯膈……其支者,复从肝别贯膈",可以看出脾经、肝经均与食管相连,可影响其功能。脾主运化,胃主受纳,脾胃同属中焦。脾胃功能失调,健运失司,水湿不运,则聚而成痰。肝主疏泄,调节气机,肝气条达,则脾升胃降,气机条畅。肝气郁滞,乘脾犯胃,影响气机升降,则气滞血瘀。气滞、痰阻、血瘀可相互作用,中焦升降失调而发为本病。病理性质有虚实之分,实即实邪内阻(气滞、痰湿、血瘀等),虚为脾胃虚弱(阳虚或阴虚),虚实夹杂者则是二者兼有。邪实多与脾胃虚弱,健运升降失司有关,而中虚不运也可导致实邪内阻。

(三)辨证要点

本病应辨标本虚实寒热,在气在血,还应辨兼夹证。标实者,应区别气滞、痰浊、血瘀、寒凝的不同,本虚者又应区别气血阴阳亏虚之不同。标实者多见吞咽梗阻,胸膈痞满,情志不畅时可加重。呕吐痰涎,善太息,脉弦滑者,多属气滞痰阻;饮食难下,胸骨后疼痛,如针刺、似刀割,入夜尤甚,反酸,呕吐,甚则呕出物为赤豆汁样,舌质紫暗,脉弦涩者,多属气滞血瘀。本虚者多见胃脘隐痛,不思饮食,水饮不下。形寒气短,舌淡脉弱者,多由脾胃虚寒所致;胃脘嘈杂,似饥而不欲食,口燥咽干,五心烦热,舌红少津,脉细数者,为胃阴不足所致。胃脘嘈杂,畏寒肢冷,反酸口苦,肠鸣便溏,遇冷症重,舌淡苔薄黄,脉沉细数者,为寒热错杂之证。

(四)治疗原则

治疗应审症求因,辨证施治。因本病总与脾胃相关,故治疗总以调理脾胃升降为基本原则。根据虚实分治,虚则补之,实则泻之,虚实夹杂者补消并用。扶正应注意健脾养胃,祛邪则视具体证候而分别施以理气化痰、祛瘀通络等。

(五)证治分类

本病常见的证型主要是以下几种:痰气交阻证吞咽梗阻,胸膈痞满,甚则疼痛,情志不畅时可加重,嗳气反酸,呕吐痰涎,善太息,舌红,苔薄腻,脉弦滑;气滞血瘀证饮食难下,胸骨后疼痛,如针刺、似刀割,痛时持久,食后加剧,入夜尤甚,反酸、呕吐,甚则呕出物为赤豆汁样,舌质紫暗,脉弦涩;脾胃虚寒证胃脘隐痛,绵绵不休,喜温喜按,劳累或受凉后发作或加重,泛吐清水,不思饮食,形寒气短,舌淡苔白,脉虚弱;胃阴不足证胃脘嘈杂灼痛,痞闷,似饥而不欲食,嗳气,吞酸口苦,口燥咽干,五心烦热,舌红少津,脉细数;寒热错杂证胃脘嘈杂,痞满不适,畏寒肢冷,反酸口苦,恶心呕吐,肠鸣便溏,遇冷症重,舌淡苔薄黄,脉沉细数。

（六）中医分型内镜下表现

1.痰气交阻证

胃镜下可见齿状线上移，边界尚清晰，多小于 3 cm，多为舌型或岛型。食管黏膜增厚、水肿，充血不明显，色泽淡，不透明，栅状血管纹理不清晰，蠕动波可减少，但蠕动幅度并不减弱，如图 5-1-1 所示。本证由肝气郁结，痰湿交阻，胃气上逆所致。痰湿属阴邪，故食管黏膜充血不明显，色泽淡，蠕动波可减少；痰湿气阻为实邪内阻，阻于局部食管可致食管黏膜增厚、水肿、不透明；本证为实证，患者脾胃功能尚可，故食管蠕动幅度并不减弱。

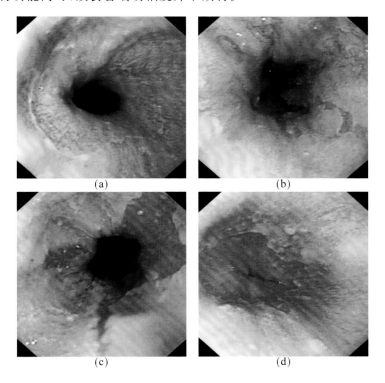

(a)　　　　　　　　　　　　　(b)

(c)　　　　　　　　　　　　　(d)

图 5-1-1　痰气交阻证内镜下表现

2.气滞血瘀证

镜下见齿状线清晰，可上移，橘红色黏膜多为岛型或舌型，边界可不清晰，栅状血管纹理清晰。食管黏膜暗淡，充血较为明显，血管纹理暗紫色，蠕动波可减少，但蠕动幅度并不减弱，如图 5-1-2 所示。本证由肝失疏泄，气机郁滞，血行受阻，瘀停胃络所致。血行受阻，瘀于局部，故食管黏膜色暗，充血，血管纹理呈暗紫色；瘀血内停，可致蠕动波减少；脾胃未虚，故蠕动幅度并不减弱。

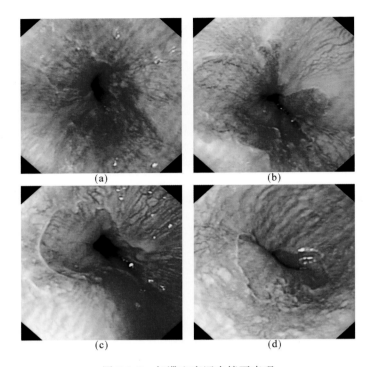

(a)　　　　　　　　　　(b)

(c)　　　　　　　　　　(d)

图 5-1-2　气滞血瘀证内镜下表现

3.脾胃虚寒证

镜下见齿状线不明显,边界尚清,橘红色黏膜为岛型或舌型,表面无糜烂。食管黏膜色泽淡,无明显充血,周围黏膜光滑,血管透见,可有黏膜上皮剥离,蠕动减弱,可合并食管裂孔疝,如图 5-1-3 所示。因脾胃虚寒,失于濡养,故食管黏膜色淡,充血不明显;黏膜失养,可致黏膜菲薄,血管透见,甚则上皮剥离;蠕动减弱为脾胃虚弱之表现。

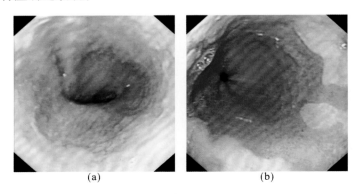

(a)　　　　　　　　　　(b)

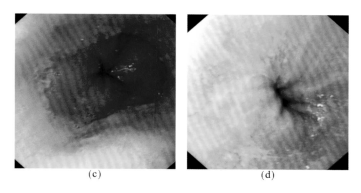

(c)   (d)

图 5-1-3　脾胃虚寒证内镜下表现

4.胃阴不足证

　　镜下见齿状线上移,可大于 3 cm,橘红色黏膜可为全周型、岛型或舌型,齿状线下可见栅状血管,纹理较为清晰。食管黏膜充血、水肿较为明显,可有散在糜烂,可有弥漫性发红,很难观察到血管,食管蠕动可减弱,如图 5-1-4 所示。胃阴亏虚,胃失濡润,和降失司可致食管黏膜充血、水肿较为明显,甚至糜烂;蠕动减弱为脾胃虚弱所致。

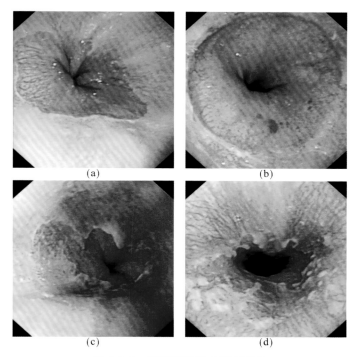

(a)   (b)

(c)   (d)

图 5-1-4　胃阴不足证内镜下表现

5.寒热错杂证

镜下见齿状线上移,可长可短,形状可多种多样,颜色为橘红色,边界多清晰,可散在糜烂或溃疡,甚至可引起食管狭窄,蠕动波可快可慢,不规律,如图 5-1-5 所示。本证由中气虚弱,寒热错杂,中焦失和,升降失常所致。因寒热错杂,异位黏膜形状可多种多样,可有色深或色浅之不同;热象明显者,可引起糜烂甚至溃疡;因寒热不调,蠕动波可时快时慢而不协调。

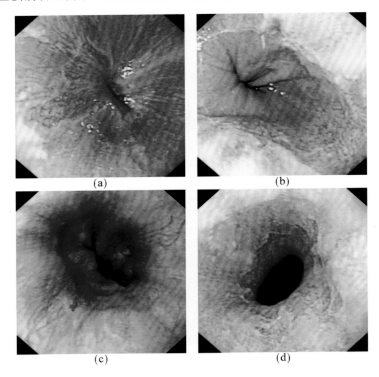

(a)

(b)

(c)

(d)

图 5-1-5　寒热错杂证内镜下表现

(七)辨证论治

1.痰气交阻证

临床表现:吞咽梗阻,胸膈痞满,甚则疼痛,情志不畅时可加重,嗳气反酸,呕吐痰涎,善太息,舌红,苔薄腻,脉弦滑。

证机概要:肝气郁结,痰湿交阻,胃气上逆。

治法:理气化痰,润燥解郁。

代表方:启膈散加减。

方解:方中丹参、郁金、砂仁理气解郁,沙参、川贝养阴润燥,茯苓健脾和胃,荷叶、杵头糠生津降浊,和胃气。诸药合用,共奏理气化痰,润燥解郁之功。

加减:若呕吐痰涎甚者,可加瓜蒌、陈皮、半夏增理气化痰之功;若嗳气、反酸明显者,可加旋覆花、代赭石、沉香等以增降逆和胃之力;若心烦口干、大便艰涩者,可加玄参、麦冬、栀子等生津润燥兼以清热。

2.气滞血瘀证

临床表现:饮食难下,胸骨后疼痛,如针刺、似刀割,痛时持久,食后加剧,入夜尤甚,反酸,呕吐,甚则呕出物为赤豆汁样,舌质紫暗,脉弦涩。

证机概要:肝失疏泄,气机郁滞,血行受阻,瘀停胃络。

治法:理气止痛,化瘀通络。

代表方:丹参饮合百合乌药汤加减。

方解:方中丹参、乌药理气活血,檀香、砂仁、百合行气和胃。

加减:若胸骨后疼痛甚者,可加用失笑散散瘀止痛;若呕吐物似赤豆汁、便血者,可加三七、白及化瘀止血,必要时结合内镜或手术治疗。

3.脾胃虚寒证

临床表现:胃脘隐痛,绵绵不休,喜温喜按,劳累或受凉后发作或加重,泛吐清水,不思饮食,形寒气短,舌淡苔白,脉虚弱。

证机概要:脾胃虚寒,失于濡养。

治法:健脾和胃,温中止痛。

代表方:黄芪建中汤加减。

方解:方中黄芪健脾补中益气,桂枝、生姜温胃散寒,饴糖、芍药、大枣、甘草缓急止痛。诸药合用,共奏温中散寒,健脾和胃之功。

加减:若反酸明显者,可去饴糖,加乌贼骨、煅瓦楞等制酸和胃;若泛吐清水、痰涎者,宜加清半夏、陈皮、茯苓、干姜温胃化饮;若无形寒、手足不温等明显寒象者,可用香砂六君子汤加减。

4.胃阴不足证

临床表现:胃脘嘈杂灼痛,痞闷,似饥而不欲食,嗳气,吞酸口苦,口燥咽干,五心烦热,舌红少津,脉细数。

证机概要:胃阴亏虚,胃失濡润,和降失司。

治法:养胃生津,滋阴和中。

代表方:益胃汤加减。

方解:方中生地、麦冬味甘性寒,功能养阴清热,生津润燥;北沙参、玉竹养阴生津,以加强生地、麦冬益胃养阴之力;冰糖濡养肺胃,调和诸药。诸药甘凉清润,清而不寒,润而不腻,药简力专,主要用于治疗胃阴不足之证。

加减:若胃脘灼痛,嘈杂反酸重者,加牡蛎、海螵蛸制酸止痛;若烦热而渴,加石膏、知母清热养阴生津;若口苦口燥明显,加黄连清热。

5.寒热错杂证

临床表现:胃脘嘈杂,痞满不适,畏寒肢冷,反酸口苦,恶心呕吐,肠鸣便溏,遇冷加重,舌淡苔薄黄,脉沉细数。

证机概要:中气虚弱,寒热错杂,中焦失和,升降失常。

治法:寒热平调,益气和胃。

代表方:半夏泻心汤加减。

方解:方中半夏散结除痞,降逆止呕;干姜温中散寒;黄芩、黄连泄热开痞;又以人参、大枣、甘草甘温益气以和中补虚。全方寒热互用以和其阴阳,苦辛并进以调其升降,补泻兼施,共奏寒热平调,辛开苦降之功。

加减:若中气虚不显,呕吐较甚,舌苔厚腻者,可去人参、大枣、干姜,加枳实、生姜下气止呕。

(八)中医养护

1.预防调护

传统医学尤其重视"未病先防,既病防变",如《素问·上古天真论》指出"法于阴阳,和于术数,食饮有节,起居有常,不妄作劳""夫上古圣人之教下也,皆谓之虚邪贼风,避之有时,恬淡虚无,真气从之,精神内守,病安从来"。上文从两个方面概括了《黄帝内经》的养生方法,即"未病先防":一是对外要适应自然环境的变化,避免邪气侵袭;二是通过调适情志、饮食、起居、劳逸,对内充实真气,和畅真气。具体的调护要点如下:

(1)调节饮食:改善不良饮食习惯,避免进食刺激性食物、烫食、酸菜、泡菜、发霉食物等,进食宜细嚼慢咽,加强营养,多食新鲜水果、蔬菜等。

(2)调节情志:保持乐观的情绪,避免情志过极。

(3)不妄作劳:起居有常,避免劳累,适当锻炼身体,增强体质。

(4)既病防变:及时治疗食管慢性疾病,如食管炎、食管溃疡等。

2.针灸疗法

若出现反酸、胃灼热、胸骨后疼痛等胃食管反流的症状,主穴选择膻中、内关、上脘、中脘、足三里等穴位。若因情绪发作而胃灼热、反酸,可加太冲、行间,以疏肝和胃;若伴有心烦易怒,口干口苦,大便干结,可加太冲、侠溪,以解郁泻热;若伴有吞咽不利,咽部有梗塞感,可加丰隆、期门,以理气化痰;若伴有胃脘部刺痛,吐血黑便,可加梁丘、血海,以理气活血;若伴有口干咽燥,五心烦热,可加三阴交、太溪,以养阴益胃。

三、典型病例

（一）病例一

患者：马某，女，55岁。

初诊：2015年4月17日，患者因"胸骨后及剑突下烧灼样疼痛5年余"就诊，此前迭进中西药治疗，症状仍反复发作。刻下症见：胸骨后及剑突下烧灼样疼痛，伴后背部胀痛，反复发作口腔溃疡，反酸，嗳气，时觉吞咽梗阻感，情志不畅时可加重，痰多，痰白黏稠，食欲缺乏，睡眠尚可，大便尚调，夜尿频。舌红苔白厚，脉滑。

胃镜提示：①Barrett食管；②慢性胃炎。内镜表现：食管黏膜光滑，粉红色，血管纹理清晰，舒缩好；食管-胃连接处以上可见舌状橘红色黏膜，行APC治疗术，如图5-1-6所示。

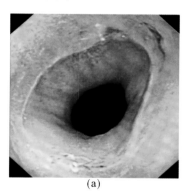
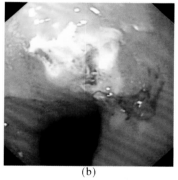

（a）　　　　　　　　　　　　　（b）

图5-1-6　Barrett食管患者马某内镜下表现

处方：砂仁9 g（后下），丹参15 g，郁金15 g，浙贝母12 g，茯苓15 g，清半夏12 g，百合30 g，乌药18 g，煅瓦楞30 g，黄芪30 g，苏叶9 g，黄连9 g，通草6 g，连翘15 g，甘松9 g。服药7剂。

二诊：效可，现胸骨后及剑突下疼痛明显减轻，无明显吞咽困难，无反酸，咳嗽，咽喉疼痛，大便调，夜尿频。舌暗，苔黄腻，脉弦。治以健脾理气，清热利咽。

处方：黄连9 g，苏叶9 g，党参18 g，炒白术30 g，炒枳实18 g，制香附12 g，麦冬24 g，香橼12 g，砂仁9 g（后下），清半夏12 g，焦三仙各18 g，木蝴蝶12 g，云苓30 g，连翘15 g。服药7剂。

三诊：饮食不节时仍可出现剑突下疼痛，食欲转佳，二便调。舌淡，苔厚，脉弦。治以健脾和胃，理气止痛。

处方：黄芪30 g，桂枝15 g，白芍24 g，百合30 g，乌药15 g，麦冬30 g，党参

18 g,炒白术 24 g,炒枳壳 15 g,砂仁 9 g(后下),丹参 15 g,炙内金 15 g,生姜 3 片,大枣 5 枚(擘,去核)。服药 7 剂。

四诊:剑突下隐痛偶发,较前明显减轻,纳眠可,二便调。舌淡红,舌苔较前薄白,脉已无明显弦直之象。上方加五味子 6 g,再服 7 剂,嘱 1 年后复查胃镜。

按:本案患者初诊时气滞痰阻之象较为显著,辨证为肝气郁滞,痰阻中焦,治以健脾疏肝,理气化痰。二诊见痰热侵袭咽喉,治以健脾理气,清热利咽。三诊诸症大减,缓则治其本,治以健脾和胃,理气止痛。四诊再加五味子甘入中宫益脾胃予以巩固疗效。

(二)病例二

患者:梁某某,女,37 岁。

初诊:2015 年 9 月 18 日,患者因"胃脘部隐痛 2 个月余"就诊。刻下症见:胃脘部隐痛,喜温喜按,夜间加重,时觉周身酸痛,头晕耳鸣,急躁易怒,平素易感冒,怕冷,双膝无力,纳可,眠差,入睡困难,多梦,夜尿 3～4 次,大便尚调。舌淡红,边有齿痕,苔白厚,脉虚弦。

胃镜提示:①Barrett 食管;②胃多发溃疡。内镜表现:食管黏膜光滑,粉红色,血管纹理清晰,距门齿 40 cm 达贲门,舒缩好;齿状线上可见两处橘红色黏膜岛,行 APC 治疗术,术后无渗血,如图 5-1-7 所示。

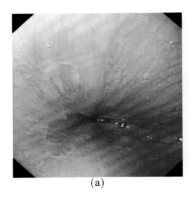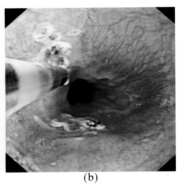

(a)   (b)

图 5-1-7　Barrett 食管患者梁某某内镜下表现

处方:黄芪 45 g,生白术 30 g,白芍 24 g,桂枝 12 g,当归 12 g,柴胡 12 g,醋香附 12 g,秦艽 15 g,白蒺藜 15 g,炒杜仲 12 g,生姜 3 片,大枣 5 枚(擘,去核)。服药 7 剂。

二诊:胃脘疼痛减轻,畏冷肢凉稍减,仍时觉周身酸痛,头晕耳鸣,双膝无力,纳可,睡眠稍好转,夜尿 2～3 次,大便调。舌淡红,边有齿痕,苔白,脉虚弦。

上方加王不留行 9 g,川芎 12 g,在健脾温阳基础上加以通经活络。继服 7 剂。

三诊:效佳,无明显胃脘不适,受凉后略感不适,周身酸痛减轻,偶头晕,纳可,睡眠转佳,夜尿 1～2 次。舌淡红,边有齿痕,苔薄白,脉较前有力,无明显弦象。上方加熟地 30 g 以滋养阴血,再服 7 剂。嘱其调情志,适劳逸,1 年后复查胃镜。

按:本案初诊辨证为脾胃虚寒,治以健脾理气,温阳止痛。二诊胃脘痛减,仍觉周身酸痛,乃经络阻滞不通所致,故在原方基础上加强通经活络之功。三诊诸症大减,酌加熟地滋阴以助阳。

(李玲玲)

第二节　反流性食管炎

反流性食管炎(reflux esophagitis,RE)是临床上常见的食管动力异常性疾病,是胃食管反流病(gastroesophageal reflux disease,GERD)的一种,指胃和十二指肠内容物,主要是酸性胃液或酸性胃液加胆汁反流至食管,引起食管黏膜的炎症、糜烂、溃疡和纤维化等病变,内镜下可见食管远段黏膜破损。患者常表现为反酸、胃灼热、胸骨后疼痛等不适,有时可导致口、咽、喉、气管等食管以外的组织损害,症状严重者可明显影响其生活质量。反流性食管炎可发生于任何年龄的人群,是临床的常见病和多发病。近几年,随着现代生活节奏的加快,饮食习惯的改变,社会、家庭及心理负担的加重,我国的反流性食管炎发病率也在升高,而且治疗后常会复发,影响了患者的生活质量,给患者、家庭及社会带来沉重的负担。

中医认为反流性食管炎属于"吐酸""嘈杂""胸痛""噎膈""呕吐"等范畴,临床易与胃痛、胸痹等病相混淆。综观临床,本病多由情志不畅、饮食失调、劳累过度等久伤脾胃,导致脾气亏损,气、痰、热等邪气互结于胃脘,致胃失和降,胃气上逆,导致食管功能障碍,出现反酸、胃灼热、胸骨后灼痛或不适等一系列症状。

一、现代医学诊治

(一)病因

1.食管-胃连接处抗反流屏障被破坏
正常情况下,腹腔内压力增加时可以引起食管下端括约肌的收缩,使其压力增加从而防止胃内容物反流入食管。但是当食管下端括约肌不能有力收缩以及压力偏低时,均可导致反流性食管炎的发生。

2.食管黏膜抗反流屏障功能的损害

上皮前因素、上皮因素、上皮后因素是构成食管黏膜抗反流屏障功能的三大主要因素。当防御屏障受损伤时,即使在正常反流情况下,也会导致食管炎的发生。

3.食管酸廓清功能障碍

食管排空和唾液中和是正常食管酸廓清功能的两大部分。食管排空可以减少食管黏膜浸泡在胃酸中的时间;唾液为弱碱性,可以中和、稀释、清洗食管内的酸性物质,任何一部分出现异常均可导致反流性食管炎的发生。

4.胃十二指肠功能失常

正常情况下,食管鳞状上皮细胞有角化层,可以保护食管黏膜免受酸性反流物的损伤。但是,当胃十二指肠功能失常,导致胃液中的盐酸、十二指肠液中的胆酸以及胰液经常反流入食管时,食管上皮细胞的角化层就会受到侵蚀,导致炎症的发生,从而引起食管炎。

5.食管蠕动障碍

通常情况下,胃内容物反流入食管时,由于张力的作用引起食管继发性蠕动波,将反流物送回胃内。食管炎可使食管蠕动减慢,使反流物在食管内停留时间延长,加重了原有的食管炎;食管炎又减弱了食管下括约肌的功能,从而加重反流,形成恶性循环。

(二)发病机制

反流性食管炎的主要发病机制是抗反流防御机制减弱和反流物对食管黏膜的攻击作用。

1.食管抗反流防御机制减弱

抗反流防御机制包括抗反流屏障、食管对反流物的清除及黏膜对反流攻击作用的抵抗力。

(1)抗反流屏障:抗反流屏障是指在食管和胃交接处的解剖结构,包括食管下括约肌(lower esophagem sphincter,LES)、膈肌脚、膈-食管韧带、食管与胃底间的锐角(His角)等。上述各部分结构在功能上存在缺陷均可造成胃食管反流,其中最主要的是LES的功能状态。

LES是指食管末端3~4 cm长的环行肌束。正常人静息时LES压为10~30 mmHg,为一高压带,防止胃内容物反流入食管。LES部位的结构受到破坏时可使LES压下降,如贲门失弛缓症手术后易并发反流性食管炎。一些因素可导致 LES 压降低,如某些激素(如缩胆囊素、胰高血糖素、血管活性肠肽等)、食物(如巧克力等)、药物(如钙拮抗剂、地西泮等)。腹内压增高(如妊娠、腹水、呕吐、负重劳动等)及胃内压增高(如胃扩张、胃排空延迟等)均可引起 LES 压相对降低而导致胃食管反流。

一过性 LES 松弛(transit LES relaxation,TLESR)是近年研究发现引起胃食管反流的一个重要因素。正常情况下,当吞咽时,LES 即松弛,食物得以进入胃内。TLESR 是指非吞咽情况下 LES 自发性松弛,其松弛时间明显长于吞咽时 LES 松弛的时间。TLESR 既是正常人生理性胃食管反流的主要原因,也是 LES 静息压正常的胃食管反流病患者的主要发病机制。

(2)食管清除作用:正常情况下,一旦发生胃食管反流,大部分反流物会通过1~2次食管自发和继发性蠕动性收缩而排入胃内,即容量清除,是食管廓清的主要方式。剩余的内容物则由唾液缓慢地中和,故食管蠕动和唾液产生的异常也参与反流性食管炎的形成。食管裂孔疝是部分胃经膈食管裂孔进入胸腔的疾病,可引起胃食管反流并降低食管对酸的清除,导致反流性食管炎。

(3)食管黏膜屏障:反流物进入食管后,食管还可以凭借食管上皮表面黏液、不移动水层、表面碳酸氢根离子(HCO_3^-)、复层鳞状上皮等构成的上皮屏障,以及黏膜下丰富的血液供应构成的后上皮屏障,发挥其抗反流物对食管黏膜损伤的作用。因此,任何导致食管黏膜屏障作用下降的因素(长期吸烟、饮酒以及抑郁等),将使食管黏膜不能抵御反流物的损害。

2.反流物对食管黏膜的攻击作用

在食管抗反流防御机制下降的基础上,反流物刺激和损害食管黏膜,其受损程度与反流物的质和量有关,也与反流物与黏膜的接触时间、部位有关。胃酸与胃蛋白酶是反流物中损害食管黏膜的主要成分。近年对反流性食管炎监测证明存在胆汁反流,其中的非结合胆盐和胰酶是主要的攻击因子,参与损害食管黏膜。

(三)病理

反流性食管炎的病理组织学基本改变包括复层鳞状上皮细胞层增生;黏膜固有层乳头向上皮腔面延长;固有层内炎症细胞(主要是中性粒细胞)浸润;糜烂及溃疡;食管下段鳞状上皮被化生的柱状上皮所替代,即 Barrett 食管。

(四)临床表现

1.食管症状

(1)典型症状:胃灼热和反流是本病最常见的症状,而且具有特征性,因此被称为典型症状。反流是指胃内容物在无恶心和不用力的情况下涌入咽部或口腔的感觉,含酸味或仅为酸水时称反酸。胃灼热是指胸骨后或剑突下烧灼感,常由胸骨下段向上延伸。胃灼热和反流常在餐后 1 小时出现,卧位、弯腰或腹压增高时可加重,部分患者胃灼热和反流症状可在夜间入睡时发生。

(2)非典型症状:指除胃灼热和反流之外的食管症状。胸痛由反流物刺激食管引起,疼痛发生在胸骨后,严重时可为剧烈刺痛,可放射到后背、胸部、肩部、颈部、耳后,有时酷似心绞痛,可伴有或不伴有胃灼热和反流。由 GERD 引起胸痛是非心源性胸痛的常见病因。吞咽困难见于部分患者,可能是由于食管痉挛或功能紊乱,症状呈间歇性,进食固体或液体食物均可发生。少部分患者吞咽困难是由食管狭窄引起,此时吞咽困难可呈持续性或进行性加重。有严重食管炎或并发食管溃疡者,可伴吞咽疼痛。

2.食管外症状

食管外症状由反流物刺激或损伤食管以外的组织或器官引起,如咽喉炎、慢性咳嗽和哮喘。对一些病因不明、久治不愈的上述疾病患者,要注意是否存在 GERD,伴有胃灼热和反流症状有提示作用,但少部分患者以咽喉炎、慢性咳嗽或哮喘为首发或主要表现。严重者可发生吸入性肺炎,甚至出现肺间质纤维化。一些患者诉咽部不适,有异物感、棉团感或堵塞感,但无真正吞咽困难,称为癔球症,近年研究发现部分患者也与 GERD 相关。

3.并发症

(1)上消化道出血:反流性食管炎患者,因食管黏膜糜烂及溃疡可以导致上消化道出血,临床表现可有呕血和(或)黑便以及不同程度的缺铁性贫血。

(2)食管狭窄:反流性食管炎反复发作可使纤维组织增生,最终导致瘢痕狭窄。

(3)Barrett 食管:Barrett 食管内镜下的表现为正常呈现均匀粉红带灰白的食管黏膜出现胃黏膜的橘红色,分布可为环形、舌形或岛状。Barrett 食管可发生在反流性食管炎的基础上,亦可不伴有反流性食管炎。Barrett 食管是食管腺癌的癌前病变,其腺癌的发生率较正常人高 30～50 倍。

(五)辅助检查

1.内镜检查

内镜检查是诊断反流性食管炎最准确的方法,并能判断反流性食管炎的严重程度和有无并发症,结合活检可与其他原因引起的食管炎和其他食管病变(如食管癌等)作鉴别。内镜下无反流性食管炎不能排除胃食管反流病。根据内镜下所见食管黏膜的损害程度进行反流性食管炎分级,有利于病情判断及指导治疗。

2.24 小时食管 pH 值监测

24 小时食管 pH 值监测是诊断反流性食管炎的重要检查方法。应用便携式 pH 值记录仪在生理状态下对患者进行 24 小时食管 pH 值连续监测,可提供食管是否存在过度酸反流的客观证据,并可了解酸反流的程度及其与症状发生的关系。常用的观察指标:24 小时内 pH 值<4 的总百分时间、pH 值<4 的次数、持续 5 分钟以上的反流次数以及最长反流时间等指标。但要注意在行该项检查前 3 日应停用抑酸药与促胃肠动力的药物。

3.食管吞钡 X 线检查

该检查对诊断反流性食管炎敏感性不高,对不愿接受或不能耐受内镜检查者行该检查,其目的主要是排除食管癌等其他食管疾病。严重反流性食管炎可发现阳性 X 线征。

4.PPI 试验

对有反酸、胃灼热等反流症状或疑似 GERD 的患者,可采用 PPI 试验确定是否存在 GERD。具体方法为口服奥美拉唑,每次 20 mg,每日 2 次,连用 7 天,若患者症状消失或基本好转,则提示存在酸相关性疾病。PPI 试验阳性可进一步明确诊断,若症状反复发作、症状不典型或有报警症状的患者应接受进一步检查以确诊 RE 及排除其他病变。

5.食管测压

食管测压可测定 LES 的长度和部位、LES 压、LES 松弛压、食管体部压力及食管上括约肌压力等。LES 静息压为 10～30 mmHg,LES 压<6 mmHg 时易导致反流。

6.核素胃食管反流测定

放射性核素显像可以利用示踪剂监测胆汁反流。对于疑有胃排空障碍者,用该法可明确其反流机制,用以指导治疗。但由于反流症状多为间歇发作,短时间的扫描难以全面了解反流的情况,因此目前临床上较少采用此种检查方法。

7.激发试验

食管激发试验包括伯恩斯坦(Bernstein)试验(酸灌注试验)、食管气囊扩张试验、张力试验和吞咽冷水试验等,其中最常用的是 Bernstein 试验。但食管激发试验的敏感性较低,故临床上仅在无条件进行 24 小时 pH 值监测时才采用。

(六)诊断与鉴别诊断

1.诊断

(1)临床症状:①具有典型的 GERD 症状,如明显的胃灼热、反酸、反食、胸痛等。②反复发作病史或首次发作时间超过 4 周。③发作前多有明显诱因,如情志刺激、饮食不慎、劳累等。

(2)胃镜诊断标准,目前多采用洛杉矶分级法:①正常:食管黏膜没有破损。②A 级:一个或一个以上食管黏膜破损,长径小于 5 mm。③B 级:一个或一个以上黏膜破损,长径大于 5 mm,但没有融合性病变。④C 级:黏膜破损有融合,但小于 75%的食管周径。⑤D 级:黏膜破损融合,至少达到 75%的食管周径。

(3)病理诊断标准:①食管鳞状上皮增生,包括基底细胞增生超过三层和上皮延伸。②黏膜固有层乳头向表面延伸,达上皮层厚度的 2/3,浅层毛细血管扩张、充血及(或)出血。③上皮层内中性粒细胞和淋巴细胞浸润。④黏膜糜烂或溃疡形成,炎细胞浸润,肉芽组织形成。⑤食管-胃连接处以上出现 Barrett 食管改变。

2.鉴别诊断

反流性食管炎时,可有鳞状上皮细胞假上皮瘤性增生,成纤维细胞和血管内皮细胞增生,伴一定程度的细胞异型性,应防止误诊为癌或肉瘤。

反流性食管炎临床上应与其他病因的食管病变(如真菌性食管炎、药物性食管炎、食管癌和食管贲门失弛缓症等)、消化性溃疡、胆道疾病等相鉴别。以胸痛为主要表现者,应与心源性胸痛及其他原因引起的非心源性胸痛进行鉴别。还应注意与功能性疾病如功能性胃灼热、功能性胸痛、功能性消化不良相鉴别。

(七)治疗

反流性食管炎的治疗目的是控制症状、治愈食管炎、减少复发和防治并发症。

1.一般治疗

改变生活方式与饮食习惯:为了减少卧位及夜间反流,可将床头抬高 15～20 cm。避免睡前 2 小时内进食,白天进餐后亦不宜立即卧床。注意减少一切引起腹压增高的因素,如肥胖、便秘、紧束腰带等。应避免进食使 LES 压降低的食物,如脂肪含量高的食物、巧克力、咖啡、浓茶等;应戒烟及禁酒;避免应用降低 LES 压的药物及引起胃排空延迟的药物。一些老年患者因 LES 功能减退易出现胃食管反流,如同时合并有心血管疾患而服用硝酸甘油制剂或钙拮抗剂可加重反流症状,应适当避免。一些支气管哮喘患者如合并食管反流可加重或诱发哮喘症状,应尽量避免应用茶碱及多巴胺受体激动剂,并加用抗反流治疗。

2.药物治疗

(1)使用促胃肠动力药,如多潘立酮、莫沙必利、依托必利等。这类药物可能通过增加 LES 压力,改善食管蠕动功能,促进胃排空,从而减少胃内容物食管反流及减少其在食管的暴露时间。由于这类药物疗效有限且不确定,因此只适用于轻症患者,或作为与抑酸药合用的辅助治疗。

(2)使用抑酸药。①H_2受体拮抗剂(H_2 receptor antagonist,H_2RA):如西咪替丁、雷尼替丁、法莫替丁等。H_2RA 能使 24 小时胃酸分泌量减少 $50\%\sim70\%$,但不能有效抑制进食刺激引起的胃酸分泌,因此适用于轻症患者。该药可使用治疗消化性溃疡常规用量,但宜分次服用;增加剂量可提高疗效,同时亦增加不良反应。疗程为 $8\sim12$ 周。②质子泵抑制剂:包括奥美拉唑、兰索拉唑、泮托拉唑、雷贝拉唑和埃索美拉唑等。这类药物抑酸作用强,因此对本病的疗效优于 H_2RA,特别适用于症状重、有严重食管炎的患者。一般使用治疗消化性溃疡常规用量,疗程为 $4\sim8$ 周。对个别疗效不佳者可加倍剂量或与促胃肠动力药联合使用,并适当延长疗程。

抑酸治疗是目前治疗本病的主要措施。对初次接受治疗的患者或有食管炎的患者宜使用 PPI 治疗,以求迅速控制症状和治愈反流性食管炎。

3.维持治疗

反流性食管炎具有慢性复发倾向,为减少症状复发,防止食管炎反复复发引起的并发症,需考虑给予维持治疗。停药后很快复发且症状持续者,往往需要较长时间的维持治疗;有食管炎并发症如食管溃疡、食管狭窄、Barrett 食管者,肯定需要长程维持治疗。H_2RA 和 PPI 均可用于维持治疗,其中以 PPI 效果更好。维持治疗的剂量因患者而异,以调整至患者无症状之最低剂量为最适剂量;对无食管炎的患者也可考虑采用按需维持治疗,即有症状时用药,症状消失时停药。

4.抗反流手术治疗

抗反流手术是不同术式的胃底折叠术,目的是阻止胃内容物反流入食管。抗反流手术的疗效与 PPI 相当,但术后有一定的并发症。因此,对于那些需要长期使用大剂量 PPI 维持治疗的患者,可以根据患者的意愿来决定是否进行抗反流手术。对确诊由反流引起的严重呼吸道疾病的患者,若 PPI 疗效欠佳,宜考虑抗反流手术。

5.并发症的治疗

(1)食管狭窄:除极少数严重瘢痕性狭窄需行手术切除外,绝大部分狭窄可行内镜下食管扩张术治疗。扩张术后予以长程 PPI 维持治疗可防止狭窄复发。对年轻患者,亦可考虑抗反流手术。

(2)Barrett 食管:Barrett 食管使发生食管腺癌的危险性大大增高,必须使用 PPI 治疗及长程维持治疗。尽管有各种清除 Barrett 食管方法的报道,但均未获肯定,因此加强随访是目前预防 Barrett 食管癌变的唯一方法。重点是早期识别异型增生,发现重度异型增生或早期食管癌时及时手术切除。

(八)预防

注意少食多餐,低脂饮食,可降低进食后反流症状出现的频率;相反,高脂肪饮食可促进小肠黏膜释放胆囊收缩素,易导致胃肠内容物反流。忌酒戒烟,由于烟草中含尼古丁,可降低食管下括约肌压力,使其处于松弛状态,加重反流;酒的主要成分为乙醇,不仅能刺激胃酸分泌,还能使食管下括约肌松弛,是引起胃食管反流的原因之一。晚餐不宜吃得过饱,避免餐后立刻平卧。肥胖者应该减轻体重,因为过度肥胖者腹腔压力增高,可促进胃液反流,特别是平卧位时更严重,应积极减轻体重以改善反流症状。保持心情舒畅,增加适宜的体育锻炼。尽量减少增加腹内压的活动和行为,如过度弯腰、穿紧身衣裤、扎紧腰带等。

二、中医辨证论治

(一)病因

1.饮食不节

若过食肥甘厚味,损伤脾胃,化生湿热,可致此病。过食辛热之品,可致肝经郁而化热,从而吞酸;而嗜食生冷,损伤中阳,寒邪客于脾胃则亦能成病。另外,过食肥甘厚味及生冷、辛辣之物,暴饮暴食均可使脾胃升降功能失常而导致本病。

2.七情内伤

情志不遂、气机郁滞可导致木郁土虚,肝气横逆犯胃;肝气不疏,郁而化热,移热于胆,胆热犯胃,均可致胃气上逆而成该病。

3.脾胃虚弱

先天禀赋不足,或劳倦内伤致脾胃受损,中焦失运,亦可诱发吞酸。脾胃虚弱,水谷津液无以运化,致上焦停痰,中焦宿冷而成病。

(二)病机

本病病位在食管,与肝、胆、脾、胃密切相关。胃传化物而不藏,以通降为顺,该病属胃所主。该病亦与肝、脾关系密切,涉及胆。忧思恼怒,气郁伤肝,郁而化热,肝移热于胆,胆气不降,肝木乘土,横逆犯胃,必然导致脾胃的升降功能失常,胃气上逆。脾气亏损,气、痰、热等邪气互结于胃脘,也可致胃失和降,胃气上逆。依据中医学"肝随脾升,胆随胃降"理论,若肝、胆、脾、胃机能紊乱,就会使胆汁、胃酸乘虚而上,故而反酸。故肝气犯胃,胃失和降,胃气上逆为其基本病机。

（三）辨证要点

1.辨虚实

实证多因外邪、饮食、肝郁气滞,发病急,病程短,患者吐酸时作,胃脘灼热,口苦而臭,心烦易怒,两胁胀闷,舌红,脉弦,常伴有失眠、胃脘疼痛、口渴、大便干燥、小便黄等症。虚证多属内伤,病程长,多为脾胃气虚或阴虚,患者吐酸时作,吞咽困难,食少,舌质淡,边有齿痕,脉弱无力,常伴有身体困重、倦怠乏力、气短懒言等症。

2.辨在气在血

一般说来,气滞者以反酸、吞咽梗阻、胸膈痞满为主症,情志舒畅时可减轻,情志抑郁时则加重,伴有嗳气呃逆、呕吐痰涎等症。血瘀者常伴有食管灼热刺痛,且痛处固定不移,疼痛持续不已,局部拒按,入夜尤甚。

（四）治疗原则

治疗上应以疏肝降逆,健脾和胃为主。肝喜条达,肝气郁则不循经上行,横逆犯胃,首当调畅气机,恢复肝脏正常气机功能,引清气上行;胃气主降,胃气上逆则浊气不降,治当清降胃气。治疗应以调达肝气,和胃降逆,透邪解郁为主。肝气以升为顺,胃气以降为和,肝之清气不得条达上行,胃内浊气不得通降,则乾坤颠倒,阴阳失调,故当升其清阳,降其浊阴。还需清热化痰,顾护脾胃。脾胃功能失调是其发病根本。脾胃为后天之本,暴饮暴食,寒热失调,过食肥甘厚味,过度饮酒等都会引起脾胃功能损伤,气机升降不利,导致胃纳减少,运化无力,脾胃虚而肝气易犯中焦,湿热互结而致胃灼热、反酸。因此,在清热化痰的同时,当辅以补益脾胃,使邪去而不伤正。

（五）证治分类

该病主要分为三个证型。肝胃郁热证以反酸、胃灼热、胸痛为主症,患者常伴有失眠、胃脘灼热和疼痛、口渴、大便干燥、小便黄等症,病位在脾、胃,病性属实证、热证。气郁痰阻证以反酸、吞咽梗阻、胸膈痞满为主症,情志舒畅时可减轻,情志抑郁时则加重,伴有嗳气呃逆、呕吐痰涎等症,舌淡红,苔薄腻,脉弦滑。脾胃虚弱证主要见吐酸时作,伴胃脘嘈杂不适、吞咽困难、食少、身体困重、倦怠乏力、气短懒言等症,舌质淡,边有齿痕,脉细弱。

（六）中医分型内镜下表现

1.肝胃郁热证

内镜下食管黏膜主要表现为糜烂及溃疡,黏膜损伤较重,火热灼伤血络,迫血妄行而致活动性出血,食管表面糜烂处可见表面渗血,病变广泛,且周围黏膜充血、水肿明显,贲门糜烂融合呈全周性,分泌物较多(淡黄色液体并含有气泡)。本证型食管狭窄少见。胃黏液湖多呈黄色或黄绿色,幽门口闭合功能差,常见有大量黄色胆汁反流入胃,胃肠蠕动波增多,如图5-2-1所示。此证为肝气上逆,胃失和降,胆汁不循常道所致。

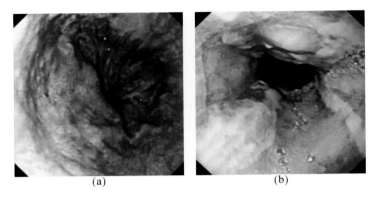

(a)   (b)

图 5-2-1 肝胃郁热证内镜下表现

2.气郁痰阻证

内镜下主要表现为食管黏膜呈粉红色,周围黏膜粗糙、充血、水肿、糜烂,齿状线充血明显,有时可见食管狭窄,因患者气机阻滞,水液代谢障碍,痰气搏结交阻于食道;且患者常伴吞咽梗阻感,遇情绪抑郁时症状加重。胃黏液湖黏稠,量大,色白,部分可见胃息肉或疣状隆起(息肉为多发),胃壁常可见稠厚黏液附着,不容易冲洗,胃肠蠕动波多无变化,如图5-2-2所示。此证为气滞痰阻,胃失和降,气逆于上所致。

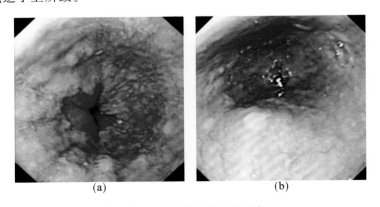

(a)   (b)

图 5-2-2 气郁痰阻证内镜下表现

3.脾胃虚弱证

内镜下可见食管黏膜溃疡及糜烂较轻,食管黏膜色淡,食管周围黏膜充血、水肿不明显;食管下部及贲门部黏膜色灰白,粗糙不平,有纤维样改变;可伴有食管狭窄。胃黏膜色泽较淡,蠕动减弱,胃壁多可见泡沫样黏液附着,容易冲洗,如图 5-2-3 所示。本证黏膜颜色浅淡,舌质淡苔白等,皆与中医白色主虚的观点相一致。此证患者多因先天禀赋不足,或劳倦内伤致脾胃受损,中焦失运,气机失司,而见舌淡苔白,脉沉缓。

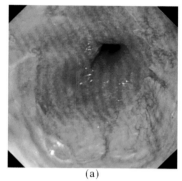 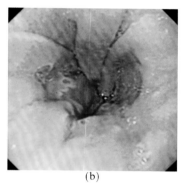

(a)　　　　　　　　　　　(b)

图 5-2-3　脾胃虚弱证内镜下表现

(七)辨证论治

1.肝胃郁热证

临床表现:吐酸时作,胃脘灼热,口苦而臭,心烦易怒,两胁胀闷,舌红,脉弦,常伴有失眠、胃脘疼痛、口渴、大便干燥、小便黄等症。

证机概要:肝气郁结,横逆犯胃,肝胃不和,气郁化热。

治法:疏肝理气,清热和胃。

代表方:柴胡疏肝散合左金丸加减。

方解:前方疏肝理气;后方清肝泻火,降逆止呕。柴胡疏肝散中柴胡、枳壳、香附、陈皮疏肝理气,解郁止痛;白芍、甘草酸甘化阴,缓急止痛,且具有保护抗反流屏障和修复黏膜之作用;川芎、郁金活血行气通络;配枳实泻脾气之壅滞,调中焦之运动,与柴胡同用一升一降,加强疏肝理气之功,以达郁邪。左金丸中黄连清泻肝火,肝火得清,自不横逆犯胃,又善清胃火,胃火降则其气自降,标本兼顾,一举两得,故对肝火犯胃之呕吐吞酸尤为适宜;吴茱萸能散寒止痛,疏肝下气,燥湿,取其下气之用,可助黄连降逆,又能制黄连之苦寒,使泻火而无凉遏之弊。

加减:若气郁化火,症见胁肋掣痛,口干口苦,烦躁易怒,溲黄便秘,舌红苔

43

黄者,可加山栀、丹皮、黄芩、夏枯草;若眩晕少寐,舌红少津,脉细者,可酌配枸杞、菊花、何首乌、丹皮、栀子;若兼见胃失和降,恶心呕吐者,可加半夏、陈皮、生姜、旋覆花等。

2.气郁痰阻证

临床表现:吐酸时作,以反酸、吞咽梗阻、胸膈痞满为主症,情志舒畅时可减轻,情志抑郁时则加重。嗳气则舒,不思饮食,舌淡红,苔白滑,脉弦细或濡滑。

证机概要:肝失疏泄,胃失和降,痰气上逆。

治法:理气化痰,和胃降逆。

代表方:半夏厚朴汤合旋覆代赭汤加减。

方解:半夏厚朴汤用厚朴、紫苏理气宽胸,开郁畅中;半夏、茯苓、生姜化痰散结,和胃降逆;合用有辛香散结,行气开郁,降逆化痰的作用。旋覆代赭汤方中旋覆花下气消痰,降逆止嗳,是为君药;生姜、半夏祛痰散结,降逆和胃,并为臣药;人参、炙甘草、大枣益脾胃,补气虚,扶助已伤之中气,为佐使之用;诸药配合,共成降逆化痰,益气和胃之剂。

加减:湿郁气滞而兼胸痞闷、嗳气、苔腻者,加香附、佛手片、苍术理气除湿;痰郁化热而见烦躁、舌红、苔黄者,加竹茹、瓜蒌、黄芩、黄连清化痰热;病久入络而有食管溃疡渗血、胸痛,舌质紫暗或有瘀点、瘀斑,脉涩者,加郁金、丹参、降香、姜黄活血化瘀。

3.脾胃虚弱证

临床表现:吐酸时作,兼吐清水,口淡喜暖,脘闷食少,少气懒言,肢倦不温,大便时溏,舌淡苔白,脉沉弱或迟缓。

证机概要:脾胃气虚,脾不升清,胃失和降,胃气上逆。

治法:健脾理气,和胃降逆。

代表方:香砂六君子丸加减。

方解:方中党参、白术、茯苓、甘草甘温益胃,陈皮、半夏、香附、砂仁行气降逆,生姜、大枣温胃补虚。全方健脾益气,祛痰和胃降逆,适用于吐酸时作、食欲缺乏、面色萎黄者。

加减:泛吐清水较重者,可加干姜、吴茱萸、半夏、茯苓等温胃化饮;寒盛者可用附子理中汤或大建中汤温中散寒;大便溏薄者,可加芡实、山药健脾止泻;兼见腰膝酸软、头晕目眩、形寒肢冷等肾阳虚症状者,可加附子、肉桂、巴戟天、仙茅,或合用肾气丸、右归丸之类助肾阳以温脾和胃。

（八）中医养护

1.节饮食

改善不良饮食习惯,建议患者进食低脂、高蛋白质饮食,少食多餐;避免过冷、过热饮食,尽量不食用巧克力;不吸烟,不饮用浓茶、咖啡、烈酒等。

2.未病先防,既病防变

嘱患者适当锻炼身体,增强体质。避免身体过度肥胖,肥胖者应设法减轻体重。反流性食管炎发病时要及时治疗,防止其癌变等。

3.注重调摄

嘱患者每餐进食后,可饮少量的温开水或淡盐水,以冲淡食管内积存的食物和黏液,预防食管黏膜损伤和水肿。为了减少卧位及夜间反流,可将床头抬高 15～20 cm。避免睡前 2 小时内进食,白天进餐后亦不宜立即卧床。

4.畅情志

嘱患者保持精神愉快,避免忧思恼怒及情绪紧张;注意劳逸结合,避免劳累,病情较重时需适当休息。

5.中药穴位贴敷

贴敷方药为柴胡 30 g,枳实 30 g,木香 20 g,厚朴 30 g,陈皮 30 g,吴茱萸 20 g,黄连 10 g,延胡索 20 g,瓦楞子 30 g,白及 30 g,黄芪 50 g,白术 20 g,白芍 30 g。取穴为中脘、足三里、太冲、内关、公孙、期门、肝俞、胃俞以及第 9、10、12 胸椎棘突下各旁开半寸夹脊穴,每次取穴 8 个,左右交替。两周为一疗程,治疗两个疗程。

6.指穴疗法

取穴缺盆、公孙、肝俞、脾俞、胃俞、委中、足三里、期门、太冲、气海、膻中、中脘等穴位进行揉法、点按法操作。

三、典型病例

患者:冯某某,男,55 岁。

初诊:2013 年 11 月 4 日,患者因胸骨后灼热感、时吐酸水、上腹不适来诊,伴有口干、口苦,纳可,眠差,大便干结,小便黄,舌红苔黄,脉弦数。吸烟史20 余年,每日 20 支。饮酒史 30 年,喜饮高度白酒,嗜食肥甘厚味。

胃镜提示:反流性食管炎,非萎缩性胃炎伴胆汁反流,如图 5-2-4 所示。

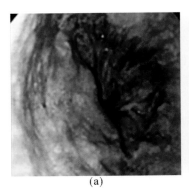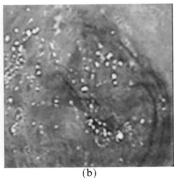

(a)   (b)

图 5-2-4　反流性食管炎患者冯某某内镜下表现

中医诊断：吐酸（肝胃郁热证）。

西医诊断：反流性食管炎。

处方：黄连 12 g，吴茱萸 3 g，姜半夏 9 g，瓜蒌 30 g，红花 10 g，青黛 6 g，海蛤粉 30 g，木蝴蝶 12 g，桔梗 10 g，甘草 6 g。服药 7 剂。

二诊：效可，胸骨后灼热感缓解，仍吐酸水，上腹不适，时有灼痛，伴有口干、口苦，纳可，眠差，大便干结，小便黄，舌红苔黄，脉弦数。

处方：黄连 12 g，吴茱萸 3 g，姜半夏 9 g，瓜蒌 30 g，红花 10 g，青黛 6 g，海蛤粉 30 g，煅瓦楞 15 g，元胡 24 g，甘草 6 g。服药 7 剂。

三诊：效可，胸骨后灼热感消失，饮食不节时吐酸水，上腹不适消失，偶有口干、口苦，纳可，眠可，二便调，舌红苔白，脉弦数。

处方：黄芪 30 g，桂枝 9 g，百合 30 g，乌药 15 g，砂仁 9 g，丹参 12 g，鸡内金 15 g，黄连 12 g，吴茱萸 3 g，姜半夏 9 g，瓜蒌 30 g，生姜 3 片，大枣 5 枚（去核）。服药 7 剂。

四诊：诸症消失，前方再服 7 剂，嘱一年后复查胃镜。

按：初诊处方由左金丸、黛蛤散、小陷胸汤、大瓜蒌散、桔梗汤等方加减而成，全方清肝、泻火、降逆、化痰、活血之品皆可兼顾，组方精妙严谨，虑之周详。结合现代药理研究，本方具有抑酸、增强黏膜屏障功能、改善再生黏膜质量、促进血管再生、改善局部血液循环、减少炎症细胞浸润等作用，在改善反流性食管炎胃灼热、反酸、胸痛等症状方面具有明显疗效。二诊加煅瓦楞和胃制酸止痛。三诊诸症大减，缓则治其本，以健脾疏肝和胃为主，顾护脾胃之气以巩固疗效。

（胡冬青）

第三节　食管贲门失弛缓症

食管贲门失弛缓症（esophageal achalasia）又称贲门痉挛、巨食管，是由食管贲门部的神经肌肉功能障碍导致的，食管下端括约肌弛缓不全，食物无法顺利通过而滞留，从而逐渐使食管张力、蠕动减低及食管扩张的一种疾病。其主要特征是食管缺乏蠕动，食管下端括约肌高压和对吞咽动作的松弛反应减弱。临床表现为吞咽困难、胸骨后疼痛、食物反流以及因食物反流误吸入气管所致的咳嗽、肺部感染等症状。

食管贲门失弛缓症属于中医学"噎膈""反胃""胃痛"等范畴。有关其论述，最早可追溯至《黄帝内经》，其中《素问·六元正纪大论》云："木郁之发……民病胃脘当心而痛，上支两胁，膈咽不通，食饮不下。"

一、现代医学诊治

（一）病因及发病机制

食管贲门失弛缓症的病因迄今不明。一般认为该病是神经源性疾病，病变处可见食管壁内迷走神经及其背核和食管壁肌间神经丛中神经节细胞减少，以食管体部最明显。迷走神经支配食管上端，食管下端由食管壁肌间神经丛支配，其神经递质为嘌呤核苷酸和血管活性肠肽（VIP）。食管贲门失弛缓症患者LES内的VIP明显少于正常人，导致LES张力增高。神经节细胞退变的同时，常伴有淋巴细胞浸润的炎症表现，因此病因或许与感染、免疫因素有关。

正常吞咽动作开始时，LES反射性松弛，以便于食物顺利进入胃腔。当迷走神经功能障碍或者食管壁肌间神经丛受损时，LES压力上升，在吞咽动作后，LES亦不能松弛，食物无法顺利进入胃腔；同时，食管的推动性蠕动出现障碍，大量食物和水分淤积在食管内，直至超过LES压力，才得以进入胃腔。由于食物滞留，初期食管呈梭状扩张，以后逐渐伸长弯曲，其容量可达1 L以上。此外，食管壁可有继发性肥厚、炎症、憩室、溃疡或癌变。

（二）病理

在疾病早期，食管黏膜可无异常表现，之后逐渐发展，可呈弥漫性充血。上皮基底细胞厚度增加，固有膜乳头延长，伸向上皮层。

（三）临床表现

1.主要症状

（1）吞咽困难：无痛性吞咽困难是本病最常见、最早出现的症状，几乎所有患者均有此症状。吞咽困难多呈间歇性发作，常因情绪波动或进食过冷、辛辣等刺激性食物而诱发。患者常在进食时，或处于某种姿势，如挺胸、举手高于头部或站立使食管内压力增加时，感觉症状明显。少数患者自觉固体食物比液体食物更难下咽。

（2）疼痛：发生率为 40%～90%，可为闷痛、灼痛、针刺样痛、割痛或锥痛。疼痛部位多在胸骨后及中上腹，也可在胸背部、右侧胸部、右胸骨缘以及左季肋部。疼痛发作有时酷似心绞痛，甚至舌下含硝酸甘油后可获缓解，可能与食管平滑肌强烈收缩或食物潴留有关。随着吞咽困难的逐渐加剧，梗阻以上食管进一步扩张，疼痛反而逐渐减轻。

（3）食物反流：随着吞咽困难的加重，食管的进一步扩张，相当量的内容物可潴留在食管内达数小时至数日之久，而在体位改变时发生反流。从食管反流出来的内容物因未进入过胃腔，故无胃内呕吐物的酸臭特点，但可混有大量黏液和唾液。在并发食管炎、食管溃疡时，反流物内可含有血液。

2.次要症状

（1）体重减轻：体重减轻与吞咽困难影响食物的摄取有关。吞咽困难的患者虽多采取选食、慢食、进食时或食后多饮汤水将食物冲下，或食后伸直胸背部、用力深呼吸或屏气等方法以协助咽下动作，但病程长久者可有体重减轻、营养不良和维生素缺乏等表现，而恶病质较为罕见。

（2）呼吸道症状：反流物可反流入呼吸道引起咽炎、吸入性呼吸道感染，约1/3 的患者可出现夜间阵发性呛咳或者反复呼吸道感染。部分患者可因呼吸道症状就诊，而发现本病。

（3）出血和贫血：患者常有贫血，偶有由食管炎所致的出血。

（4）其他：疾病后期，极度扩张的食管可压迫胸腔内器官而产生干咳、气急、发绀和声音嘶哑等。由于食管下端括约肌张力的增高，患者很少发生呃逆，乃为本病的重要特征。

（四）辅助检查

1.胸片

随着食管扩张，胸片上可见到纵隔右上边缘膨出；食管高度扩张、延伸和弯曲时，可见到纵隔增宽而超出心脏右缘；当食管内潴留大量食物和气体时，可见食管内液平，大部分患者的胃泡消失。

2.食管钡餐造影

动态造影可见食管的推进性收缩波消失,其收缩具有紊乱及非蠕动性质,食管蠕动减弱;LES 不随吞咽松弛,而呈间断开放,可见少许造影剂从食管漏入胃腔。钡剂充盈时,食管体部,尤其是其远端明显扩张,末端狭窄呈鸟嘴状,狭窄部黏膜光滑,这是食管贲门失弛缓症患者的典型表现。

3.食管动力学检测

食管贲门失弛缓症患者的食管下端括约肌高压区的压力常为正常人的两倍以上,吞咽时括约肌压力不下降。中上段食管腔压力亦高于正常。食管蠕动波无规律、振幅小,皮下注射氯化醋甲胆碱 5～10 mg,有的病例食管收缩增强,中上段食管腔压力显著升高,并可引起胸骨后剧烈疼痛。

4.胃镜检查

胃镜检查可排除器质性狭窄或肿瘤。在内镜下,食管贲门失弛缓症表现特点如下:

(1)大部分患者食管内见残留有中到大量的积食,多呈半流质状态覆盖管壁,且黏膜水肿增厚致使失去正常食管黏膜色泽。

(2)食管体部见扩张,并有不同程度扭曲变形。

(3)管壁可见节段性收缩环,似憩室膨出。

(4)贲门狭窄程度不等,直至完全闭锁不能通过。

(5)病程较长的患者食管黏膜可伴炎症,容易合并白假丝酵母菌感染。

应注意的是,有时内镜检查时镜身通过贲门感知阻力不甚明显时易忽视该病。

5.放射性核素检查

用锝(^{99m}Tc)标记液体后吞下,可显示食管通过时间和节段性食管通过时间。正常食管的通过时间平均为 7 秒,最长不超过 15 秒,卧位时比立位时要慢。

(五)诊断及鉴别诊断

1.诊断

(1)临床表现:间歇性食物停滞、受阻感,非进行性吞咽困难。部分患者进食液体食物比固体食物困难,且反流刚咽下的食物。可有胸部钝痛及夜间食物反流所致呼吸道症状,营养状态尚可。

(2)典型的食管钡餐造影征象。

(3)典型的食管内窥镜征象。

(4)食管压力测定见特征性表现。

具备以上各项或(1)(2)(4)者可确诊。仅具备(2)(4),但可排除硬皮病、食管贲门癌及淀粉样变等情况者亦可确诊。

2.鉴别诊断

(1)心绞痛:心绞痛多由劳累诱发,而食管贲门失弛缓症则为吞咽所诱发,并有咽下困难等症状,此点可资鉴别。

(2)食管神经官能症(如癔球症):大多表现为咽至食管部位有异物阻塞感,但进食并无哽噎症状。食管良性狭窄和由胃、胆囊病变所致的反射性食管痉挛,食管仅有轻度扩张,食管钡餐及食管镜检查无异常。

(3)食管癌、贲门癌:癌性食管狭窄的X线特征为局部黏膜破坏和紊乱,狭窄处呈中度扩张,而食管贲门失弛缓症则常致极度扩张。

(4)继发性食管贲门失弛缓症:食管贲门失弛缓症有原发和继发之分,后者也称为假性食管贲门失弛缓症,指由胃癌、食管癌、肺癌、肝癌、胰腺癌、淋巴瘤等恶性肿瘤以及南美锥虫病、淀粉样变、结节病、神经纤维瘤病、嗜酸细胞性胃肠炎、慢性特发性假性肠梗阻等所引起的类似原发性食管贲门失弛缓症的食管运动异常。

(5)胡桃夹食管:胡桃夹食管是以心绞痛样胸痛发作和吞咽困难为特征的食管动力性疾病,特点为食管具有高振幅、长时间的蠕动性收缩,但LES功能正常,进餐时可松弛。

(6)非特异性食管动力障碍:在有吞咽困难、胸骨后疼痛的患者中,排除了器质性疾病可能,食管测压显示紊乱的运动波形,且波形不是典型的食管贲门失弛缓症、弥漫性食管痉挛或胡桃夹食管时,就用非特异性食管动力障碍(nonspecific esphageal motor disorder,NEMD)来描述。

(7)反刍综合征:反刍综合征是指进餐后咽下不久的食物回流到口腔,重新被咀嚼、吞咽或吐出,当食物变酸后症状即停止。该症状发生并不费力,亦不伴有恶心、腹痛、胃灼热等症状。

(8)环咽肌失弛缓综合征:指环咽肌处于紧缩状态,失去松弛能力,引起吞咽功能障碍。该病以40～60岁的女性多见,主要症状是吞咽费力,食物难以咽下,严重者可伴有慢性咳嗽、反刍。咽喉部检查可无异常,或见有分泌物潴留。食管钡餐X线检查时,可见钡剂呈双月牙样积存于两侧会厌,不能进入食管,连续吞咽时可能有少量缓慢通过,环咽部充盈缺损,下咽部可有扩张。食管镜检查可见食管入口紧闭,环咽部呈一横行裂纹或嵴,做吞咽动作时不能张开,食管镜通过时阻力较大。

（六）治疗

1.内科疗法

患者服用镇静解痉药物以缓解症状，如口服 1‰ 普鲁卡因溶液。此外，舌下含硝酸甘油片，口服钙拮抗剂硝苯地平等也可缓解症状。为防止睡眠时食物溢流入呼吸道，可用高枕或垫高床头。

2.内镜治疗

近年来，随着微创观念的深入，新的医疗技术及设备不断涌现，内镜下治疗食管贲门失迟弛缓症得到广泛应用，并取得很多新进展。传统内镜治疗手段主要包括内镜下食管扩张术、支架植入治疗、内镜下 LES 局部注射肉毒杆菌毒素（BT）、内镜下微波切开及硬化剂注射治疗等。

（1）内镜下食管扩张术：该方法是治疗食管贲门失弛缓症的传统方法，常用扩张方法是气体球囊扩张。该方法的优点是对大多数患者近期效果明显，症状缓解快。此外，该方法安全性较好，并发症较少。

（2）内镜下 LES 局部注射 BT：主要机制是阻止神经肌肉连接处乙酰胆碱释放，通过化学方法使 LES 去神经支配，从而降低 LES 压力，达到缓解症状的目的。该方法安全性高，是合并其他疾病的老年患者或存在高外科手术风险患者的良好治疗手段，亦可作为其他治疗方法失败或复发患者的替代选择。

（3）硬化剂注射治疗：这是一种内镜下注射治疗食管贲门失弛缓症的相对较新的方法。其主要机制是黏膜下注射硬化剂使食管肌层坏死，从而降低 LES 压力，缓解患者症状。常用的硬化剂包括聚乙二醇单十二醚（polidocanol，PD）和乙醇胺油酸酯（ethanolamineoleate，EO）。该方法的优点是疗效肯定，患者症状缓解持续时间较长；缺点是有一定的并发症，如早期胸骨后疼痛，晚期反复出现食管溃疡、食管狭窄等。

3.经口内镜下肌切开术（POEM）

经口内镜下肌切开术治疗食管贲门失弛缓症最先由奥尔特加（Ortega）于 1980 年描述，后经动物实验，在 2010 年由日本学者井上（Inoue）等经改良后应用于临床，是一种新的内镜下食管贲门失弛缓症治疗方法。其大致步骤是，在食管近端切开食管黏膜后，分离黏膜下层，建立黏膜下隧道，剥离并切开内环行肌，最后用金属钛夹封闭黏膜隧道口。该方法的优点是不需要在皮肤做切口即可进行肌切开，创伤较小，并发症较少，近期效果显著，患者症状缓解明显。与腹腔镜下贲门肌层切开术（Heller 手术）相比，POEM 能经胸段食管进行更深的肌切开，尤其适用于进展期的患者以及存在纤维化的患者。此外，POEM 损伤迷走神经的可能性更小。POEM 的并发症主要有皮下气肿、气胸、化脓性纵隔炎等。POEM的远期疗效以及与传统治疗手段疗效的比较需要进一步的观察研究。由于POEM对医师内镜下操作技术的要求较高,目前尚不能在临床上推广。

4.手术治疗

对中、重度及传统内镜下治疗效果不佳的患者应行手术治疗。贲门肌层切开术仍是目前最常用的术式,可经胸或经腹手术,也可在胸腔镜或者腹腔镜下完成。远期并发症主要是反流性食管炎,因而有不少人主张附加抗反流手术。

(七)预防

嘱患者少食多餐,饮食细嚼,避免过冷过热和刺激性饮食。对精神紧张者可予以心理治疗。

二、中医辨证论治

(一)病因

本病的病因主要为七情内伤、饮食所伤、年老肾虚等。

1.七情内伤

导致噎膈、反胃的七情因素中,以忧思恼怒多见。忧思伤脾则气结,脾伤则水湿失运,滋生痰浊,痰气相搏;恼怒伤肝则气郁,气结气郁则津行不畅,瘀血内停。已结之气与后生之痰、瘀交阻于食管、贲门,使食管不畅,久则损伤食管肌肉,致使贲门痉挛失弛缓,而成噎膈、反胃。

2.饮食所伤

嗜酒无度,过食肥甘,恣食辛辣,助湿生热,酿成痰浊,阻于食管、贲门;或津伤血燥,食管肌肉失于濡润,逐渐失去弛缓功能,引起进食噎塞,而成噎膈。此外,饮食过热,食物粗糙发霉,既可损伤食管脉络,又可损伤胃气,气滞血瘀阻于食管、贲门,也可成噎膈。

3.年老肾虚

年老肾虚,精血渐枯,食管失养,干涩枯槁,发为此病。若阴损及阳,命门火衰,脾胃失于温煦,脾胃阳虚,运化无力,痰瘀互结,阻于食管,损伤肌肉,也可形成噎膈。

(二)病机

食管贲门失弛缓症的病位在胃和食管,与肝、脾、肾相关,三脏经络皆与食管相连,三脏失调可影响食管正常功能。肝主疏泄,畅达气机,肝气郁结则气郁化火,灼津为痰;脾主健运,水液运化失调则聚而为痰湿;肾阴不足,不能上达食管,则咽嗌失养;肾阳不足,不能温煦脾土,脾阳不振,则水湿内聚。基本病机是脾胃肝肾功能失调,中焦气机不利,导致津枯血燥,气郁、痰阻、血瘀互结,而致食管干涩,食管、贲门狭窄。

本病的病理性质为本虚标实。起病初期,以标实为主,痰气交阻于食管和胃脘,故吞咽困难,饮食不下;继而发展为痰浊、瘀血、气滞互相搏结,阻塞胃脘及食管,胃气不降,上下不通,出现食入复出。日久气郁化火,煎熬津液,出现阴津损伤,此为由实转虚。病久阴损及阳,脾肾阳衰,不能运化津液,痰气瘀血倍甚,形成虚实夹杂之证。

(三)辨证要点

本病早期,患者仅在吞咽食物时自觉胸骨后有哽噎难下之感,全身症状不明显。久则饮食难下,甚则食入即吐,形体逐渐消瘦。可伴有胸胁绞痛、胃脘胀满、反酸、胃灼热、恶心呕吐、嗝气等临床症状。临床应辨明标本主次。标实当辨别气滞、痰阻、血瘀三者不同之处。三者内结于脾胃食管,致使腑气不通,不通则痛,出现胸胁绞痛,胃脘胀满。胃气上逆,则出现反酸、胃灼热、恶心、呕吐、嗝气症状。本虚多为热伤津液,阴津不足之证,发展至后期可见阴损及阳,气虚阳微之证。阴阳受损,则出现全身症状,形体逐渐消瘦。

(四)治疗原则

依据噎膈的病机,其治疗原则为理气开郁,化痰消瘀,滋阴养血润燥,分清标本虚实而治。本病初起以标实为主,重在治标,以理气开郁、化痰消瘀为法,可少佐滋阴养血润燥之品;后期以正虚为主,或虚实并重,但治疗重在扶正,以滋阴养血润燥或益气温阳为法,也可少佐理气开郁、化痰消瘀之品。但治标当顾护津液,不可过用辛散香燥之药;治本应保护胃气,不宜过用甘酸滋腻之品。存得一分津液,留得一分胃气,在噎膈的辨证论治过程中有着重要的意义。

(五)证治分类

气滞痰郁证主要见进食梗阻,脘膈痞满,甚则疼痛,情志舒畅则减轻,精神抑郁则加重,嗳气呃逆,呕吐痰涎,口干咽燥,大便艰涩,舌质红,苔薄腻,脉弦滑。津亏热结证主要见进食时哽噎而痛,水饮可下,食物难进,食后复出,胸背灼痛,形体消瘦,肌肤枯燥,五心烦热,口燥咽干,渴欲饮冷,大便干结,舌红而干,或有裂纹,脉弦细数。瘀血内结证主要见进食梗阻,胸膈疼痛,食不得下,甚则滴水难进,食入即吐,面色暗黑,肌肤枯燥,形体消瘦,大便坚如羊屎,舌质紫暗,或舌红少津,脉细涩。气虚阳微证主要见进食梗阻不断加重,饮食不下,面色苍白,精神衰惫,形寒气短,面浮足肿,泛吐清涎,腹胀便溏,舌淡苔白,脉细弱。

（六）中医分型内镜下表现

1.气滞痰郁证

镜下可见食管黏膜水肿、增厚，失去正常色泽；贲门口强力收缩狭窄呈玫瑰花样，贲门口局部黏膜光滑、柔软。反转法观察可见贲门唇紧紧包绕镜身，在移动镜身时可见贲门处黏膜随内镜进退，如图5-3-1所示。此为脾胃运化失常，中焦气机郁滞，水液不能输布，聚而成痰，故可见黏膜水肿、增厚，贲门唇包绕镜身。

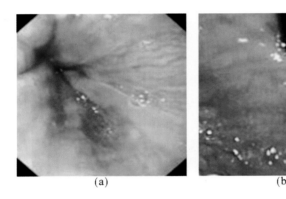

(a)　　　　　　　　　　(b)

图 5-3-1　气滞痰郁证内镜下表现

2.津亏热结证

食管黏膜呈深红色，干燥粗糙，可透见血管网，或伴糜烂，附有食物残渣；管壁可见节段性收缩环，似憩室膨出；贲门狭窄较甚，镜身不易通过，如图5-3-2所示。此为食积化热或气郁化火，火热居于脾胃中焦，耗伤阴津，损伤脉络，故可见黏膜粗糙干燥，或伴糜烂。

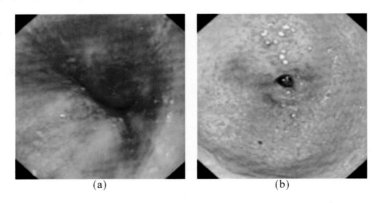

(a)　　　　　　　　　　(b)

图 5-3-2　津亏热结证内镜下表现

3.瘀血内结证

食管黏膜呈暗红色,体部扩张扭曲变形,或见下段糜烂,呈现瘀斑、瘀点,残留半流质状态积食,或夹杂暗红色血块;贲门狭窄,镜身通过时阻力较大,如图5-3-3所示。此为脾胃虚弱,浊邪停留日久,久病入络,损伤血脉,瘀血内结,故见瘀斑、瘀点,或有血块。

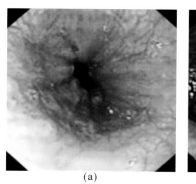 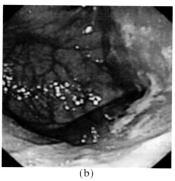

(a)　　　　　　　　　　(b)

图5-3-3　瘀血内结证内镜下表现

4.气虚阳微证

食管黏膜呈淡红色,上附白色黏液及完整积食,镜身通过贲门时感知阻力不甚明显,如图5-3-4所示。此为正气不足,邪气侵袭,脾胃气血津液损伤日久,阴损及阳,阳气衰微,运化无力,故可见完整积食。

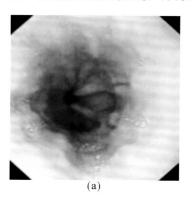 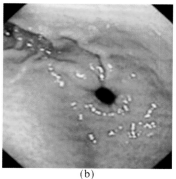

(a)　　　　　　　　　　(b)

图5-3-4　气虚阳微证内镜下表现

(七)辨证论治

1.气滞痰郁证

临床表现:进食梗阻,脘膈痞满,甚则疼痛,情志舒畅则减轻,精神抑郁则加　　**55**

重,嗳气呃逆,呕吐痰涎,口干咽燥,大便艰涩,舌质红,苔薄腻,脉弦滑。

证机概要:肝气郁结,横逆犯胃,痰湿交阻,胃气上逆。

治法:开郁化痰,润燥降气。

代表方:启膈散加减。

方解:方中丹参、郁金、砂仁理气化痰解郁,沙参、贝母、茯苓润燥化痰,杵头糠和胃降逆。

加减:可加瓜蒌、半夏、天南星以助化痰之力,加麦冬、玄参、天花粉以增润燥之效。若郁久化热,心烦口苦者,可加栀子、黄连、山豆根以清热;若津伤便秘,可加增液汤和白蜜,以助生津润燥之力;若胃失和降,泛吐痰涎者,可加半夏、陈皮、旋覆花以和胃降逆。

2.津亏热结证

临床表现:进食时哽噎而痛,水饮可下,食物难进,食后复出,胸背灼痛,形体消瘦,肌肤枯燥,五心烦热,口燥咽干,渴欲饮冷,大便干结,舌红而干,或有裂纹,脉弦细数。

证机概要:气郁化火,阴津枯竭,虚火上逆,胃失润降。

治法:养阴生津,泻热散结。

代表方:沙参麦冬汤加减。

方解:方中沙参、麦冬、玉竹滋养津液,桑叶、天花粉养阴清热,扁豆、甘草安中和胃。

加减:可加玄参、生地、石斛以助养阴之力,加栀子、黄连、黄芩以清肺胃之热。若肠燥失润,大便干结,可加火麻仁、瓜蒌仁、何首乌润肠通便;若腹中胀满,大便不通,胃肠热盛,可用大黄甘草汤泻热存阴,但应中病即止,以免重伤津液;若食管干涩,口燥咽干,可饮五汁安中饮以生津养胃。

3.瘀血内结证

临床表现:进食梗阻,胸膈疼痛,食不得下,甚则滴水难进,食入即吐,面色暗黑,肌肤枯燥,形体消瘦,大便坚如羊屎,或吐下物如赤豆汁,或便血,舌质紫暗,或舌红少津,脉细涩。

证机概要:蓄瘀留着,阻滞食道,通降失司,肌肤失养。

治法:破结行瘀,滋阴养血。

代表方:通幽汤加减。

方解:方中桃仁、红花活血化瘀,破结行血,为君药;当归、生地、熟地滋阴养血润燥;槟榔下行而破气滞,升麻升清而降浊阴,一升一降,其气乃通,噎膈得开。

加减:可加乳香、没药、丹参、赤芍、三七、三棱、莪术破结行瘀,加海藻、昆布、瓜蒌、贝母、玄参化痰软坚,加沙参、麦冬、白芍滋阴养血。若气滞血瘀,胸膈胀痛者,可用血府逐瘀汤;若服药即吐,难于下咽,可含化玉枢丹,随后再服汤药。

4.气虚阳微证

临床表现:进食梗阻不断加重,饮食不下,面色苍白,精神衰惫,形寒气短,面浮足肿,泛吐清涎,腹胀便溏,舌淡苔白,脉细弱。

证机概要:脾肾阳虚,中阳衰微,温煦失职,气不化津。

治法:温补脾肾,益气回阳。

代表方:补气运脾汤合右归丸加减。

方解:前方以人参、黄芪、白术、茯苓、甘草补脾益气,砂仁、陈皮、半夏和胃降逆。后方用附子、肉桂、鹿角胶、杜仲、菟丝子补肾助阳,熟地、山茱萸、山药、枸杞子、当归补肾滋阴。

加减:可加旋覆花、代赭石降逆止呕,加附子、干姜温补脾阳。若气阴两虚,加石斛、麦冬、沙参以滋阴生津;若中气下陷,少气懒言,可用补中益气汤;若脾虚血亏,心悸气短,可用十全大补汤加减。

(八)中医养护

养成良好的饮食习惯,保持愉快的心情,为预防之要。如进食不宜过快,不吃过烫、辛辣、变质、发霉食物,忌饮烈性酒;多吃新鲜蔬菜、水果,宜进食营养丰富的食物;树立战胜疾病的信心。

三、典型病例

(一)病例一

患者:张某,男,28岁。

2014年6月20日,患者因"吞咽困难2年,加重3个月"就诊。患者自诉2年前无明显原因出现吞咽困难,呈间歇性发作,常因情绪波动或进食生冷、辛辣等刺激性食物而诱发。吞咽困难时,可进流食,不能进固体食物,伴有胸骨后及中上腹绞痛、胃灼热、反酸,偶见恶心、呕吐,常在进食后20~30分钟内因体位变换而发生,呕吐物为较完整食物,混有大量黏液和唾液。患者未予系统治疗。3个月前,患者症状加重,吞咽困难呈持续性,遂于当地医院就诊。心电图提示未见明显异常。胸片提示纵隔增厚,有时纵隔阴影内可见气液平。食管钡餐提示食管高度迂曲扩张,呈"S"形位于横膈上,并呈囊袋状扩张,内有较多钡剂潴留,下端呈"鸟嘴样"变细,造影剂几乎无法通过,胃泡极小。诊断为食管贲门失弛缓症。患者于当地医院接受球囊扩张术,术后有好转,可进半流食,仍不能进食固体食物,遂来我院诊治,门诊以"食管贲门失弛缓症"将其收入院。

患者自发病以来,神志清,食欲缺乏,睡眠尚可。大便艰涩,2~3 天一次,小便色黄。体重下降约 5 kg。舌质红,苔薄腻,脉弦滑。

患者入院后完善相关检查及检验。胃镜示食管黏膜水肿、增厚,失去正常食管黏膜色泽,残留半流质状态积食,贲门口强力收缩狭窄呈玫瑰花样,贲门口局部黏膜光滑、柔软。反转法观察可见贲门唇紧紧包绕镜身,在移动镜身时可见贲门处黏膜随内镜进退,如图 5-3-5 所示。

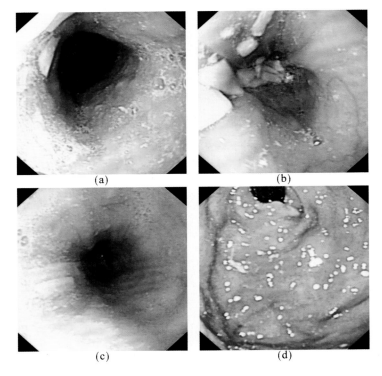

(a)　　　　　　　　　　(b)

(c)　　　　　　　　　　(d)

图 5-3-5　食管贲门失弛缓症患者张某内镜下表现

中医诊断:噎膈(气滞痰郁证)。

西医诊断:食管贲门失弛缓症。

治法:开郁化痰,润燥降气。

方药:启膈散加减。

沙参 15 g,丹参 6 g,茯苓 6 g,川贝母 9 g,郁金 6 g,砂仁 3 g,荷叶蒂两个,杵头糠一撮。

患者经过 10 天流质饮食、输液补充营养、服用中药等治疗,病情好转出院,出院后继续口服中药2个多月。

复诊:患者饮食改善,可进食少量普通饮食,无胸痛,无恶心、呕吐等不适,大小便正常。

按:该患者吞咽困难,受情绪影响明显,此为肝气郁结,横逆犯胃,胃气不降的表现;胃镜下表现为食管黏膜色淡、水肿、增厚、光滑,此为脾胃运化水液功能失常,水液内停,聚而成痰,痰湿中阻的表现。患者食管贲门失弛缓症诊断明确,已行球囊扩张术,中医诊断为噎膈(气滞痰郁证),方选启膈散。方中用沙参滋阴润燥而清肺胃;川贝母甘苦微寒,润肺化痰,泄热散结,合为君药。茯苓甘淡,甘能补脾和中,淡能渗湿化痰;砂仁气味清淡,行气开胃,醒脾消食;郁金辛苦性寒,芳香宣达,为血中之气药,故能行气解郁,破瘀凉血,且能清心解郁;丹参味苦微寒,入心、肝二经,有活血祛瘀、清心除烦之效。以上诸药共奏行气开郁、活血化痰之效,合为臣药。荷叶蒂苦平,用以醒脾和胃,宣发脾胃之气;杵头糠甘辛性平,开胃下气,消磨积块,二药共为佐使药。

(二)病例二

患者:王某,男,52岁。

2015年1月15日,患者因"进食困难2个月"就诊。患者平素嗜酒,情志不畅,2个月前出现进食困难,硬食难入,入而复出,只能进食流质饮食,伴有心烦、口干、胸胁胀满,饭后加重,精神萎靡,皮肤干枯。睡眠多梦,大便干燥,4~5天一次,小便短赤,体重下降约5 kg。胃镜下,食管黏膜呈深红色,干燥粗糙,可透见血管网,伴糜烂,附有食物残渣;管壁可见节段性收缩环,似憩室膨出;贲门狭窄较甚,镜身不易通过。

中医诊断:噎膈(津亏热结证)。

西医诊断:食管贲门失弛缓症。

治法:养阴生津,泻热散结。

方药:沙参麦冬汤加减。

沙参30 g,麦冬24 g,玉竹24 g,桑叶9 g,天花粉30 g,炒白扁豆15 g,甘草6 g,瓜蒌18 g,火麻仁12 g,清半夏12 g,旋覆花18 g,炒枳实6 g,茜草10 g,陈皮6 g,郁金10 g。

患者服药7剂,症状稍缓解,大便仍干燥,加僵蚕10 g,皂刺10 g。

服药3个月后,患者能食软饭,大便改善,诸症减轻。

按:患者平素嗜酒,酒能生热,热盛伤津,致使食管干涩,贲门痉挛,食不能入。加之患者情志不畅,气郁化火,加重热势,致使大便干结,皮肤干枯。胃镜下可见食管黏膜呈深红色,干燥粗糙;管壁可见节段性收缩环,似憩室膨出;贲门狭窄较甚,镜身不易通过。西医诊断为食管贲门失弛缓症。中医诊断为噎膈(津亏热结证)。选用沙参麦冬汤,方中沙参、麦冬清养肺胃,共为君药;玉竹、天花粉生津解渴,为臣药;白扁豆、甘草益气培中,甘缓和胃;配以桑叶,轻宣燥热。合而成方,有清养肺胃、生津润燥之功。此外,加瓜蒌、火麻仁润肠通便,清半夏、旋覆花和胃降逆,炒枳实、陈皮、郁金疏肝理气,茜草活血化瘀。

(谭玉冰)

第四节　食管癌

食管癌(carcinoma of the esophagus)是原发于食管的恶性肿瘤,以鳞状上皮癌多见。临床上以进行性吞咽困难为其最典型的症状。早期食管癌及时根治预后良好,手术切除后 5 年生存率＞90％,症状出现后未经治疗的食管癌患者生存期多不超过一年。食管癌位于食管上段,病变长度超过 5 cm,已侵犯食管肌层,癌细胞分化程度差及已有转移者,多预后不良。

食管癌并无明确的相应中医病名,以其吞咽梗阻、饮食不下等临床症状,应属于"噎膈""关格""反胃"范畴。《黄帝内经》首载"膈"之病名,曰"三阳结,谓之膈",并论述了"膈病"的症状和病因病机,如"隔塞闭绝,上下不通,则暴忧之病也"等。后世历代医家对食管癌病因病机探讨时多将"噎"和"膈"区分比较。噎病症状以饮食难入为主,病位在食管上段;膈病以饮食难下,下而复出为表现,病位在食管下段或近贲门处。但就总体症状而言,"噎"常为"膈"的前驱症状,而"膈"多为"噎"的恶化后果,且"噎"与"膈"又常同时并见,故唐宋以后习惯将"噎膈"并称。故"噎膈"系指从咽到贲门有所阻塞而出现吞咽梗阻,饮食难下,纳而反出的一类疾病,食管癌即以此病名称之。

一、现代医学诊治

(一)病因

食管癌的确切病因目前尚不清楚。食管癌的发生与该地区的生活条件、饮食习惯以及存在强致癌物、缺乏一些抗癌因素等有关。

1.化学因素

例如亚硝胺,这类化合物及其前体分布很广,可在体内外形成,致癌性强。在高发区的膳食、饮水、酸菜甚至患者的唾液中,测得的亚硝酸盐含量均远高于低发区。

2.生物性因素

在某些高发区的粮食中,食管癌患者的上消化道中或切除的食管癌标本上,均能分离出多种真菌,其中某些真菌有致癌作用。

3.营养因素

饮食缺乏动物蛋白、新鲜蔬菜和水果,摄入的维生素 A、维生素 B_2 和维生素 C 缺乏,是食管癌的危险因素。流行病学调查表明,食物、饮水和土壤内的钼、硼、锌、镁和铁含量较低,可能与食管癌的发生间接相关。

5.烟、酒、热食、热饮、口腔不洁等因素

长期饮烈性酒,嗜好吸烟,食物过硬、过热,进食过快,引起慢性刺激、炎症、创伤或口腔不洁、龋齿等,均可能与食管癌的发生有关。

(二)发病机制

1.亚硝胺类化合物和真菌毒素

(1)亚硝胺是公认的化学致癌物,其前体包括硝酸盐、亚硝酸盐、二级或三级胺等。在高发区的粮食和饮水中,其含量显著增高,且与当地食管癌和食管上皮重度增生的患病率呈正相关。国内已成功用甲苄亚硝胺诱发大鼠的食管癌,并证实亚硝胺能诱发人食管鳞状上皮癌。

(2)各种霉变食物均能产生致癌物质。镰刀菌、白地霉菌、黄曲霉菌和黑曲霉菌等真菌不但能还原硝酸盐为亚硝酸盐,而且能增加二级胺的含量,促进亚硝胺的合成,而真菌与亚硝胺协同致癌。

2.饮食刺激与食管慢性刺激

一般认为食物粗糙、进食过烫,咀嚼槟榔或烟丝等习惯,可造成对食管黏膜的慢性理化刺激,从而导致局限性或弥漫性上皮增生,形成食管癌的癌前病变。吸烟和饮酒被认为是西方国家食管癌发病的主要危险因素,且对食管鳞癌的影响尤其明显。烟草中含有的芳香族胺、N-亚硝基化合物、多聚芳香族碳氢化合物、多种醛类物质,均与食管癌有关。慢性食管疾病如腐蚀性食管灼伤和狭窄、胃食管反流病、食管贲门失弛缓症或食管憩室等患者食管癌发生率增高,可能是由于食管内容物滞留而致慢性刺激。

3.遗传因素

食管癌的发病常表现家族性聚集现象。食管癌高发家族的外周血淋巴细胞染色体畸变率较高,可能是决定高发区食管癌易感性的遗传因素。

4.社会经济状况与心理

社会经济条件相对落后的地区,更易出现粮食饮用水污染、膳食结构不合

61

理、营养缺乏、卫生医疗条件较差及人民健康卫生意识较为薄弱等情况。伴随经济条件落后而相继产生紧张、抑郁、焦虑、压力过大等不良心理及滥用烟酒等现象亦更为普遍。人在长期负面情绪及应激状态下,自主神经系统、内分泌系统、免疫系统等中介机制会产生一系列的不良机能变化,使机体免疫功能降低,从而增加了食管癌发生发展的风险。

（三）病理

中晚期食管癌按病理形态可分为五型,即髓质型、蕈伞型、溃疡型、缩窄型和未定型。髓质型病变呈坡状隆起,侵及食管壁各层及周围组织,切面灰白色如脑髓,较多见,恶性程度最高;蕈伞型病变多呈圆形或卵圆形,向食管腔内突起,边缘外翻如蕈伞状,表面常有溃疡,属高分化癌,预后较好;溃疡型病变表面常有较深的溃疡,边缘稍隆起,出血和转移较早,而发生梗阻较晚;缩窄型病变呈环形生长,质硬,涉及食管全周,食管黏膜呈向心性收缩,出现梗阻较早,而出血和转移发生较晚,本型较少见;少数中晚期食管癌不能归入上述各型者,称未定型。

在我国,约90%的食管癌为鳞状细胞癌;少数为腺癌,来自Barrett食管或食管异位胃黏膜的柱状上皮;另有少数为恶性程度高的未分化癌。

（四）临床表现

1.食管癌的早期症状

早期食管癌症状多不典型,易被忽略。主要症状为胸骨后不适、烧灼感、针刺样或牵拉样痛,进食通过缓慢并有滞留的感觉或轻度哽噎感。早期症状时轻时重,症状持续时间长短不一,甚至可无症状。

2.食管癌的中晚期症状

（1）进行性咽下困难:这是绝大多数患者就诊时的主要症状,但却是本病的较晚期表现,由不能咽下固体食物发展至亦不能咽下液体食物。

（2）食物反流:因食管梗阻的近段有扩张与潴留,可发生食物反流。反流物含黏液,混杂宿食,可呈血性或可见坏死脱落组织块。

（3）咽下疼痛:系由癌糜烂、溃疡或近段伴有食管炎所致,进食时尤以进热食或酸性食物后更明显,疼痛可涉及颈、肩胛、前胸和后背等处。

（4）其他症状:长期摄食不足可导致明显的慢性脱水、营养不良、消瘦与恶病质。可有左锁骨上淋巴结肿大,或因癌肿扩散转移引起的其他表现,如压迫喉返神经所致的声嘶、骨转移引起的疼痛、肝转移引起的黄疸等。当肿瘤侵及相邻器官并发生穿孔时,可发生食管支气管瘘、纵隔脓肿、肺炎、肺脓肿及主动脉穿破大出血,导致死亡。

3.体征

患者早期体征可缺如,晚期则可出现消瘦、贫血、营养不良、失水或恶病质等体征。当癌转移时,可触及肿大而坚硬的浅表淋巴结或肿大而有结节的肝脏等。

（五）辅助检查

1.内镜检查与活组织检查

内镜检查是发现与诊断食管癌的首选方法,可直接观察病灶的形态,并可在直视下做活组织病理学检查,以确定诊断。内镜下食管黏膜染色法有助于提高早期食管癌的检出率。使用卢戈氏碘液后,正常鳞状细胞因含糖原而着棕褐色,病变黏膜则不着色。

2.食管 X 线检查

早期食管癌 X 线钡餐造影的征象包括黏膜皱襞增粗、迂曲及中断,食管边缘毛刺状,有小的充盈缺损与小龛影,局限性管壁僵硬或有钡剂滞留。中晚期病例可见病变处管腔不规则狭窄,充盈缺损,管壁蠕动消失,黏膜紊乱,软组织影以及腔内型的巨大充盈缺损。

3.食管计算机断层扫描（CT）检查

CT 可清晰显示食管与邻近纵隔器官的关系。如食管壁厚度>5 mm,与周围器官分界模糊,表示有食管病变存在。CT 有助于确定外科手术方式、放疗的靶区及放疗计划,但其难以发现早期食管癌。

4.超声内镜

超声内镜能准确判断食管癌的壁内浸润深度、异常肿大的淋巴结以及明确肿瘤对周围器官的浸润情况,对肿瘤分期、治疗方案的选择以及判断预后有重要意义。

（六）诊断

1.主要症状

患者早期表现为胸骨后不适、烧灼感或疼痛,吞咽有梗阻感;进展期吞咽食物时有哽噎感、异物感或明显的吞咽困难,胸骨后疼痛,并有反流等。

2.伴随症状

患者体重减轻,伴有乏力、发热、呕血、黑便等。

3.体征

大多数食管癌患者可无明显的相关阳性体征,或可出现头痛、恶心或其他神经系统症状和体征。中晚期患者出现骨痛、肝大、皮下结节、颈部淋巴结肿大等提示远处转移。

4.辅助检查

X线钡餐造影见充盈缺损与龛影;内镜检查可见到各分期分型的食管癌病灶,为目前最重要的检查手段之一;超声检查可明确腹部脏器、腹部及颈部淋巴结有无转移等。

5.内镜诊断标准

早期食管癌患者症状较轻,病情隐匿,且黏膜表现不易与良性肿瘤区分,因而临床以中晚期食管癌患者为多,也是本节的重点讨论类型。中晚期食管癌镜下可分为五型:

(1)肿块型(蕈伞型或息肉型):瘤体呈结节样、息肉样或菜花状突起,向腔内生长,直径多大于3 cm,表面糜烂,边界尚清晰,周围黏膜正常,管腔随瘤体生长可有不同程度狭窄。

(2)溃疡型:溃疡沿管壁生长,常占食管周径的一半;溃疡基底部高低不平,表面覆污苔或出血;周围黏膜充血糜烂,呈结节样、围堤样隆起。

(3)肿块浸润型:瘤体突向腔内生长,呈结节样、息肉样或菜花状,边界不清,表面粗糙不平,僵硬,伴浅表糜烂或溃疡。

(4)溃疡浸润型:溃疡范围广,超过食管周径的一半;除具有溃疡型特征外,周围黏膜受侵及,管腔僵硬,蠕动差。

(5)周围狭窄型:癌组织侵及食管全周,管腔环形狭窄,癌表面呈溃疡或结节颗粒样改变,边界不清。镜身多难以通过食管。

(七)鉴别诊断

1.食管贲门失弛缓症

本病是食管神经肌间神经丛等病变,引起食管下段括约肌松弛障碍所致的疾病。临床表现为间歇性咽下困难、食物反流和下端胸骨后不适或疼痛,病程较长,患者多无进行性消瘦。X线吞钡检查见贲门梗阻呈漏斗或鸟嘴状,边缘光滑,食管下段明显扩张,吸入亚硝酸异戊酯或口服、舌下含化硝酸异山梨酯5～10 mg可使贲门弛缓,钡剂随即通过。

2.胃食管反流病

胃食管反流病是指胃十二指肠内容物反流入食管引起的病症,表现为胃灼热、吞咽性疼痛或吞咽困难。内镜检查可见黏膜炎症、糜烂或溃疡,但无肿瘤证据。

3.食管良性狭窄

该病一般由腐蚀性或反流性食管炎所致,也可因长期留置胃管、食管手术或食管胃手术引起。X线吞钡检查可见食管狭窄,黏膜消失,管壁僵硬,狭窄与正常食管段过渡边缘整齐,无钡影残缺征。内镜检查可明确诊断。

4.其他

食管癌尚需与食管平滑肌瘤、食管裂孔疝、食管静脉曲张、纵隔肿瘤、食管周围淋巴结肿大、左心房明显增大、主动脉瘤外压食管造成狭窄相鉴别。癔球症患者多为女性,时有咽部球样异物感,进食时消失,常由精神因素诱发,无器质性食管病变。

（八）治疗

本病的根治关键在于对食管癌的早期诊断。治疗方法包括手术治疗、放射治疗、化疗、综合治疗和内镜介入治疗。

1.手术治疗

我国食管癌手术切除率已达 80%～90%,术后 5 年存活率已达 30%以上,而早期切除常可达到根治效果。

2.放射治疗

放射治疗主要适用于手术难度大的上段食管癌和不能切除的中、下段食管癌。上段食管癌放疗效果不亚于手术,故将放疗作为首选。手术前放疗可使癌块缩小,提高切除率和存活率。

3.化疗

化疗一般用于食管癌切除术后。单独用化疗效果很差,联合化疗比单药化疗疗效有所提高。

4.综合治疗

综合治疗通常是放疗加化疗,两者可同时进行也可序贯应用,能提高食管癌的局部控制率,减少远处转移,延长患者的生存期。化疗可加强放疗的作用,但严重不良反应的发生率较高。

5.内镜介入治疗

（1）对于高龄或因其他疾病不能行外科手术的早期食管癌患者,内镜治疗是一有效的治疗手段。内镜下黏膜切除术适用于病灶＜2 cm,无淋巴转移的黏膜内癌;内镜下消融术、激光、微波等亦有一定的疗效,缺点是治疗后不能得到标本用于病理检查。

（2）对进展期食管癌可行单纯扩张,方法简单,但作用时间短且需反复扩张,对病变范围广泛者常无法应用。食管内支架置放术是在内镜直视下放置合金或塑胶的支架,是治疗食管癌性狭窄的一种姑息疗法,可达到较长时间缓解梗阻,提高生活质量的目的,但对上端食管癌与食管胃连接部肿瘤不易放置。也可在内镜下对食管癌患者实施癌肿消融术等。

（九）预防

我国在不少地区特别是食管癌高发区建立了防治基地，进行了肿瘤一级预防（病因学预防），包括改良饮水、防霉去毒以及改变不良的生活习惯等。二级预防（发病学预防或称化学预防）是对食管癌高发地区进行普查，对高危人群进行化学药物干预。

二、中医辨证论治

（一）病因

1.饮食失节

过食肥甘，恣食辛辣或嗜酒无度，易使胃肠积热，阴津耗伤，痰热内结，或形成肿物，阻塞食道。

2.七情内伤

忧思伤脾则气结，中焦气机阻滞，则水液代谢输布失常，痰湿内停，与气相搏阻于食道胃脘；恼怒伤肝而气郁，气滞血瘀，日久化热，瘀热互结而致噎膈。故七情内伤尤以忧思和恼怒二者与本病最为相关。

3.年老久病

《黄帝内经》有云"邪之所凑，其气必虚""年四十而阴气自半"，说明疾病的发生与年老体虚、正气亏损关系密切。这是因为年老者正气不足，肾精亏虚，气血耗伤，营卫失于协调，机体防御能力下降，本就容易患病。加之摄生不慎，病痼积累，后天脾胃虚弱，致使气血生化不足，气滞血瘀，聚痰生热，灼伤或阻塞食道而致噎膈。

（二）病机

食管癌之病机总为气、痰、瘀交结，阻于食道。其病位主要在食道，属胃所主，与肝、脾、肾三脏密切相关。病理性质总属本虚而标实。该病初期以标实为主，后期则阴津日损，阴损及阳，而致气虚阳微，形成以正虚为主的虚实夹杂证。中医学认为，癌肿的形成不外乎气滞、痰凝、血瘀、正虚。气、痰、瘀者，既是病理产物，又是病情加重发展的继发病因。根据气、痰、瘀、虚等病理因素在病机转化中所起到的作用，疾病呈现不同症状，这在理论上为中医辨证分型能够反映疾病的进展情况提供了依据。

（三）辨证要点

1.辨虚实

临床辨证应察其虚实。实者是指气、痰、血三者互结于食道，虚者是属津血日渐枯槁。一般初期以标实为主,根据气结、痰阻、血瘀的不同,分别进行治疗,但均需加入滋阴养血润燥之品;后期以本虚为主,应根据津血枯涸及阳气衰弱的程度给予不同的调治。

2.辨病期

本病初起,患者常无明显症状,仅有胸闷、嗳气、呃逆、食道或背部隐痛等现象,很容易被忽视;继而出现吞咽困难,尤其是固体食物,虽勉强咽入,亦必阻塞不下,随即吐出。严重者,汤水都不能下咽,形体日渐消瘦,大便燥结如羊屎,肌肤甲错,精神萎靡。本病初起以标实为主,后期以本虚为主。

(四)治疗原则

依据噎膈的病机,其治疗原则为理气开郁,化痰消瘀,滋阴养血润燥,分清标本虚实而治。本病初起以标实为主,重在治标,以理气开郁、化痰消瘀为法,可少佐滋阴养血润燥之品;后期以正虚为主,或虚实并重,但治疗重在扶正,以滋阴养血润燥或益气温阳为法,也可少佐理气开郁、化痰消瘀之品。但治标当顾护津液,不可过用辛散香燥之药;治本应保护胃气,不宜过用甘酸滋腻之品。

(五)证治分类

本病临床分型有以下几种:痰气交阻证主要表现为吞咽梗阻,胸膈痞闷,甚则疼痛,与情志有关,嗳气呃逆,口干咽燥,大便艰涩,舌红,苔薄腻,脉弦滑。津亏热结证主要表现为食入格拒不下,入而复出,甚至水饮难进,心烦口干,胃脘灼热,大便干结如羊屎,形体消瘦,皮肤干枯,小便短赤,舌质红,干裂少津,脉细数。瘀血内结证主要表现为饮食难下,或虽下而复吐出,甚至呕吐物如赤豆汁,胸膈疼痛,固定不移,肌肤干燥,形体消瘦,舌质紫暗,脉细涩。气虚阳微证主要表现为水饮不下,泛吐多量黏液白沫,面浮足肿,形寒气短,精神疲惫,腹胀,舌淡苔白,脉细弱。

(六)中医分型内镜下表现

1.痰气交阻证

痰气交阻证多见于早期食管癌患者,亦可见于中晚期病情较轻者,与食管癌早期痰气搏结,标实为主的病机相符合。其镜下表现以病灶局限为特点,占据管腔多不足1/3,以高、中分化为主,符合疾病早期阶段的特征;周围黏膜充血、水肿,色淡,如图5-4-1所示。该型因气机阻滞,水液代谢障碍,使痰气搏结交阻于食道胃脘,胃失和降,气逆于上。故见吞咽梗阻不畅,胸膈痞满,嗳气呃逆,呕吐痰涎,舌淡苔白腻等表现,情绪抑郁时症状可加重。因癌肿范围局限,故吞咽梗阻感不甚强烈,临床常因此延误诊治。

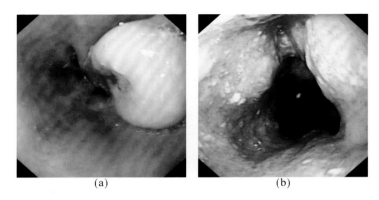

(a)　　　　　　　　　　　　(b)

图 5-4-1　痰气交阻证内镜下表现

2.津亏热结证

津亏热结证镜下多见周围黏膜充血、水肿,颜色较其他证型鲜红,易出血,体现了胃阴亏耗,虚火上炎的病机。癌灶多占据管腔的 1/3～2/3,恶性程度以中、低分化为主,反映了疾病发展的中期阶段,如图 5-4-2 所示。胃阴即胃中津液,得热则伤,得燥则竭。患者因过食肥甘辛燥之品,或情志不遂,耗伤胃中津液,气郁化火,劫灼胃液,使胃失于濡养。阴不涵阳,则内热虚亢,甚至灼伤血络,迫血妄行而致活动性出血,故见黏膜充血、水肿,颜色鲜红。全身症状则以消瘦、口干咽燥、五心烦热等阴虚火旺表现为主。

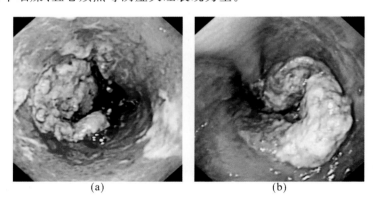

(a)　　　　　　　　　　　　(b)

图 5-4-2　津亏热结证内镜下表现

3.瘀血内结证

瘀血内结证镜下多见周围黏膜充血、水肿,颜色较暗淡;癌灶大多占据管腔超过 2/3,表面多见溃疡,可覆有污苔或有活动性出血,分化程度以低、中分化为主,病情较津亏热结证重,仍属于疾病的中期发展阶段,如图 5-4-3 所示。中医认为"初病在气,久病在血",病情发展至本阶段,符合"久病入络""久病必瘀"的辨证规律。瘀血既是病理产物,又是病情转变的继发病因,对黏膜糜烂、溃疡的形成有重要影响。血蓄留不去,阻滞食道,食道通降失司,又阻滞新血再生,郁而化热,溃破成疡,并使血不循经而致出血。故瘀血内结者多见明显的胸骨后疼痛,皮肤枯燥,形体消瘦,呕血或黑便,舌质紫暗等表现。

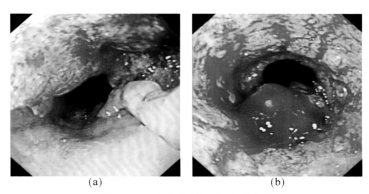

(a)　　　　　　　　　　(b)

图 5-4-3　瘀血内结证内镜下表现

4.气虚阳微证

气虚阳微证镜下多见弥漫浸润性病变,累及黏膜范围广,多有管腔狭窄、管壁僵硬、内镜检查镜身难以通过等表现。黏膜色泽较其他证型浅;病灶多位于食管下段,病理以低分化为主,属于正气亏虚,邪毒久恋,病情迁延难复的晚期阶段,如图 5-4-4 所示。此证阴津枯槁,阴损及阳,以致脾肾阳虚,中阳衰微,温煦失司,故见面色㿠白,形寒气短,泛吐白沫等表现。此证型患者管腔狭窄,癌灶表面有溃疡、出血等表现,与气血皆虚不能上荣,阳气衰败无以收束,致使癌肿不断向周围侵袭浸润有关;气虚不摄,故见出血。本证黏膜颜色浅淡,舌质淡苔白等,皆与中医"白色主虚"的观点相一致。

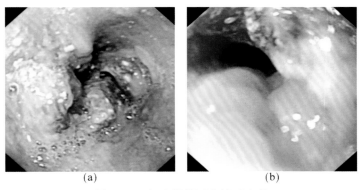

(a)　　　　　　　　　　(b)

图 5-4-4　气虚阳微证内镜下表现

（七）辨证论治

1.痰气交阻证

临床表现：进食梗阻，脘膈痞满，甚则疼痛，情志舒畅则减轻，精神抑郁则加重，嗳气呃逆，呕吐痰涎，口干咽燥，大便艰涩，舌质红，苔薄腻，脉弦滑。

证机概要：肝气郁结，痰湿交阻，胃气上逆。

治法：开郁化痰，润燥降气。

代表方：启膈散加减。

方解：方中丹参、郁金、砂仁理气和胃，化痰解郁；沙参、贝母、茯苓养阴生津，化痰散结消肿；荷叶、杵头糠生津降浊，和胃气。

加减：可加瓜蒌、半夏、天南星以助化痰之力，加麦冬、玄参、天花粉以增润燥之效。若郁久化热，心烦口苦者，可加栀子、黄连、山豆根以清热；若津伤便秘，可加增液汤和白蜜，以助生津润燥之力；若胃失和降，泛吐痰涎者，可加半夏、陈皮、旋覆花以和胃降逆。

2.津亏热结证

临床表现：进食时哽噎而痛，水饮可下，食物难进，食后复出，胸背灼痛，形体消瘦，肌肤干燥，五心烦热，口燥咽干，渴欲饮冷，大便干结，舌红而干，或有裂纹，脉细数。

证机概要：气郁化火，阴津枯竭，虚火上逆，胃失润降。

治法：养阴生津，泻热散结。

代表方：沙参麦冬汤加减。

方解：方中沙参、麦冬、玉竹滋养津液，桑叶、天花粉养阴泻热，扁豆、甘草安中和胃。

加减：可加玄参、生地、石斛以助养阴之力，加栀子、黄连、黄芩以清肺胃之热。若肠燥失润，大便干结，可加火麻仁、瓜蒌仁、何首乌润肠通便；若腹中胀满，大便不通，胃肠热盛，可用大黄甘草汤泻热存阴，但应中病即止，以免重伤津液；若食管干涩，口燥咽干，可饮五汁安中饮以生津养胃。

3.瘀血内结证

临床表现：进食梗阻，胸膈疼痛，食不得下，甚则滴水难进，食入即吐，肌肤干燥，形体消瘦，大便坚如羊屎，或吐下物如赤豆汁，或便血，舌质紫暗，或舌红少津，脉细涩。

证机概要：蓄瘀留着，阻滞食道，通降失司，肌肤失养。

治法：破结行瘀，滋阴养血。

代表方：通幽汤加减。

方解:方中桃仁、红花活血化瘀,破结行血;当归、生地、熟地滋阴养血润燥;槟榔下行而破气滞,升麻升清而降浊阴,一升一降,其气乃通,噎膈得开。

加减:可加乳香、没药、丹参、赤芍、三七、三棱、莪术破结行瘀,加海藻、昆布、瓜蒌、贝母、玄参化痰软坚,加沙参、麦冬、白芍滋阴养血。若气滞血瘀,胸膈胀痛者,可用血府逐瘀汤;若服药即吐,难于下咽,可含化玉枢丹,随后再服汤药。

4.气虚阳微证

临床表现:进食梗阻不断加重,饮食不下,面色苍白,精神衰惫,形寒气短,面浮足肿,泛吐清涎,腹胀便溏,舌淡苔白,脉细弱。

证机概要:脾肾阳虚,中阳衰微,温煦失职,气不化津。

治法:温补脾肾,益气回阳。

代表方:补气运脾汤加减。

方解:方中人参、黄芪、白术、茯苓、甘草补脾益气,砂仁、陈皮、半夏和胃降逆。

加减:可加旋覆花、代赭石降逆止呕,加附子、干姜温补脾阳。若气阴两虚,加石斛、麦冬、沙参以滋阴生津。

(八)中医养护

1.预防调护

(1)节饮食:改善不良饮食习惯,戒烟酒,避免进食过快、咀嚼不足及过食酸菜、泡菜等。避免食用发霉的食物,如霉花生、霉玉米。管好用水,防止水污染,减少水中亚硝酸盐的含量。加强营养,多食蔬菜、水果。

(2)既病防变:及时治疗食管慢性疾病,如食管炎、食管白斑、食管贲门失弛缓症、食管疤痕性狭窄及食管溃疡等。

(3)注重调摄:嘱患者每餐进食后,可饮少量的温开水或淡盐水,以冲淡食管内积存的食物和黏液,预防食管黏膜损伤和水肿。饮食宜清淡,易消化,避免辛辣刺激性食物。做好心理护理工作,帮助患者克服悲观、紧张、恐惧等不良情绪,树立战胜疾病的信心和勇气,积极配合治疗。

(4)畅情志:保持心情舒畅,适当锻炼身体,增强体质。

2.针灸疗法

(1)耳针:根据耳部压痛点、耳诊测定敏感点,对症取穴。

(2)体针:可用针刺治疗食管梗阻。主穴分两组,一组为膈俞、膈关、内关,另一组为天突、中脘、足三里、公孙。配穴:痰多、便秘者,加丰隆、大肠俞、天枢;胸痛引背者,加心俞、阿是穴;痞塞、嗳气者,加大陵。两组主穴间日交替运用一次,休息3天,3次为一疗程。手法均采用平补平泻,捻转行针 20～30 分钟,同时让患者做吞咽动作,能较好地改善梗阻症状。

三、典型病例

患者:张某某,男,55 岁。

初诊:2013 年 5 月 9 日,患者因"进食有堵塞感 2 个多月,加重伴胸骨后疼痛半月"入住我院消化内镜诊疗科(既往冠心病史 1 年)。入院症见:进食有堵塞感,伴胸骨后疼痛,进食及嗳气时明显,与情绪明显相关,时有白色痰涎,食物尚可通过食管,午后潮热,食欲尚可,二便调,舌质暗红,苔白厚腻,脉弦。患者述自发病来体重未见明显下降。查体:双肺呼吸音低,剑突下压痛,余未见明显异常。

2013 年 2 月 22 日胃镜示:①食管癌;②浅表糜烂性胃炎。

2013 年 2 月 25 日病理示:鳞状细胞癌(食道黏膜),慢性浅表-萎缩性胃炎(胃窦黏膜)。肿瘤标志物:糖类抗原 199(CA199)29.37 U/mL,铁蛋白622.2 ng/mL,癌胚抗原(CEA)3.73 ng/mL。

中医诊断:噎膈(痰气交阻证)。

西医诊断:①食管癌并狭窄;②萎缩性胃炎;③冠状动脉粥样硬化性心脏病。

术前准备:空腹 8 小时以上。术前进行咽部麻醉,肌注镇静剂及解痉剂。在血常规、凝血功能、肝肾功能正常的情况下,准备进行食管支架植入术,内镜为奥林巴斯胃镜,导丝为消化内镜专用导丝。结合患者家属意见,选用提前定制的国产镍钛记忆合金网状内支架,直径为 2 cm。

2013 年 5 月 13 日患者内镜下所见如图 5-4-5 所示。在距门齿 30～35 cm处可见黏膜不规则隆起,致使管腔狭窄,如图 5-4-5(a)～(c)所示。内镜直视下自钳道放置导丝,如图 5-4-5(d)所示。撤出胃镜,沿导丝放入支架置入器,在医生预先测量准确的位置释放支架,之后再次放入胃镜观察,可见支架上端距门齿 28 cm,如图5-4-5(e)所示。内镜下可见支架扩张良好,如图 5-4-5(f)所示。术后患者无明显不适,安全返回病房。术后嘱患者禁饮食,并予以营养支持、抑酸、保护胃黏膜等治疗,中药暂不服用。

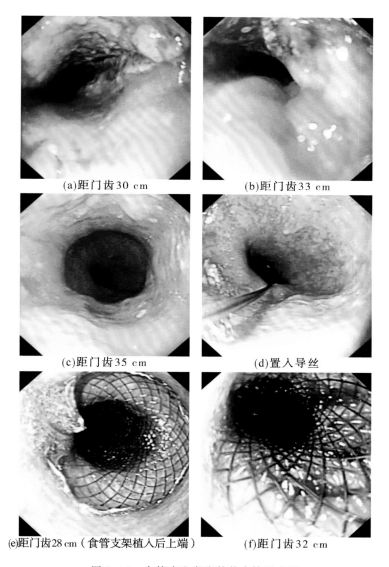

(a)距门齿30 cm   (b)距门齿33 cm

(c)距门齿35 cm   (d)置入导丝

(e)距门齿28 cm（食管支架植入后上端）   (f)距门齿32 cm

图 5-4-5 食管癌患者张某某内镜下表现

2013 年 5 月 16 日复查胃镜可见食管支架释放良好，食管通畅，内镜通过时未见狭窄段，如图 5-4-6 所示。

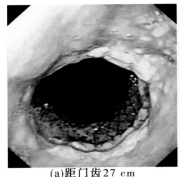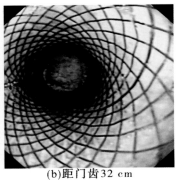

(a)距门齿27 cm　　　　　　　(b)距门齿32 cm

图 5-4-6　食管癌患者张某某治疗后内镜下表现

嘱患者进流质饮食,并给予中药治疗。以化痰散结,理气解郁为原则,予启膈散加减,整方如下:

沙参9 g,丹参12 g,浙贝母15 g,郁金15 g,砂仁9 g,黄芪60 g,山慈菇6 g,醋莪术6 g,党参24 g,清半夏12 g,薏苡仁30 g,女贞子18 g,白英30 g,蛇莓18 g,僵蚕9 g,木蝴蝶12 g。水煎服,日一剂。

约 7 天后患者进食顺畅,咳吐痰涎明显减少,无发热,无胸腹疼痛,无恶心、呕吐,轻度胃灼热、反酸,食欲较前改善,进食流质饮食,眠可,二便调,遂出院调理。

按:此案例采用内镜治疗结合中药治疗,是针对中晚期食管癌目前常用的中西医结合治疗方案。此案例在诊断时,宏观辨证与微观辨证结合,结合患者症状与内镜下表现,证属痰气交阻证;以内镜下支架置入解除狭窄梗阻,以启膈散加减化痰散结,理气解郁,收效颇佳。

（张新　许昕）

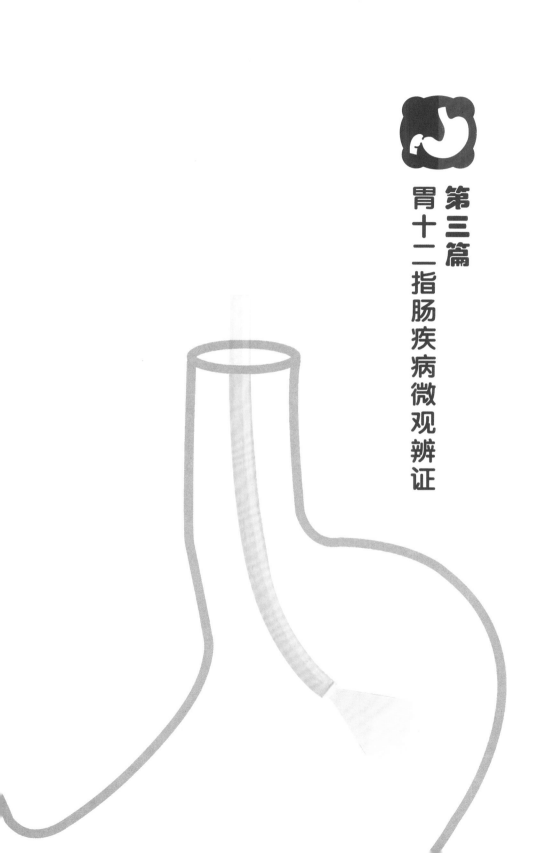

第三篇 胃十二指肠疾病微观辨证

第六章
胃十二指肠的正常解剖及正常内镜下表现

第一节　胃十二指肠正常形态及结构

胃位于上腹部,是消化管最膨大的一段,上连食管,下续十二指肠。其大小、位置和形态因胃充盈程度、体位以及体型等不同而各异。胃除有容纳食物和分泌胃液的功能外,还有内分泌功能。

胃的入口为贲门,出口为幽门;靠近腹壁侧为前壁,相对侧为后壁,前后壁连接处形成呈弯曲状的小弯和大弯;小弯靠近幽门处有一切迹,称角切迹。

整个胃可分为四部分:贲门部、胃底部、胃体部、胃窦部。贲门部是以贲门为中心的半径为 2.0 cm 的圆形范围。贲门部以下为胃底部,从解剖位置看,胃底偏向腹后壁,平卧时位置最低。胃底以下是胃体部,习惯将胃体部分为上、中、下三部分。胃体部以下是胃窦部,两者以角切迹及其向大弯的延长线为分界线。近幽门口 2.0 cm 范围称为幽门前区。自角切迹至幽门之间的部分称为幽门部,胃小弯和幽门部是溃疡的好发部位。

一、胃的位置和毗邻关系

胃在中等程度充盈的情况下,3/4 位于左季肋部,1/4 位于上腹部。贲门位于第 11 胸椎体的左侧;幽门在中线右侧,相当于第 1 腰椎体高度。胃幽门体表投影相当于胸骨颈静脉切迹至耻骨联合上缘连线中点向右旁开 2 cm 处。经此点的横断面为幽门平面,此平面通常经过第 9 肋软骨尖和第 1 腰椎体下缘,相当于胆囊底、胰体、左肾门和脊髓下端的平面。胃大弯的最低点在脐上 3 横指高度。当胃高度充盈时，胃大弯最低点可下降到脐的高度。胃的前壁，左侧大部分被左肋弓遮盖，右侧小部分被肝左叶覆盖，中间有一块三角形区域直接与腹前壁相贴，称胃三角，为胃的触诊区。胃的后壁隔网膜囊与许多脏器相邻，它们共同形成胃床。胃床的上部有膈、脾、左肾上腺，下部有胰、横结肠和横结肠系膜。

二、胃的血管、淋巴管和神经

胃供血动脉沿着胃小弯、胃大弯走行形成两条动脉弓，小弯侧动脉弓由胃左、右动脉汇合而成，大弯侧动脉弓由胃网膜左、右动脉汇合而成。由动脉弓发出的分支再次相互吻合形成次级动脉弓，多级动脉弓结构保证了胃肠运动在任何时候都会得到充分供血。最后一级发出的动脉垂直进入消化管壁，在浆膜下再次分支，并向壁内延伸，在黏膜下形成丰富的网络血管丛。由血管丛再发出许多小血管进入黏膜层，形成极为丰富的毛细血管网，使黏膜呈现红色。胃静脉血都经门静脉而入肝静脉，汇入下腔静脉。除胃底可见细血管外，正常内镜下见不到黏膜血管。

胃的淋巴管分别回流至胃大、小弯血管周围的淋巴结群，最后汇入腹腔淋巴结。

胃的交感神经的节前纤维起于脊髓第 6～10 胸节段，经交感干、内脏神经至腹腔神经丛内的腹腔神经节，在节内交换神经元，发出节后纤维，随腹腔干的分支至胃壁。它们能够抑制胃的分泌和蠕动，增强幽门括约肌的张力，并使胃的血管收缩。

胃的副交感神经的节前纤维来自迷走神经。迷走神经前干下行于食管腹部的前面，约在食管中线附近腹膜的深面。前干在胃贲门处分为肝支与胃前支；后干贴食管腹部右后方下行，至贲门处分为腹腔支和胃后支。迷走神经各胃支在胃壁神经丛内交换神经元，发出节后纤维至胃腺与肌层，通常可促进胃酸和胃蛋白酶的分泌，并增强胃的运动。

胃的感觉神经分别随交感、副交感神经进入脊髓和延髓。胃的痛觉冲动主要随交感神经通过腹腔丛、交感干传入脊髓第 6～10 胸节段。

三、胃壁结构

胃壁从外向内分为四层，即浆膜层、肌层、黏膜下层和黏膜层。

（一）浆膜层

浆膜层为覆盖于胃表面的腹膜，主要是在胃的前上面和后下面，形成胃的各种韧带，与邻近器官相连接，并在胃小弯和胃大弯处分别组成小网膜和大网膜。

（二）肌层

肌层是浆膜下较厚的固有肌层，由三层不同方向的平滑肌组成。外层纵行肌与食管外层纵行平滑肌相连，在胃大小弯处较厚。中层环行肌在贲门处增厚形成贲门括约肌，在幽门处增厚形成幽门括约肌。内层斜行肌由贲门左侧沿胃底向胃体方向延伸，并渐渐分散变薄。在环行肌与纵行肌之间，含有肌层神经丛。

（三）黏膜下层

黏膜下层在肌层与黏膜之间，是胃壁内富含胶原的结缔组织层，有丰富的血管淋巴网，含有麦氏（Meissner）神经丛。此层是整个胃壁中最有支持力的结构。缝合胃壁时应贯穿黏膜下层，同时胃切除时应先结扎黏膜下血管，以防术后吻合口出血。

（四）黏膜层

黏膜层包括表面上皮、固有层和黏膜肌层。黏膜肌层使黏膜形成许多皱褶，胃充盈时大多展平消失，从而增加表面上皮面积。胃小弯处有 2～4 条恒定纵行皱襞，其形成的壁间沟称为胃路，为食管入胃的途径；在贲门和幽门附近的皱襞则呈放射状排列；在幽门括约肌内表面的黏膜向内形成环状皱襞，称幽门瓣，有阻止胃内容物进入十二指肠的功能。固有层系一薄层结缔组织，内含支配表面上皮的毛细血管、淋巴管和神经。胃黏膜由一层柱状上皮细胞组成，表面密集的小凹陷称为胃小凹，是腺管的开口。柱状上皮细胞分泌大量黏液，保护胃黏膜。不同部位的胃黏膜具有不同的腺体和细胞。泌酸腺分布于胃底和胃体，由主细胞和壁细胞构成。贲门腺在贲门部，以黏液细胞为主。幽门腺在胃窦和幽门区，以黏液细胞和内分泌细胞为主。胃腺体有五种细胞类型：①壁细胞：分泌盐酸和内因子，主要在胃底和胃体，少量在幽门窦近侧。②黏液细胞：分泌黏液。③主细胞：分泌胃蛋白酶原，主要在胃底或胃体。④内分泌细胞：G 细胞分泌胃泌素，D 细胞分泌生长抑素，EC 细胞分泌 5-羟色胺。⑤未分化细胞。

四、十二指肠解剖

幽门以下为十二指肠，是小肠的起始段，长 25～30 cm，下端续于空肠，呈"C"形包绕胰头。十二指肠分四段，即球部、降部、水平部及升部。

（一）十二指肠球部

球部长 4～5 cm,自幽门向右并稍向后上,至肝门下方转而向下,连接降部。球部起始处有大、小网膜附着,属于腹膜内位,活动性较大;其余部分在腹膜外,无活动性。球部通常在第 1 腰椎水平,其前上方与肝右叶、胆囊相邻,下方与胰头相邻,后方有胆总管、胃十二指肠动脉、门静脉及下腔静脉通行。球部黏膜较薄,管径较大,黏膜面光滑无环状襞。球部前壁是十二指肠溃疡的好发部位,穿孔时可累及结肠上区;后壁溃疡穿孔则累及网膜囊,并可能流入腹膜后隙。从球部至降部呈近似直角的方向改变,其弯曲称上曲;与上曲相对的肠管成角,称上角。

（二）十二指肠降部

降部长 7～8 cm,起始于十二指肠球部,垂直下行于第 1～3 腰椎体和胰头的右侧,至第 3 腰椎体右侧下缘处又急转向左,移行于水平部。降部为腹膜外位,前方有横结肠及其系膜跨过,将此部分为上、下两段,分别与肝右前叶及小肠袢相邻;后方与右肾门及右输尿管起始部相邻;内侧与胰头及胆总管相邻;外侧与结肠右曲相邻。降部黏膜多为环状皱襞。在降部内侧壁有一纵行的黏膜皱襞,称十二指肠纵襞,是由斜穿肠壁的胆总管使黏膜隆起而形成的。此襞下端有一乳头状隆起,称十二指肠大乳头,一般距幽门 8～9 cm,为胆总管与胰管的共同开口。在其左下方约 1 cm 处,常可见十二指肠小乳头,为副胰管开口处。

（三）十二指肠水平部

水平部长 10～12 cm,起自十二指肠降部,在第 3 腰椎平面自右向左,横过下腔静脉至腹主动脉前面,移行于升部。此部也是腹膜外位,上方邻胰头;前方右侧部分附有腹膜,与小肠袢相邻;左侧部分为小肠系膜根和其中的肠系膜血管;后方邻右输尿管、下腔静脉、腹主动脉和脊柱。降部和水平部呈近似直角的方向改变,弯曲部称下曲,与下曲相对的成角处称下角。

（四）十二指肠升部

升部最短,长 2～3 cm,斜向左上方至第 2 腰椎体左侧转向下,移行于空肠。升部前面与左侧覆有腹膜;左侧与后腹壁移行处常形成 1～3 条腹膜皱襞与相应的隐窝,其中的一条皱襞位于十二指肠空肠曲左侧、横结肠系膜根下方,称为十二指肠上襞或十二指肠空肠襞,手术时常据此确认空肠起始部;右侧毗邻胰头与腹主动脉。十二指肠与空肠转折处形成的弯曲称十二指肠空肠曲。

五、十二指肠的血管、淋巴管和神经

十二指肠动脉有胰十二指肠上前、上后动脉及胰十二指肠下动脉。前两条动脉均起于胃十二指肠动脉,分别沿胰头前、后靠近十二指肠下行;胰十二指肠下动脉起于肠系膜上动脉,分为前、后两支,分别上行与相应的胰十二指肠上前、上后动脉吻合形成前、后两弓,其分支营养十二指肠与胰头。

十二指肠的静脉多与相应动脉伴行,除胰十二指肠上后静脉直接汇入门静脉外,其他静脉均汇入肠系膜上静脉。

十二指肠的淋巴液主要注入胰十二指肠前、后淋巴结,其分别位于胰头的前、后面。十二指肠上部的部分淋巴管可汇入幽门下淋巴结,水平部和升部的淋巴管汇入肠系膜上淋巴结。

十二指肠的神经主要来自腹腔神经丛的肝丛和肠系膜上神经丛。

六、十二指肠壁结构

十二指肠壁由内向外依次分为四层,即黏膜层、黏膜下层、肌层、外膜。黏膜层分为上皮、固有层及黏膜肌层。上皮为单层柱状上皮,主要由柱状细胞构成,含少量的杯状细胞和内分泌细胞。固有层为结缔组织,含大量肠腺、丰富的毛细血管、毛细淋巴管、神经以及散在的平滑肌细胞和淋巴组织。小肠腺为单管状腺,开口于相邻的绒毛之间,腺上皮与绒毛上皮相连,细胞构成与小肠上皮相似,小肠腺底部有成群分布的潘氏细胞。黏膜肌层为平滑肌。黏膜下层为疏松结缔组织,含较大的血管、淋巴管及黏膜下神经丛。肌层为内环行、外纵行两层平滑肌。外膜为薄层疏松结缔组织和间皮构成的浆膜。

第二节　正常胃十二指肠内镜下表现

内镜下正常胃黏膜呈浅红色或橘红色,黏膜光滑、柔软、细致。胃黏膜表面附有一层透明的黏液,紧贴胃黏膜表面,具有黏滞性和弹性。胃黏膜形成很多褶皱,称为皱襞。皱襞迂曲互相平行,自胃体上部延伸至胃体下部,达胃窦部时变细并消失。皱襞在胃体大弯侧最明显,前后壁较少,小弯侧则很少见到。胃底部皱襞粗大,呈明显的脑回状。静息状态下除胃底外,胃前后壁相接触,胃腔容量仅约 50 mL;注气后,胃腔扩张,胃壁随之伸展,皱襞变浅渐至平展。除胃底可见细血管外,正常内镜下见不到黏膜血管。当注气过多时,黏膜变薄则可能见到黏膜血管网。

胃镜检查时,可以见到胃的蠕动运动,其起始于胃体上中部的大弯侧,并向胃窦部推进,于幽门部消失。一般每分钟蠕动 3～4 次,蠕动的强弱因人而异。胃窦部的蠕动收缩较胃体部强,有时强力收缩可使胃窦部成环形,形似幽门,故称假幽门。胃体上部及底部亦有收缩和舒张,但没有形成蠕动波。胃镜检查过程中,体位最低处为胃体上部,镜下可见存留于此的透明、清亮的胃液,称黏液湖。

一、胃底胃体交界处

进镜约 45 cm,可见在胃体上部后壁侧有近似直角向后的弯曲,胃体后壁的黏膜皱襞在此渐呈脑回状,为胃底胃体交界处。

二、胃底及胃体

胃底部皱襞呈弯曲迂回的脑回状,如图 6-2-1 所示。体部的大弯侧皱襞纵行,小弯侧皱襞较少而细,胃体皱襞到达胃窦部时即消失,如图 6-2-2 所示。左侧卧位时,胃体上部大弯侧为位置最低处,常有黏液积聚,称黏液湖,量约30 mL,主要成分是由黏液细胞分泌的可溶性黏液。有的人黏液湖内的液体呈黄色,这是反流入胃的胆汁所致。

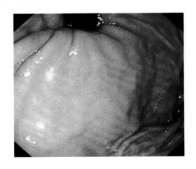 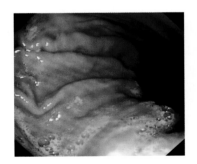

图 6-2-1　胃底　　　　　　　　　　　图 6-2-2　胃体

三、窦体交界处

窦体交界处可见胃内弯曲迂回的黏膜皱襞明显变细并消失,与角切迹相对,为胃体部与胃窦部的分界,如图 6-2-3 所示。

四、胃窦

胃窦黏膜较平,镜下可见环形蠕动向幽门方向推进,如图 6-2-4 所示。在幽门前区有时可见一条或数条纵行皱襞向幽门延伸,如皱襞进入幽门,称为黏膜流入。如较粗的皱襞进入幽门,在 X 线钡餐造影时,可见皱襞突入球部,称为胃黏膜脱垂。

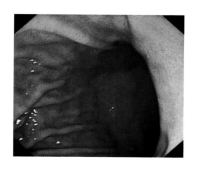

图 6-2-3　窦体交界处

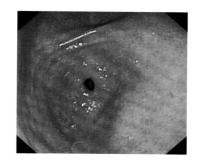

图 6-2-4　胃窦和幽门

五、幽门

幽门为胃进入十二指肠球部的入口,边缘为幽门轮,如图 6-2-4 所示。幽门有节律地启闭,常在胃窦环形蠕动推进至幽门前区时开启。幽门如关闭不紧,称幽门关闭不全;如长时间处于开放状态,称幽门开放。有时从幽门有带泡沫的浅黄色肠液反流至胃内。

六、胃角切迹

胃角切迹是重要的定位标志。内镜下在胃体部可见角切迹呈拱门形;在胃窦部呈"J"形弯曲时,角切迹呈凹面向上的月牙形。胃角切迹黏膜光滑、整齐,为胃溃疡的好发部位,如图 6-2-5 所示。

七、十二指肠球部

内镜进入幽门即到达十二指肠球部。正常十二指肠球部在内镜检查注气时扩张良好,呈无角的袋状,无血液或食物残渣,在扩张的情况下无黏膜皱襞可见,如图 6-2-6 所示。球黏膜有绒毛,呈天鹅绒样外观,即十二指肠绒毛;色泽比胃黏膜略淡,有时被胆汁染色而略发黄。正常球黏膜可以透见毛细血管。前视型内镜一般不能看到近幽门的球基底部,球部各壁需调整镜角进行观察,后壁则需内镜缓慢前进或后退加以镜角配合才易看清。球部远端的后壁近大弯处有一类似胃角状的屈曲,即十二指肠上角,内镜越过十二指肠上角即可到达降部。有时十二指肠上角不明显,从球部直接能看到降部的上段。

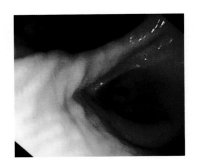

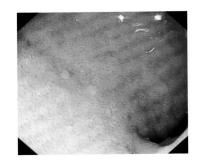

图 6-2-5　胃角切迹　　　　　　　　　　图 6-2-6　十二指肠球部

八、十二指肠降部

正常十二指肠降部呈管状,有环行皱襞,色泽与球部相同,接近观察,黏膜亦呈天鹅绒状,如图 6-2-7 所示。正常降部无血液或食物残渣,内侧壁有副乳头和乳头。乳头距门齿 80 cm 左右,其形态分为三种,常见的为半球状隆起,其次为小丘状隆起和扁平状。乳头表面光滑,有时可见细小的开口,可呈圆形或裂隙形或糜烂样,有时开口处可见胆汁涌出。乳头下有 2～3 条纵行皱襞,是乳头的重要标志。

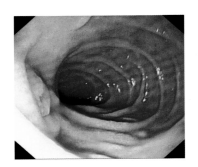

图 6-2-7　十二指肠降部

（张晓彤）

第七章
胃十二指肠疾病各论

第一节 急性胃炎

急性胃炎（acute gastritis）是由多种病因引起的急性胃黏膜炎症，临床上急性发病，常表现为上腹部疼痛不适、食欲减退、恶心、呕吐等，症状轻重不一。电子胃镜检查可见局部或弥漫性胃黏膜充血、水肿、出血、糜烂，可伴有浅表溃疡改变；病理组织学特征为胃黏膜固有层可见到以中性粒细胞为主的炎症细胞浸润。目前临床上将急性胃炎分为急性单纯性胃炎、急性糜烂性胃炎、急性化脓性胃炎和急性腐蚀性胃炎四大类，以前两种较常见。

根据临床症状表现，中医学将急性胃炎归为"胃脘痛""嘈杂""呕吐"的范畴。脾主运化，主升清，主统血，主肌肉、四肢；胃主受纳、腐熟水谷，主通降，与脾相表里。脾胃同属中焦，共有"后天之本"之称，五脏六腑、四肢百骸皆赖以所养。胃气以通为顺，以降为和。本病的发生主要因外邪犯胃、饮食伤胃、情志不畅和脾胃素虚等，导致胃气郁滞，胃失和降，不通则痛；胃失和降，气逆于上，而致呕吐。如《素问·举痛论》说："寒气客于肠胃之间，膜原之下，血不得散，小络急引，故痛。"

一、现代医学诊治

（一）病因

1.药物

可引起急性胃炎的药物常见的有非甾体抗炎药（NSAIDs）如阿司匹林肠溶

片、吲哚美辛片等,某些抗肿瘤药,口服氯化钾或铁剂等。这些药物可直接损伤胃黏膜上皮层。其中,NSAIDs还通过抑制环氧化酶的作用而抑制胃黏膜生理性前列腺素的产生,削弱胃黏膜的屏障功能;某些抗肿瘤药如氟尿嘧啶对快速分裂的细胞如胃肠道黏膜细胞产生明显的细胞毒作用。

2.应激

严重创伤、重大手术、大面积烧伤、颅内病变、败血症及其他严重脏器病变或多器官功能衰竭等均可引起胃黏膜糜烂、出血,严重者可发生急性溃疡并大量出血,如烧伤所致者称柯林(Curling)溃疡、中枢神经系统病变所致者称库欣(Cushing)溃疡。虽然急性应激引起急性糜烂出血性胃炎的确切机制尚未完全明确,但一般认为应激状态下胃黏膜微循环不能正常运行而造成黏膜缺血、缺氧是发病的重要环节,由此可导致胃黏膜黏液和碳酸氢盐分泌不足、局部前列腺素合成不足、上皮再生能力减弱等改变,胃黏膜屏障因而受损。

3.乙醇

乙醇具有亲脂性和溶脂能力,高浓度乙醇可直接破坏胃黏膜屏障。黏膜屏障的正常保护功能是维持胃腔与胃黏膜内氢离子高梯度状态的重要保证,当上述因素导致胃黏膜屏障破坏时,胃腔内氢离子便会反弥散进入胃黏膜内,从而进一步加重胃黏膜的损害,最终导致胃黏膜糜烂和出血。

4.腐蚀

腐蚀剂包括强酸、强碱、实验室用洗液、煤酚皂溶液、氯化汞、砷、磷及其他一些腐蚀剂。

5.感染

急性胃炎多继发于全身性感染,主要包括细菌和病毒感染。细菌由身体其他器官的感染灶通过血循环或淋巴到达胃黏膜,常见的细菌有肺炎球菌、链球菌、伤寒杆菌等,幽门螺杆菌引起本病者少见;在免疫力低下时,巨细胞病毒和疱疹病毒等病毒容易侵袭人体。

6.缺血、缺氧

缺血、缺氧导致的急性胃炎多发于老年患者,主要因供应胃的腹腔动脉或肠系膜动脉发生硬化、血栓形成栓塞及脉管炎而致。

7.十二指肠胃反流

十二指肠胃反流时主要是胆汁和胰液反流入胃而对胃黏膜造成损伤,常见于幽门关闭不全或胃大部切除术后。

8.食物中毒

食物中毒较为常见,可存在集体性发病。进食污染细菌或毒素(葡萄球菌外毒素、肉毒杆菌毒素、沙门氏菌属、内毒素及嗜盐杆菌等)的食物数小时后即可发生胃炎,也可并发肠炎,即急性胃肠炎。

9.其他

其他病因包括大剂量 X 线照射后;胃壁的机械性损伤,如留置胃管或食管裂孔疝等。

(二)发病机制

外源性病因可严重破坏胃黏膜屏障,导致氢离子(H^+)及胃蛋白酶的逆向弥散,引起胃黏膜的损伤而发生糜烂、出血。

人在应激状态时,去甲肾上腺素和肾上腺素分泌增多,内脏血管收缩,胃血流量减少,缺血、缺氧使黏膜上皮的线粒体功能降低,影响氧化磷酸化过程,使胃黏膜的糖原贮存减少,故黏膜易受损伤;而胃黏膜缺血时,不能清除逆向弥散的 H^+,H^+损害胃黏膜并刺激肥大细胞释放组胺,使血管扩张,通透性增加;缺氧和去甲肾上腺素能使 HCO_3^- 分泌减少,黏液分泌不足,前列腺液合成减少,削弱胃黏膜屏障功能。

严重应激时胃肠运动迟缓,幽门功能失调,可造成胆汁、胰液、肠液等反流。次级胆碱对胃黏膜上皮细胞膜的损伤作用大于初级胆碱,酸性环境(pH 值为2～5)时结合胆碱的毒性最大,碱性和中性环境下非结合胆碱的损伤作用最明显。结合胆碱在胞内聚集后,导致上皮细胞内离子化,细胞膜通透性增加,细胞间的紧密连接受损,细胞坏死,胰液中的蛋白酶、脂肪酶、磷脂酶 A_2 均对胃黏膜有损伤作用。如阿司匹林肠溶片、胆盐等可破坏溶酶体膜的稳定性,促使酸性水解酶释放。

(三)病理

急性单纯性胃炎以弥漫性病变多见,也可为局限性。胃黏膜充血、水肿,黏液分泌增加,表面覆盖白色或黄色渗出物。黏膜皱襞上常有点状出血和(或)轻度糜烂,深的糜烂可累及腺体,但不超过黏膜肌层。镜检可见表层上皮细胞脱落,固有层血管受损引起出血和血浆外渗,伴大量中性粒细胞浸润,并有淋巴细胞、浆细胞和少量嗜酸性粒细胞浸润,严重者黏膜下层亦有水肿;腺体细胞,特别是腺颈部细胞呈不同程度的变性和坏死。急性糜烂出血性胃炎的典型损害则是多发糜烂和浅表溃疡,常有簇状出血病灶,可遍布全胃或仅累及部分。显微镜下表现为黏膜层有多发局灶性出血坏死,伴有中性粒细胞浸润。

(四)临床表现

临床上以感染或进食了被细菌、毒素污染了的食物所致的急性单纯性胃炎多见,一般起病较急,主要症状有上腹痛、腹胀、恶心、呕吐、食欲下降,常与急性肠炎共存,伴有发热、中下腹绞痛、腹泻等症状,严重者可出现脱水,甚至低血压。由药物和应激因素致病者,可伴有黑便和呕血,出血量多时可引起低血压、休克。由腐蚀和感染因素致病者,常具有上腹剧痛、频繁呕吐、寒战、发热等症状。

（五）辅助检查

1.实验室检查

感染因素引起者,血常规白细胞计数、中性粒细胞比例可见轻度增高;伴发肠炎者,大便常规可见少量黏液及红细胞、白细胞,大便培养可检出病原菌。

2.电子胃镜检查

电子胃镜检查可见胃黏膜明显充血、水肿,有时见糜烂及出血点,黏膜表面覆盖黏稠的炎性渗出物和黏液,较重的可有弥漫分布的多发性糜烂、出血灶和浅表溃疡。电子胃镜检查一般多在发病 24～48 h 内进行。

（六）诊断及鉴别诊断

1.诊断

(1)患者的病史、临床表现可提示本病,确诊需行胃镜检查。

(2)致病的毒性食物明确或进食者集体发病,可诊断为食物中毒。多数患者白细胞在正常范围内或轻度增高,沙门氏菌属感染者可轻度减少;呕吐物或可疑食物培养可能发现致病菌;血培养阴性。

(3)胃镜检查是诊断急性胃炎最有价值、安全且可靠的检查手段,可直接观察胃黏膜病变及程度。急性胃炎时可见黏膜广泛充血、水肿、渗出、糜烂、斑点状出血,有时可见黏膜表面的黏液斑或反流的胆汁。急性胃炎患者可在 48 h 内做胃镜检查,以明确诊断。

(4)多数胃炎病变在黏膜表层,X 线钡餐造影难有阳性发现。胃窦部有浅表炎症者可呈现胃窦部激惹征,黏膜纹理增粗、迂曲,呈锯齿状;幽门前区呈半收缩状态,见不规则痉挛收缩,气、钡双重造影效果较好。

(5)患者大多数仅有上腹或脐周压痛,肠鸣音亢进,特殊类型的急性胃炎患者可出现急腹症甚至休克。

2.鉴别诊断

(1)消化性溃疡:一般将胃溃疡和十二指肠溃疡总称为消化性溃疡,有时简称为溃疡。当胃酸过多的状态长期持续,积存在十二指肠球部(十二指肠的入口处)时,就容易损害黏膜导致十二指肠溃疡。胃容易产生溃疡的部位是胃体部(上 2/3)和幽门部(下 1/3)两个部分,胃溃疡大多发生在幽门、胃窦、胃角部附近。随着年龄增长,易发生溃疡的部位逐渐移向胃体部上部的食管附近。十二指肠溃疡多数发生在靠近胃的十二指肠球部。消化性溃疡上腹部疼痛有节律性、周期性,病程长,不难与急性单纯性胃炎鉴别;而合并上消化道出血时,通过胃镜检查就能确诊。

(2)急性胰腺炎:急性胃炎时上腹部疼痛伴恶心、呕吐,与急性胰腺炎相似,但急性胰腺炎上腹部疼痛剧烈且常向腰背部放射,甚至可引起休克。急性胰腺炎也可伴恶心、呕吐,但呕吐后腹痛不缓解,而急性胃炎呕吐后腹痛常缓解,腹痛程度也轻。查血和尿淀粉酶或腹部B超、腹部CT等可鉴别。

(3)胆囊炎、胆石症:胆囊炎、胆石症有反复发作的腹痛,常以右上腹为主,可放射至右肩、背部;查体时可见巩膜黄染、皮肤黄疸、右上腹压痛、墨菲征阳性,或可触到肿大的胆囊;血生化胆红素、尿常规检测、腹部B超、腹部CT检查有助于诊断。

(4)急性阑尾炎:急性阑尾炎早期,患者可出现上腹痛、恶心、呕吐,但随着病情的进展,疼痛逐渐转向右下腹,且有固定的压痛及反跳痛,多伴有发热、白细胞增高、中性粒细胞明显增多。

(5)浸润型中晚期胃癌:从临床表现来看,急性胃炎以急性中上腹痛为主要症状,呈阵发性,且多为绞痛,有时较剧烈,且往往伴有饮酒史。胃癌患者有明显的上消化道症状,以上腹痛钝痛、呕吐、食欲缺乏、乏力为主。电子胃镜、腹部CT可明确诊断。两者的声像图经仔细观察还是有较大区别的。急性胃炎超声声像图的主要表现为胃窦部对称性增厚,增厚程度为 7～17 mm,厚度平均为10 mm。急性胃炎增厚的胃壁回声中等稍强,且层次清晰,胃蠕动稍慢或基本正常;浸润型胃癌侵犯的胃壁增厚较不规则,内部回声呈低回声,欠均匀,且层次不清晰,胃蠕动减缓,幅度减低或蠕动消失。急性胃炎胃周围无明显淋巴结肿大征象;浸润型胃癌超声往往可以明确指出侵及浆膜,表现为淋巴结肿大或临近脏器转移图像。

(6)其他:大叶性肺炎、心肌梗死等发病初期,患者可有不同程度的腹痛、恶心、呕吐,如详细询问病史,进行体格检查及必要的辅助检查,则不难鉴别。

(七)治疗

1.治疗原则
去除病因,保护胃黏膜,合理饮食,对症处理。

2.一般治疗
(1)药物性急性胃炎应停服对胃黏膜有刺激的药物,如阿司匹林肠溶片、吲哚美辛片、索米痛片和保泰松片等。症状重者可予抑酸治疗,如服用抑酸药 H_2 受体拮抗剂:雷尼替丁片 150 mg 或法莫替丁片 20 mg,每日 2 次,餐前服用;质子泵抑制剂:埃索美拉唑镁肠溶片 20 mg 或雷贝拉唑钠肠溶片 10 mg,每日

2 次,餐前口服;前列腺素类似药单用,如餐前口服米索前列醇片 0.6 mg 等。对有出血症状的患者应停服阿司匹林肠溶片等对胃黏膜有刺激作用的药物,补充血容量,抗休克;还可采用药物喷洒止血法,常用的药物有去甲肾上腺素以及中草药制剂如五倍子等。对于出血较多的患者,还可采用内镜下止血法,对镜下小的点片状出血,在药物喷洒治疗的同时,采用电凝和微波止血,效果较好。

(2)对于应激性急性胃炎,首先也应消除诱因,关键在于预防措施,包括控制胃酸。一般认为应将胃酸的 pH 值控制在 3.5～5.0,有条件者可在胃镜下进行胃液 pH 值的监测,同时可观察胃内出血情况。控制酸的方法是服用 H_2 受体拮抗剂或质子泵抑制剂。此外,应重视保护胃黏膜,服用胃黏膜保护药物,如瑞巴派特片 100 mg,早晚及睡前口服;麦滋林-S 颗粒 1500～2500 mg,分 3 次口服;硫糖铝 1.0 g,每日 3 次等。疼痛明显者可用阿托品类解痉药镇痛。

(3)对于食物中毒有细菌感染者应给予抗生素治疗。

(八)预防

急性胃炎应加强预防,讲究饮食卫生。不吃过烫、过冷、过硬、不洁食物,不暴饮暴食,不酗酒,慎用对胃黏膜有刺激的药物,如使用阿司匹林肠溶片需同时加服制酸药,可使阿司匹林肠溶片在胃内离子化,而不被胃黏膜细胞吸收,从而避免损伤胃黏膜。急危重病时应用抑酸药,以预防急性糜烂性出血性胃炎的发生。

二、中医辨证论治

(一)病因

1.外邪犯胃

外感寒、热、湿诸邪,内客于胃,皆可致胃脘气机阻滞,不通则痛,其中尤以寒邪为多。外邪犯胃,胃失和降,水谷随逆气上出,发生呕吐。

2.饮食伤胃

五味过极,辛辣无度,肥甘厚腻,饮酒如浆,则蕴湿生热,伤脾碍胃,气机壅滞;饮食伤胃滞脾,每易引起食滞不化,胃气不降,上逆而为呕吐。饮食不节,或过饥过饱,损伤脾胃,胃气壅滞,致胃失和降,不通则痛。

3.情志不畅

忧思恼怒,伤肝损脾,肝失疏泄,横逆犯胃,脾失健运,胃气阻滞,均致胃失和降,而发胃痛。恼怒伤肝,肝失条达,横逆犯胃,胃气上逆;忧思伤脾,脾失健运,食停难化,胃失和降,均可发生呕吐。亦可因脾胃素虚,运化无力,水谷易于停留,偶因气恼,食随气逆,而致呕吐。

4.素体脾虚

脾胃为仓廪之官,主受纳及运化水谷。若素体脾胃虚弱,运化失职,气机不畅,或中阳不足,中焦虚寒,失其温养,则发生疼痛。脾胃素虚,或病后虚弱,劳倦过度,耗伤中气,胃虚不能盛受水谷,脾虚不能化生精微,则食滞胃中,上逆成呕。

(二)病机

胃为阳土,喜润恶燥,为五脏六腑之大源,主受纳、腐熟水谷,其气以和降为顺,不宜郁滞。上述病因如寒热之邪、饮食伤胃等皆可引起胃气阻滞,胃失和降而发生胃痛、呕吐、嘈杂等。正所谓"不通则痛",急性胃炎的病变部位在胃,但与肝、脾的关系极为密切。肝属木,为刚脏,性喜条达而主疏泄;胃属土,喜濡润而主受纳。肝胃之间,木土相克。肝气郁结,易于横逆犯胃,以致中焦气机不通,发为胃痛。肝与胃是木土乘克的关系。若忧思恼怒,气郁伤肝,肝气横逆,势必克脾犯胃,致气机阻滞,胃失和降而为痛。脾与胃同居中焦,以膜相连,一脏一腑,互为表里,共主升降,故脾病多涉于胃,胃病亦可及于脾。

(三)辨证要点

急性胃炎总属本虚标实,以实证多见,应区分寒热,还应明确兼夹。实者多痛剧,固定不移,拒按,呕吐量多,呕吐物多有酸臭味,脉盛;胃痛遇寒则痛甚,得温则痛减,为寒证;胃脘灼痛,痛势急迫,遇热则痛甚,得寒则痛减,为热证。本病根据病因还有兼夹气、湿、瘀的不同。气者,有气滞、气虚之分。其中,气滞者多涉及两胁,胃脘胀痛,恶心呕吐,嗳气频频,疼痛和呕吐与情志因素显著相关;气虚者,指脾胃气虚,除见胃脘疼痛或呕吐无力外,兼见饮食减少,食后腹胀,大便溏薄,面色少华,舌淡脉弱等。夹瘀者,疼痛部位固定不移,痛如针刺,舌质紫暗或有瘀斑,脉涩,或兼见呕血、便血。夹湿者,身体多困重,大便黏滞不爽,舌质淡胖,舌苔白厚腻或黄腻,脉滑。各临床症状往往不是单独出现或一成不变的,各证多在脾胃虚弱的基础上发病,互相转化和兼杂,如寒热错杂、虚中夹实、气血同病等。

(四)治疗原则

急性胃炎的治疗以理气止痛、和胃降逆为主,审证求因,辨证施治。邪盛以祛邪为急,正虚以扶正为先;虚实夹杂者,则当祛邪扶正并举。胃气以"通"为顺,又有"通则不痛"之说,但绝不能局限于狭义的"通"法,要从广义的角度去理解和运用"通"法,正如叶天士所谓"通字须究气血阴阳"。属于胃寒者,散寒即所谓通;属于食停者,消食即所谓通;属于气滞者,理气即所谓通;属于热郁者,泄热即所谓通;属于血瘀者,化瘀即所谓通;属于阴虚者,益胃养阴即所谓通;属于阳虚者,温运脾阳即所谓通。根据不同病机而采取相应治法,才能善用"通"法。总而言之,只有结合具体症状辨证论治,才能使胃气和畅,气血通顺,诸症减轻或消失。

(五)证治分类

秽浊犯胃证患者因饮食不当或感受寒热之外邪,出现胃脘嘈杂不适,隐隐作痛,恶心呕吐,胸脘满闷,发热恶寒,头身疼痛,可因胃内物吐出后觉症状减轻,舌苔白腻,脉濡缓。肝胃不和证主要见胃脘痞满,胁肋胀痛,嗳气呃逆,气出得舒,每因情志不畅时脘胁胀痛加重,舌淡红,苔白,脉弦滑。脾胃虚寒证主要见胃脘隐痛,喜温畏寒,泛吐酸水或清水,疲乏无力,面色少华,四肢不温,食欲缺乏,或见朝食暮吐,暮食朝吐,大便溏稀,舌淡胖苔薄白,脉细弱或缓。寒热错杂证主要见脘痞胁胀,隐隐作痛,恶心呕吐,胃灼热,反酸,时作时止,嗳气,胃呆食少,面色㿠白,体胖,舌淡苔黄腻,脉弦细或细滑。热积中脘证可见胃脘部闷痛,胸骨后疼痛、痞胀,嗳气,嘈杂,反酸,食欲缺乏,口干,大便干,舌质淡红,苔微黄,脉弦细。

(六)中医分型内镜下表现

1.秽浊犯胃证

胃镜下可见黏膜充血水肿,蠕动差,存在大量食物残渣或者黏液湖量多,有时可见胃石,如图 7-1-1 所示。若胃镜下诊断明确存在胃石,宜尽早进行碎石,术后继用中药治疗。此证为秽浊犯胃,胃气上逆,气血壅滞,不通则痛。

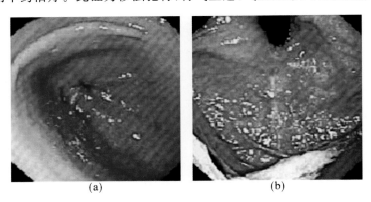

(a)　　　　　　　　　(b)

图 7-1-1　秽浊犯胃证内镜下表现

2.肝胃不和证

胃镜下可见黏膜充血水肿,胆汁反流入胃腔或胃黏膜表面见胆汁附着,黏液湖呈现黄绿色或者淡黄色;亦可见胃液经贲门反流入食管,伴有黏膜的充血糜烂,如图 7-1-2 所示。此证以脾胃虚弱为本,肝气横逆犯胃,胆汁疏泄失职,上溢犯胃。

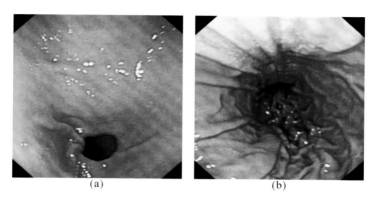

(a)　　　　　　　　　　(b)

图 7-1-2　肝胃不和证内镜下表现

3.脾胃虚寒证

胃镜下可见黏膜肿胀而湿润,颜色较淡,红白相间,以白为主,皱襞柔软,蠕动差,黏膜下有血管网透见,黏液湖量较多且质清澈,如图 7-1-3 所示。此证为脾胃阳虚,无力温煦,寒凝则痛,脾胃运化失职。

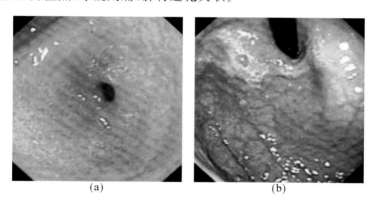

(a)　　　　　　　　　　(b)

图 7-1-3　脾胃虚寒证内镜下表现

4.寒热错杂证

胃镜下可见黏膜肿胀,红白相间,黏液较多,颜色或深或淡,可根据病情而有不同表现,皱襞柔软,偶见充血,蠕动差,较少出现黏膜糜烂,如图 7-1-4 所示。此证为寒热夹杂痰湿结于胃肠,气机升降紊乱,运化失职。

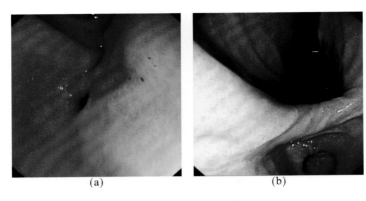

(a)   (b)

图 7-1-4　寒热错杂证内镜下表现

5.热积中脘证

胃镜下可见黏膜充血水肿,红白相间,以红为主,重者如花斑状或麻疹斑样,甚至出现剥脱、糜烂。黏膜表面可见大量黏液附着,色泽黄白,紧密附着,不易冲去,黏液下可见糜烂面,糜烂面可呈圆形、条形或不规则形。皱襞粗大,黏液湖混浊,如图 7-1-5 所示。如存在溃疡,可见周边黏膜红肿明显,上覆黄白色厚苔。胃中郁热,煎灼胃液,气血壅阻不通,则易发疮疡。

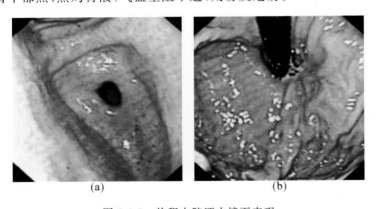

(a)   (b)

图 7-1-5　热积中脘证内镜下表现

(七)辨证论治

1.秽浊犯胃证

临床表现:突作胃脘疼痛,呕吐,胸脘满闷,发热恶寒,头身疼痛,舌苔白腻,脉濡缓。

证机概要:外邪犯胃,中焦气滞,浊气上逆。

治法:疏邪解表,化浊和中。

代表方:藿香正气散加减。

方解:方中藿香、紫苏、白芷芳香化浊,散寒疏表;大腹皮、厚朴理气除满;半夏、陈皮和胃降逆止呕;白术、茯苓化湿健脾;生姜和胃止呕。

加减:脘痞嗳腐,饮食停滞者,可去白术,加鸡内金、神曲以消食导滞;风寒偏重,症见寒热无汗,头痛身楚,加荆芥、防风、羌活祛风寒,解表邪;气机阻滞,脘闷腹胀者,可酌加木香、枳壳行气消胀。

2.肝胃不和证

临床表现:胃脘胀痛,痛连两胁,遇烦恼则痛作或痛甚,嗳气、矢气则痛减,胸闷嗳气,喜长叹息,大便不畅,舌苔多薄白,脉弦。

证机概要:肝气郁结,横逆犯胃,胃气阻滞。

治法:疏肝解郁,理气止痛。

代表方:柴胡疏肝散加减。

方解:方中白芍养肝敛阴,和胃止痛,与柴胡相伍一散一收,助柴胡疏肝,相反相成共为主药;配枳实泻脾气之壅滞,调中焦之运,与柴胡同用,一升一降,加强疏肝理气之功,以达郁邪;白芍、甘草配伍缓急止痛,疏理肝气以和脾胃;川芎行气开郁,活血止痛;香附、陈皮理气和胃止痛,且有助于消除上腹痛不适等症。诸药合用,辛以散结,苦以降通,气滞郁结方可解除。

加减:胃痛较甚者,可加川楝子、延胡索以加强理气止痛;嗳气较频者,可加沉香、旋覆花以顺气降逆;反酸者加乌贼骨、煅瓦楞子中和胃酸。痛势急迫,嘈杂吐酸,口干口苦,舌红苔黄,脉弦或数,乃肝胃郁热之证,改用化肝煎或丹栀逍遥散加黄连、吴茱萸以疏肝泄热和胃。

3.脾胃虚寒证

临床表现:胃脘绵绵作痛,饮食稍多即吐,时作时止,面色㿠白,倦怠乏力,喜暖恶寒,四肢不温,口干而不欲饮,大便溏薄,舌质淡,脉濡弱。

证机概要:脾胃虚寒,失于温煦,运化失职。

治法:温中健脾,和胃降逆。

代表方:理中汤加减。

方解:方中干姜温胃散寒,故以为君;人参补气益脾,故以为臣;白术健脾燥湿,故以为佐;甘草和中补土,故以为使。全方配伍严谨,共奏温中散寒止痛之效。

加减:呕吐甚者,加砂仁、半夏等理气降逆止呕;呕吐清水不止,可加吴茱萸、生姜以温中降逆止呃;久呕不止,呕吐之物完谷不化,汗出肢冷,腰膝酸软,舌质淡胖,脉沉细,可加制附子、肉桂等温补脾肾之阳。

4.寒热错杂证

临床表现:胃脘部隐痛或冷痛,脘腹痞胀不适,喜温喜按,胃脘有灼热感,反酸嘈杂,口苦或口淡,食欲缺乏,恶心,肠鸣便溏,神疲乏力,舌质淡或红,苔薄黄或黄白相间,脉滑或沉细。

证机概要:寒热错杂,气机阻滞,中焦失运。

治法:寒热并用,辛开苦降,理气和胃。

代表方:生姜泻心汤加减。

方解:本方来自《伤寒论》,治伤寒汗出后,胃中不和,心下痞硬,嗳气臭,胁下有水气,腹中雷鸣下利。本方以生姜、半夏散结开痞,降逆止吐;干姜辛热祛寒;黄芩、黄连苦寒清热;党参、大枣、甘草补益脾胃,党参与半夏相伍,可使脾气升、胃气降,而脾胃调和;白芍、甘草缓急止痛。九药合剂,寒热并用,苦辛并施,使升降复,肠胃和,则痞结自除。

加减:若腹痛较重者,加元胡、白芍以缓急止痛;若胀闷较重者,加枳壳、木香、厚朴以理气运脾;纳呆厌食者,加砂仁、神曲等理气开胃;舌苔厚腻,湿浊内蕴者,加制半夏、茯苓。

5.热积中脘证

临床表现:胃脘部闷痛,胸骨后疼痛、痞胀,嗳气,嘈杂,反酸,食欲缺乏,口干,大便干,舌质淡红,苔微黄,脉弦细。

证机概要:气郁化火,热积中脘。

治法:理气清热,养胃止痛。

代表方:百合汤加减。

方解:百合甘润微寒,清热透邪,善治心腹痛;乌药辛温香窜,能散诸气,治七情郁结。两药相配,一凉一温,一润一燥,一静一动,寒润不滞邪,温燥不伤阴,刚柔既济,益胃养阴,理气止痛,堪称妙用。

加减:反酸者加煅瓦楞、炙鸡内金以制酸止痛;嗳气频作,胃气上逆者加旋覆花、沉香、代赭石以理气降逆;郁热耗伤津液,胃中嘈杂,舌红少津,口干口苦,苔光剥者,加沙参、麦冬、玉竹益胃养阴;舌苔黄厚而燥,大便秘结者,为胃热燥结,宜加大黄、枳实以通下泻热。

(八)中医养护

1.调节饮食

饮食方面应注意调理。脾胃素虚患者,饮食不宜过多,同时勿食生冷瓜果等,禁服寒凉药物。若胃中有热者,忌食肥甘厚腻、辛辣香燥、醇酒等食品,禁服温燥药物,戒烟。

2.调畅情志

保持心情舒畅,避免精神刺激,肝气犯胃者尤当注意。

3.注意事项

(1)对呕吐的患者,应嘱其卧床休息,密切观察病情变化。服药时,尽量选择刺激性气味小的药品,否则随服随吐,更伤胃气。服药以少量频服为佳,以减轻胃的负担。根据患者情况,以热饮为宜,并可加入少量生姜或姜汁,以免格拒难下,逆而复出。

(2)胃痛持续不已者,应在一定时期内进流质或半流质饮食,少食多餐,以清淡易消化的食物为宜,忌粗糙多纤维饮食,尽量避免进食浓茶、咖啡和辛辣食物,进食宜细嚼慢咽,慎用水杨酸类、肾上腺皮质激素等西药。

三、典型病例

患者:赵某,女,49岁。

初诊:2013年2月26日,患者因"胃脘烧灼感伴腹痛3天余"就诊。患者3天前夜间食凉后出现胃部烧灼感,嗳气,腹痛,夜间明显,伴汗出,畏寒,痛时后背麻木,腹部发凉,有坠胀感,得温缓解,肠鸣,眠中易醒,纳少。近2天大便色稍绿且不成形,痛即欲便,便后痛减。舌暗有齿痕,苔黄腻,脉沉。

胃镜诊断:急性单纯性胃炎。镜下所见如图7-1-6所示。

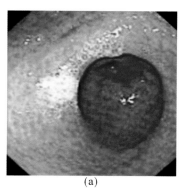 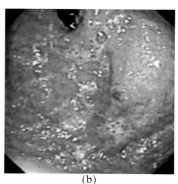

(a)　　　　　　　　　　　(b)

图7-1-6　急性胃炎患者赵某内镜下表现

辨证分析:秽浊犯胃证。

处方:玄参24 g,砂仁9 g,薄荷6 g,升麻6 g,醋元胡24 g,生白术45 g,炒枳实18 g,黄芪30 g,当归9 g,制香附12 g,丹参15 g,百合30 g,乌药18 g,党参18 g,清半夏12 g。

2013年3月1日二诊:服药效可,患者胃灼热、疼痛较前减轻,因昨晚饮食不慎,出现上腹部胀满,呃气明显,食凉不适,眠差易醒,小便可,今大便稀。舌胖有齿痕,脉沉滑。

处方:柴胡 12 g,白芍 24 g,炒枳实 15 g,佛手 12 g,郁金 15 g,陈皮 12 g,生白术 30 g,莲子肉 30 g,炒莱菔子 15 g,丹参 15 g,炙鸡内金 15 g,木蝴蝶 12 g,黄连 9 g,木香 9 g。

按:本案初诊辨证为秽浊犯胃,治以化浊和中、理气止痛为主;二诊患者胃脘痛减,但饮食不当致诸症丛生,乃木郁土滞、气机不通所致,故改以疏肝行气、健脾止痛为原则,加强行气导滞、化浊止痛之功。

（丁振　李佳静）

第二节　慢性胃炎

慢性胃炎是各种慢性刺激因素对胃黏膜的反复刺激而导致的胃黏膜炎症反应。目前我国临床上将慢性胃炎分为慢性非萎缩性胃炎（CNAG）和慢性萎缩性胃炎（CAG）两大类,其他还有部分特殊类型的胃炎。慢性非萎缩性胃炎指不伴有胃黏膜萎缩的病变;慢性萎缩性胃炎是各种病因引起胃黏膜变薄,固有腺体减少的一种病理状态。

本病根据临床症状表现归属于中医学"胃痛""痞满"等范畴。中医古代文献对脾胃病及其相关的论述颇多,如《灵枢·邪气脏腑病形》指出:"胃病者,腹䐜胀,胃脘当心而痛。"《素问·至真要大论》指出:"太阳之复,厥气上行……心胃生寒,胸膈不利,心痛否满。"

一、现代医学诊治

（一）病因及发病机制

1.幽门螺杆菌（Hp）感染

Hp 感染是该病最常见的原因。Hp 经由口进入胃内,其中一部分可以被胃酸杀灭,而存活的 Hp 则会依靠其鞭毛穿过胃窦黏液层,定居在胃的黏液层与胃窦上皮细胞的表面。Hp 产生的尿素酶可以分解尿素,产生氨而中和返渗入胃黏液层内的胃酸,从而形成有利于 Hp 定居和繁殖的微环境,使感染慢性化,反复发作。

Hp 代谢所产生的氨和空泡毒素会导致细胞损伤,促进上皮细胞不断分泌各种炎性介质,菌体细胞壁的路易斯 X(Lewis X)抗原和路易斯 Y(Lewis Y)抗原引起自身免疫反应,多种机制使炎症反应迁延难愈并逐渐加重。Hp 对胃黏膜炎症发展的转归主要取决于 Hp 毒株以及毒株毒力、宿主的自身免疫力与个体差异,还与胃内生态环境多因素的综合作用有关。

2.十二指肠胃反流

十二指肠内有胆汁、胰液、肠液等各种消化液,胃肠道各种炎症、消化吸收不良、胃肠动力异常、幽门迟缓关闭不全、十二指肠远端梗阻、胃毕氏Ⅱ式手术后等均会导致十二指肠胃反流。其中的胆汁酸和溶血卵磷脂可以损伤胃黏膜上皮细胞,引起胃黏膜慢性炎症。

3.自身免疫因素

胃体腺壁细胞除分泌盐酸外,还分泌另外一种黏蛋白,称为内因子。它能与食物中的维生素 B_{12}(称为外因子)结合形成免疫复合物,使其不被胃液消化,从而到达回肠后得以吸收。

当自身免疫功能异常时,体内出现针对壁细胞或者内因子的免疫抗体,作为靶细胞的壁细胞总数不断减少,胃酸分泌随之降低,内因子不能正常发挥生理功能,导致维生素 B_{12} 吸收不良,胃黏膜屏障功能受损。

4.胃黏膜因子缺乏

长期消化吸收不良,食物单一,饮食不规律,营养缺乏均可导致胃黏膜再生功能降低、炎症慢性化、上皮异常增殖以及胃腺萎缩等病变。

5.药物因素

常见的非甾体抗炎药如阿司匹林、非特异性环氧化酶(COX)抑制剂如对乙酰氨基酚等,可以促进炎症介质的产生。非特异性 COX 抑制剂旨在抑制 COX-2,减轻炎症反应,但同时抑制了 COX-1,使胃黏膜前列腺素 E 分泌不足,胃黏膜修复障碍,出现糜烂和出血,位置多在胃窦和十二指肠球部,也可以见于全胃。

抗肿瘤化疗药物在抑制肿瘤生长的同时亦对胃肠道黏膜产生细胞毒性作用,导致胃黏膜损伤。

6.年龄因素

老年人的胃黏膜常见黏膜小血管扭曲变形,小动脉壁玻璃样变性及管腔狭窄。这些胃的局部因素可使胃黏膜营养不良、分泌功能下降和屏障功能降低,从而导致各种慢性炎症的发生。

7.其他因素

长期饮酒或者过食冷热食物、辣椒等刺激性食物均可损伤胃黏膜,导致慢性炎症的发生。另外,物理刺激也会导致胃黏膜损伤,遗传因素、吸烟史以及饮食习惯改变等均可对胃黏膜产生一定的影响。

（二）CNAG 的病理表现

CNAG 的病理表现主要包括以下三种：

1.Hp 感染

对于胃黏膜炎症明显而使用苏木精-伊红染色法（HE 染色法）染色切片未见 Hp 者，若需进行特殊染色积极寻找 Hp，推荐使用吉姆萨（Giemsa）染色法或亚甲蓝染色法。胃黏膜黏液层和胃小凹 Hp 感染定植程度的判断标准如下：

（1）无：特殊染色片上未见 Hp。

（2）轻度：偶见或小于标本全长的 1/3 有少数 Hp。

（3）中度：Hp 分布占标本全长的 1/3～2/3 或连续性、薄而稀疏地存在于上皮表面。

（4）重度：Hp 成堆存在，基本分布于标本全长。

2.慢性炎症

根据黏膜层慢性炎症细胞的密集程度和浸润深度，可将慢性炎症分为以下四类：

（1）正常：单个核细胞每高倍视野不超过 5 个，如数量略超过正常而内镜下无明显异常，病理可诊断为基本正常。

（2）轻度：慢性炎性细胞较少并局限于黏膜浅层，不超过黏膜层的 1/3。

（3）中度：慢性炎性细胞较密集，不超过黏膜层的 2/3。

（4）重度：慢性炎性细胞密集，占据黏膜全层。

计算密度程度时，需考虑淋巴滤泡及其周围的小淋巴细胞区。

3.活动性

在慢性炎症基础上可见中性粒细胞浸润，浸润程度分为以下三种：

（1）轻度：黏膜固有层少量中性粒细胞浸润。

（2）中度：中性粒细胞较多，存在于黏膜固有层，可见小淋巴滤泡出现。

（3）重度：中性粒细胞较密集，可见于整个黏膜固有层，有较明显淋巴滤泡出现。

（三）CAG 的病理表现

CAG 的病理有五种组织学变化及相应分级，其中 Hp 感染、活动性及慢性炎症可参照 CNAG，萎缩和肠化为 CAG 特有的组织学变化。其病理诊断时需多处活检评估萎缩范围和程度，用于临床时，建议取 2～3 块标本，即胃窦小弯、胃体小弯及胃角各 1 块，不同部位的标本须分开装瓶。

1.萎缩

(1)萎缩是胃黏膜固有腺的减少,分为两种类型:

1)化生性萎缩:胃固有腺被肠化或被假幽门化生腺体替代。

2)非化生性萎缩:胃固有腺被纤维或纤维肌性组织替代,或炎性细胞浸润引起固有腺数量减少。

(2)萎缩程度以胃固有腺减少各 1/3 来计算:

1)轻度:固有腺体数减少不超过原有腺体的 1/3。

2)中度:固有腺体数减少介于原有腺体的 1/3～2/3。

3)重度:固有腺体数减少超过 2/3,仅残留少数腺体,甚至完全消失。

2.肠化

肠化是指胃黏膜上皮出现含杯状细胞的肠上皮。组织学上肠化按其与小肠上皮的"相似"程度分为不同类型。正常的小肠上皮主要由吸收细胞、杯状细胞和潘氏细胞组成。吸收细胞不分泌黏液,表面微绒毛形成特征性的刷状缘;杯状细胞丰富,含唾液酸黏液,可被爱尔新蓝着染。肠化同时具有上述细胞特征者称完全型化生,又称Ⅰ型肠化;不完全型肠化又称Ⅱ型肠化,吸收细胞极少,一般没有潘氏细胞,上皮细胞分泌中性黏液和酸性唾液酸黏液;Ⅲ型肠化又称结肠型肠化,上皮不成熟,主要分泌酸性硫酸黏液。一般认为,完全型肠化不易发生癌变,而不完全型,特别是含硫酸黏液的Ⅲ型肠化则有较高的癌变可能。

肠化程度的判断:

(1)轻度:肠化区占腺体和表面上皮总面积小于 1/3。

(2)中度:肠化区占腺体和表面上皮总面积的 1/3～2/3。

(3)重度:肠化区占腺体和表面上皮总面积超过 2/3。

(四)临床表现

慢性胃炎起病隐匿,病情进展缓慢,症状没有特异性。患者可出现上腹疼痛,饱胀不适,餐后腹胀加重,有时伴有嗳气、恶心、呕吐、反酸、钝痛、烧灼痛等,少数患者有上消化道少量出血的临床表现。慢性胃体炎患者可有厌食、体重逐渐减轻以及贫血的临床表现。恶性贫血患者尚有舌炎,四肢感觉麻木,全身衰弱、疲软等异常的临床表现。

(五)辅助检查

1.血清学检查

血清胃蛋白酶原Ⅰ(PGⅠ)、血清胃蛋白酶原Ⅱ(PGⅡ)以及胃泌素-17 (Gastrin-17)的检测有助于判断有无胃黏膜萎缩及萎缩部位。胃体萎缩者,PGⅠ、PGⅠ/PGⅡ 降低,血清 Gastrin-17 水平升高;胃窦萎缩者,血清

Gastrin-17水平降低,PGⅠ、PGⅠ/PGⅡ正常;全胃萎缩者则两者均降低。通常将 PGⅠ水平≤70 g/L 且 PGⅠ/PGⅡ≤3 作为萎缩性胃炎的诊断临界值。

怀疑自身免疫所致自身免疫性胃炎(AIG)者,建议检测血清 Gastrin-17、维生素 B_{12} 以及抗壁细胞抗体、抗内因子抗体等。AIG 的主要特点为壁细胞抗体阳性,胃体萎缩而胃窦不受累,可发展为恶性贫血。

2.Hp 检测

检测 Hp 可分为无创和有创两大类,前者包括血清学方法、呼气试验和胃液聚合酶链反应(PCR)等,后者是指依赖胃镜取材进行形态学、微生物学和分子生物学技术等检测。其中微生物学方法包括细菌分离培养技术和生化鉴定,是诊断 Hp 感染的微生物学"金标准",同时可以获得诸如抗原制备、药敏试验、分型和致病性研究等所需的细菌,目前技术要求不难,但操作繁杂,测试时间长,不作为临床常规诊断手段。

(1)碳呼气试验(UBT):Hp 可产生尿素酶,后者分解胃液中的尿素产生二氧化碳与氨。利用这一原理,用 ^{13}C 或 ^{14}C 核素标记的尿素在患者口服后在胃内可被 Hp 尿素酶分解,产生 $^{13}CO_2$ 或 $^{14}CO_2$,阳性患者可在呼出气中检测出 ^{13}C 或 ^{14}C 放射性活性。该方法创伤性小,患者依从性好,可作为仅次于细菌培养的诊断"金标准",特别适用于不愿行胃镜检查的患者或除菌治疗的随访。

(2)快速尿素酶试验:该试验在胃镜检查时同时进行,具有简便、准确和便宜等优点。需注意 pH 试剂的稳定性,pH 值过高常可出现假阳性,过低则需延长观察时间。

(3)胃活检组织检查:将活检标本常规制备病理切片后,进行染色并镜下观察 Hp,常用的染色方法有 Giemsa 染色、瓦辛斯泰雷(Warthin-starry)银染、HE 染色等。Hp 形态多呈短小杆菌,分布于胃黏膜黏液层、表面上皮、小凹上皮和腺管上皮表面。对于经抗菌治疗后形态不典型者,如细胞的球形变等,可采用 Hp 特异单抗或多抗进行免疫组化染色。

3.胃镜检查

胃镜检查是诊断慢性胃炎最可靠的手段和方法。慢性胃炎在镜下可分为充血渗出性胃炎、平坦糜烂性胃炎、隆起糜烂性胃炎、萎缩性胃炎、出血性胃炎、反流性胃炎、皱襞增生性胃炎七种。

CNAG 表现为黏膜充血和水肿混杂出现,镜下呈红白相间,以红为主,表面附有灰白色的分泌物,可见局限性出血点和糜烂。CAG 黏膜多呈苍白或者灰白色,黏膜变薄,可透见血管下血管纹,皱襞细平,常伴见糜烂出血灶,局部可见结节状或者颗粒状上皮增生。镜下黏膜活检有助于病变的病理分型和鉴别诊断。

4.X线检查

气钡双重造影下重度慢性胃炎可以显示黏膜皱襞变化。由于其特异性和敏感性均不如胃镜,现在临床上已经基本不用。

(六)诊断及鉴别诊断

1.诊断

(1)对怀疑有 CNAG 的患者:

1)明确有无慢性胃炎及排除萎缩性胃炎,临床上依据上腹胃脘部饱胀或疼痛、嘈杂反酸、嗳气等不适症状,并结合胃镜及胃黏膜组织病理学检查以及 Hp 感染的检测明确本病诊断;若怀疑为自身免疫性胃炎,则应检测相关的壁细胞抗体、内因子抗体以及血清维生素 B_{12}、血清胃泌素等。

2)排除特殊类型胃炎。需进一步排除包括感染性胃炎、化学性胃炎、巨大肥厚性胃炎、嗜酸细胞性胃炎、淋巴细胞性胃炎、非感染性肉芽肿性胃炎、放射性胃炎等特殊类型胃炎。

3)明确 CNAG 是否与其他消化系统疾病并存,如 CNAG 合并反流性食管炎、功能性消化不良、慢性胆囊炎、胆石症、慢性胰腺炎等;对于合并中重度焦虑抑郁患者,应注意诊断和进行专科治疗。

(2)对怀疑有 CAG 的患者:

1)明确有无萎缩及 Hp 感染,应进行胃镜检查、病理学检查和 Hp 检测。

2)评估萎缩的程度和范围:①内镜下可采用木村-竹本(Kimura-Takemoto)分型,将 CAG 分为闭合型(C-Ⅰ~C-Ⅲ)和开放型(O-Ⅰ~O-Ⅲ)。②参照胃炎评价标准(OLGA)和胃黏膜肠化生评价标准(OLGIM)分期,通过病理对萎缩或肠化进行部位和程度的评定,如表 7-2-1、表7-2-2所示。③测定血清胃蛋白酶原(PG)和 Gastrin-17。

表 7-2-1　OLGA 分期

萎缩		胃体			
		无	轻度	中度	重度
胃窦	无	0	Ⅰ	Ⅱ	Ⅱ
	轻度	Ⅰ	Ⅰ	Ⅱ	Ⅲ
	中度	Ⅱ	Ⅱ	Ⅲ	Ⅳ
	重度	Ⅲ	Ⅲ	Ⅳ	Ⅳ

表 7-2-2　OLGIM 分期

肠化		胃体			
		无	轻度	中度	重度
胃窦	无	0	I	II	II
	轻度	I	I	II	III
	中度	II	II	III	IV
	重度	III	III	IV	IV

2.鉴别诊断

(1)消化性溃疡:消化性溃疡是指胃肠道黏膜被自身消化而产生的溃疡,与Hp感染有密切关系。临床表现为上腹部疼痛不适,性质可为钝痛、胀痛、灼痛、饥饿样等;部分表现为腹胀、厌食、嗳气、反酸等消化不良症状。但典型的消化性溃疡表现为慢性、周期性、节律性的上腹部疼痛,患者大多以出血、穿孔为首发症状而前来就诊。二者鉴别主要靠胃镜检查。胃镜下胃溃疡多发于胃角和胃窦小弯,可为单个或者多个,呈圆形或者卵圆形,边缘光整,底部由肉芽组织构成,表面附以灰黄色渗出物,周围黏膜常有炎性水肿。溃疡深者会累及胃壁基层甚至浆膜层,累计血管可导致出血,侵及浆膜层则引起穿孔。CNAG胃镜下表现为黏膜充血和水肿混杂出现,红白相间,以红为主,表面附有灰白色的分泌物,可见局限性出血点和糜烂。CAG胃镜下可见黏膜多呈苍白或者灰白色,黏膜变薄,可透见黏膜下血管纹,皱襞细平,常伴见糜烂出血灶,局部可见结节状或者颗粒状上皮增生。

(2)胃癌:早期胃癌多无明显症状,部分患者可以有消化不良的表现;进展期胃癌可以有上腹隐痛、食欲缺乏、消瘦、乏力等表现,上腹部可以扪及肿块,并伴有转移灶症状。胃镜下比较容易诊断与鉴别,早期胃癌好发于胃窦部和胃体部,特别是胃小弯部,可表现为小的息肉样隆起或者凹陷,也可以成平坦样,但黏膜粗糙,触之易出血,可见斑片状出血及糜烂;进展期胃癌肿瘤表面多凹凸不平,糜烂,有污秽苔,活检时易出血,也可呈深大溃疡,底部附有污秽灰白苔,溃疡边缘呈结节状隆起,无聚合皱襞,病变处无蠕动。当病变累及全胃,可使整个胃壁增厚、变硬,称为皮革胃。

(3)神经症:神经症产生的胃痛、上腹部不适多与情绪有关,而各项检查指标均正常,症状时轻时重,主要是心理因素导致,此种比较好鉴别。

(七)治疗

1.治疗原则

104　治疗的主要目标为改善临床相关症状,去除病因,保护胃黏膜,从而改善患者的生活质量;阻止疾病的进展,降低癌变的风险。对于无明显症状、Hp 阴性的患者,需多注意饮食和身心的调养而暂时无需进行药物治疗。

2.一般治疗

饮食宜清淡易消化,尽量避免刺激性的食物,如烟酒、浓茶、咖啡等,避免进食过于粗糙的食物,不食用腌制、熏制、含亚硝酸盐的食物,多食水果蔬菜,饮食规律,保持良好心态,控制情绪。

3.抑酸或制酸治疗

该方法适用于胃黏膜炎症伴糜烂或以胃灼热、反酸、嘈杂、上腹痛等症状为主者。即使胃黏膜有萎缩性的改变,也可短期应用适当的抑酸药物以控制症状,但在腹痛症状控制后应及时停用。

可根据病情或症状严重程度短期选用 H_2 受体阻断剂(雷尼替丁、法莫替丁等)、质子泵抑制剂(奥美拉唑、兰索拉唑、泮托拉唑、雷贝拉唑、艾司奥美拉唑、艾普拉唑等)和制酸剂(碳酸氢钠、氢氧化铝)。

4.根除 Hp 治疗

该疗法适用于 Hp 阳性者,其指征如表 7-2-3 所示。

表 7-2-3　Hp 根除指征

Hp 阳性者	强烈推荐	推荐
消化性溃疡(不论是否活动和有无并发症史)	√	
胃黏膜相关淋巴组织(MALT)淋巴瘤	√	
慢性胃炎伴消化不良症状		√
慢性胃炎伴胃黏膜萎缩、糜烂		√
早期胃肿瘤已行内镜下切除或胃次全切除术		√
长期服用质子泵抑制剂		√
胃癌家族史		√
计划长期服用非甾体抗炎药(包括低剂量阿司匹林)		√
不明原因的缺铁性贫血		√
特发性血小板减少性紫癜		√
其他 Hp 相关性疾病(如淋巴细胞性胃炎、增生性胃息肉、巨大肥厚性胃炎)		√
证实有 Hp 感染		√

根除 Hp 治疗目前仍是 CAG 最基本的治疗方法。多项荟萃(Meta)分析显 **105**

示,根除 Hp 可以逆转萎缩,虽不能逆转肠化,但可以延缓肠化进展。

目前推荐的治疗方案:铋剂四联疗法(首选铋剂＋PPI＋阿莫西林＋克拉霉素;若产生耐药或过敏者,可改为铋剂＋PPI＋另外两种抗生素,如表 7-2-4 所示)适用于 Hp 耐药较严重的发达城市,推荐疗程为 14 天。对于 Hp 耐药较轻的农村、边远地区和社区人群,仍可采用非铋剂方案,包括标准三联疗法以及序贯疗法。

表 7-2-4　推荐的 Hp 根除四联方案中抗菌药物的组合、剂量和用法

方案	抗菌药物 1	抗菌药物 2
1	阿莫西林 1000 mg,2 次/天	克拉霉素 500 mg,2 次/天
2	阿莫西林 1000 mg,2 次/天	左氧氟沙星 500 mg,1 次/天,或 200 mg,2 次/天
3	阿莫西林 1000 mg,2 次/天	呋喃唑酮 100 mg,2 次/天
4	四环素 500 mg,3 次/天或 4 次/天	甲硝唑 400 mg,3 次/天或 4 次/天
5	四环素 500 mg,3 次/天或 4 次/天	呋喃唑酮 100 mg,2 次/天
6	阿莫西林 1000 mg,2 次/天	甲硝唑 400 mg,3 次/天或 4 次/天
7	阿莫西林 1000 mg,2 次/天	四环素 500 mg,3 次/天或 4 次/天

5.保护胃黏膜

氢氧化铝凝胶、复方氢氧化铝片、硫糖铝等可保护胃黏膜不受 NSAIDs 和胆汁的侵害。A 型胃炎不宜用抗酸药;对于低胃酸分泌的 B 型胃炎,不宜提倡摄入醋类酸性饮食,反而要应用抗酸药防止和减少 H^+ 的反弥漫。

6.对症处理

胃肠动力药如多潘立酮和莫沙必利对于腹胀、恶心、呕吐、腹痛具有明显的疗效;对恶性贫血者,应予维生素 B_{12} 注射。萎缩性胃炎患者往往有胃酸缺乏及厌食、食欲缺乏等消化不良的症状,常用药物有复方阿嗪米特肠溶片、米曲菌胰酶片、复方消化酶胶囊等。补充多种维生素及微量元素对于逆转黏膜肠上皮化生和低级别上皮内瘤变有一定效果。胃黏膜活检有异型增生者,需定期内镜活检随访;重度异型增生或高级别上皮内瘤变者,可对病灶行内镜下黏膜剥离切除(ESD)治疗。

（八）预防

良好的饮食卫生习惯和预防 Hp 感染是预防慢性胃炎的有效措施。胃萎缩、肠化及异型增生是癌变逐级演进的过程,是胃最常见的癌前病变。因此,对

于此类患者进行监测随访是防止癌变和发现早期癌的重要途径,多数采用一年一次内镜活检复查。

二、中医辨证论治

(一)病因

1.外邪犯胃

外感寒、热、湿诸邪,内客于胃,皆可导致胃脘气机阻滞,胃失和降,不通则痛。其中尤以寒邪为多,如《素问·举痛论》指出:"寒气客于肠胃之间,膜原之下,血不得散,小络急引,故痛。"

2.饮食伤胃

饮食不洁,或者过饥过饱,损伤脾胃,胃气壅滞,导致胃失和降,不通则痛。五味过极,辛辣无度,过食肥甘厚腻,饮酒如浆,则酝湿生热,伤胃碍脾,气机壅滞。

3.情志不畅

忧思恼怒,伤肝损脾,肝失疏泄,横逆犯胃,脾失健运,使气机升降失常,而发生胃痛。气滞日久或者久病入络,可致胃络瘀血。

4.脾胃虚弱

脾胃为仓廪之官,主受纳及运化水谷。若脾胃素虚,运化失职,或者中阳不足,中焦虚寒,失其温养,则发生疼痛。

(二)病机

胃为阳土,喜润恶燥,为五脏六腑之大源,主受纳、腐熟水谷,其气以和为顺,不宜郁滞。上述病因如寒邪、饮食伤胃等皆可使胃气阻滞,胃失和降而发生各种胃病。病位主要在胃,但与肝肾关系密切。肝属木,为刚脏,主一身之气之疏泄,性条达而恶抑郁。肝胃之间,木土相克,肝气郁结,易横犯脾胃而发病,以致胃气阻滞,胃失和降。肝气久郁,郁而化火,伤阴炼液而形成痰饮,也可以煎灼血液而导致瘀血。病情至此,则胃痛加重,每每缠绵难愈。脾与胃同居中焦,以膜相连,一脏一腑,互为表里,共主升降。若禀赋不足,后天失调,或饥饱失调,劳倦过度,以及久病正虚不复,均能引起脾气虚弱,运化失职,气机阻滞而为胃痛。脾阳不足,则寒自内生,胃失温阳;或阴虚不荣,脉失濡养,致阴虚胃痛痞满等。

脾胃病早期由外邪、饮食、情志所伤,多为实证;后期为脾胃虚弱,往往虚实夹杂,如脾胃虚弱,夹湿夹瘀。病理因素主要有气滞、寒凝、热郁、湿阻、血瘀。基本病机为胃气阻滞,胃失和降。胃病的病理性质比较复杂,久病不愈,则累及

107

脾肾,由实转虚。若因寒邪客胃,久病不愈,则伤及脾胃阳气,可成脾胃虚寒证;若因热而病,邪热伤阴,胃阴不足,则导致阴虚胃热。虚证胃痛又易受邪,"正气存内,邪不可干","邪之所凑,其气必虚",因此脾胃虚寒又容易感受寒邪,脾胃气虚又可导致饮食积滞,出现虚实夹杂证。

除此之外,胃病的变证也不在少数。如胃热炽盛,迫血妄行;或瘀血阻滞,血不归经;或脾气虚弱,脾不统血,而出现鼻衄、齿衄甚至呕血、便血。或日久成瘀,气机不利,出现呕吐、腹泻;亦可瘀痰互结,形成噎膈。

(三)辨证要点

1.辨虚实

实者多由外邪侵袭引起,起病急,病情重,持续时间短,若有腹痛则疼痛剧烈,拒按,舌脉有余;虚证则多为内伤,起病缓,病史久,病情反复,缠绵难愈,若有腹痛则为隐痛,腹痛绵绵,喜按,舌脉不足。

2.辨寒热

寒证遇寒加重,患者喜食温热饮食,得温则病情得缓,常伴有恶寒怕冷,四肢发凉,面色苍白,舌淡苔白,脉沉迟;热证遇热加重,患者喜食寒凉,得凉则病情得缓,常伴有身热汗出,面红目赤,鼻衄齿衄,舌红苔黄,脉洪数。

3.辨气血

一般新病在气,久病在血。在气者有气滞、气虚之分。气滞者,胃部胀痛不适,或涉及两胁,情志不舒后加重,兼见嗳气频频,矢气得缓;气虚者,则胃部空痛,饥饿时加重,并兼见食欲缺乏,大便溏薄,面色少华,舌淡脉弱等。在血者,则疼痛部位固定不移,夜间尤甚,痛如针刺,舌质紫暗,有瘀斑瘀点,脉涩或迟滞。

4.辨兼夹证

每种证候往往不是单独出现,往往相间为病。久病不愈,则累及脾肾,由实转虚。若因寒邪客胃,久病不愈,则伤及脾胃阳气,可成脾胃虚寒证;若因热而病,邪热伤阴,胃阴不足,可导致阴虚胃热。虚证胃痛又易受邪,如脾胃虚寒又容易感受寒邪,脾胃气虚又可导致饮食积滞,出现虚实夹杂证。

(四)治疗原则

治疗当以理气和胃为主,审证求因,辨证施治。邪盛以祛邪为要,正虚以扶正为先,寒热错杂则清温并用,虚实夹杂则攻补兼施。如寒邪客胃则温胃散寒,湿热积滞则清热利湿,饮食停滞则消食导滞,瘀血阻滞则活血化瘀,肝胃不和则疏肝和胃,胃阴亏虚则滋阴养胃,脾胃虚寒则温补脾胃等。

（五）证治分类

1.慢性非萎缩性胃炎

脾胃湿热证主要见胃脘胀痛，脘腹灼热，口黏且苦，纳呆泛恶，身重困倦，大便黏滞不爽，舌红，苔黄腻，脉濡数或滑数。肝胃不和证主要见胃脘胀痛连胁，嗳气或矢气可缓，脘痞不舒，情绪不遂时复发或加重，嗳气频作，嘈杂反酸，善太息，舌淡红，苔薄白，脉弦。脾胃虚弱证主要见胃脘隐痛，遇劳而发，喜温喜按，食欲缺乏或食后胀甚，神疲懒言，倦怠乏力，口淡不渴，面色萎黄，大便稀溏，排便无力，舌淡或伴齿痕，苔薄白腻，脉缓弱或沉弱。

2.慢性萎缩性胃炎

肝胃气滞证主要见胃脘胀痛或胀满，胁肋胀痛，症状因情绪因素诱发或加重，嗳气频发，胸闷不舒，舌质淡红，苔薄白或白，有齿痕，脉弦细。脾胃湿热证主要见胃脘痞胀或疼痛，胃脘灼热，口苦口臭，恶心或呕吐，大便黏滞或稀溏，舌质红，苔黄厚或腻，脉滑数。脾胃虚弱证（脾胃虚寒证）主要见胃脘胀满或隐痛，胃部喜按或喜暖，气短懒言，倦怠乏力，食少纳呆，大便稀薄，舌质淡，脉细弱。胃阴不足证主要见胃脘痞闷不适或灼痛，饥不欲食或嘈杂，口干，形瘦食少，大便干燥，舌红少津，苔少，脉细。胃络瘀阻证主要见胃脘痞满或痛有定处，胃痛拒按，大便色黑，舌质暗红或有瘀点、瘀斑，脉弦涩。

（六）中医分型内镜下表现

1.慢性非萎缩性胃炎

（1）脾胃湿热证：胃黏膜充血，以胃窦黏膜明显，红白相间，以红相为主，胃黏膜表面黏液稠浊，胃窦、胃体有散在小出血点，或有糜烂，如图 7-2-1 所示。此为湿邪阻滞，郁久化热，热邪煎灼津液，血液运行滞涩，积于胃黏膜则可出现黏膜充血、糜烂或小出血点；湿邪重浊黏滞，故胃黏膜表面黏液稠浊。

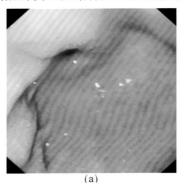 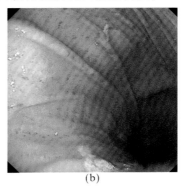

(a)　　　　　　　　　　(b)

图 7-2-1　CNAG 脾胃湿热证内镜下表现

（2）肝胃不和证：胃黏膜充血水肿，胃窦处红白相间，以红相为主，胃窦可见红斑，黏液湖可见黄染，如图 7-2-2 所示。此为肝气郁滞，失于疏泄，横逆犯胃，胃失和降，血行不畅，而出现黏膜红斑；胆汁不循胃气下降至肠腑，随胃气上逆，故见胆汁反流。

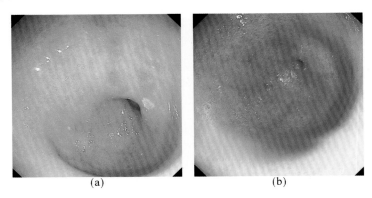

| (a) | (b) |

图 7-2-2　CNAG 肝胃不和证内镜下表现

（3）脾胃虚弱证：胃黏膜以水肿为主，黏膜肿胀湿润，颜色较淡，皱襞柔软，黏液量较多、清澈，如图 7-2-3 所示。此为脾胃虚弱，脾主运化功能失调，水湿代谢障碍，致水液停聚，故以黏膜水肿为主；气血化生乏源，黏膜失养，故黏膜颜色较淡。

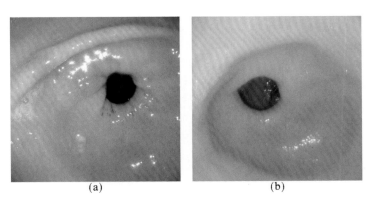

| (a) | (b) |

图 7-2-3　CNAG 脾胃虚弱证内镜下表现

2.慢性萎缩性胃炎

（1）肝胃气滞证：胃窦黏膜表面红白相间，以白相为主，皱襞变细，易伴胆汁反流，蠕动节律快而幅度小，如图 7-2-4 所示。此为情志不舒，肝气郁滞，不得疏泄，脾胃升降失调，气血运行受阻，日久致黏膜萎缩；胆汁随胃气上逆入胃，故易伴胆汁反流。

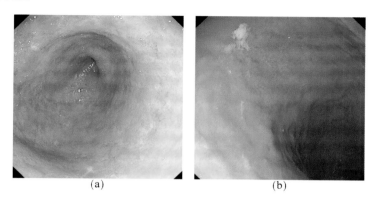

(a)   (b)

图 7-2-4　CAG 肝胃气滞证内镜下表现

（2）脾胃湿热证：胃黏膜弥漫性充血，以胃窦黏膜明显，黏膜粗乱，多伴肿胀，胃窦、胃底常见点、片样糜烂或出血点，十二指肠球部可见点、片状糜烂，如图 7-2-5 所示。此为邪热横逆犯胃，煎灼津液，血脉凝涩，甚则迫血妄行，故出现充血、糜烂或出血。

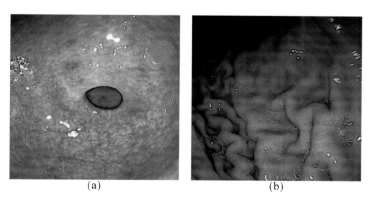

(a)   (b)

图 7-2-5　CAG 脾胃湿热证内镜下表现

（3）脾胃虚弱证：胃黏膜水肿明显，颜色淡红，胃窦黏膜红白相间，以白相为主，可透见血管网，黏液湖清亮、量较多，蠕动幅度小而节律慢，如图 7-2-6 所示。此为脾胃虚弱，气血化生失源，气血不成充养，而致黏膜以白相为主、黏膜萎缩；水液运化失常，而出现黏膜水肿，黏液湖量较多。

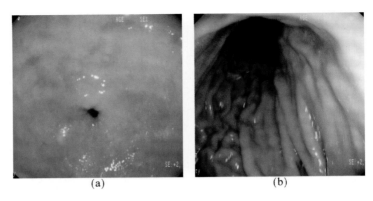

(a)　　　　　　　　　　(b)

图 7-2-6　CAG脾胃虚弱证内镜下表现

（4）胃阴不足证：胃黏膜呈红色，轻度充血，欠光泽，偏粗糙，胃窦黏膜皱襞变细、变平或消失，黏膜变薄，以白相为主，可透见血管网，纹理清晰、杂乱，分泌物少，如图7-2-7所示。此为病情日久，耗伤胃阴，脾胃运化功能受损，阴血生化乏源，黏膜失于濡养，而致黏膜变薄、皱襞变平等病变；阴液耗伤，虚热内生，故见血管纹理清晰、杂乱，黏膜充血。

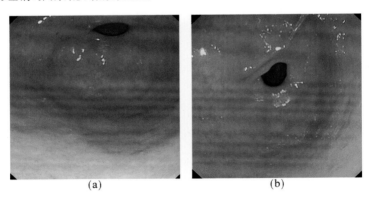

(a)　　　　　　　　　　(b)

图 7-2-7　CAG胃阴不足证内镜下表现

（5）胃络瘀阻证：胃窦黏膜灰暗、粗糙，无光泽，皱襞细小，有颗粒状增生隆起或结节，黏膜较薄，可见散在的黏膜下出血点；黏膜下血管网清晰，色泽紫暗，呈树枝样显露，如图7-2-8所示。此为久病入络，气机阻滞，胃失和降，气血运行不畅，病变由气入血，气血瘀滞，故黏膜灰暗、粗糙；甚则气血郁结于某处，而出现颗粒状增生隆起或结节。

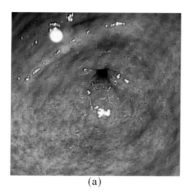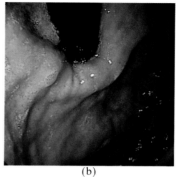

(a)　　　　　　　　　　　　　　(b)

图 7-2-8　CAG 胃络瘀阻证内镜下表现

（七）辨证论治

1.脾胃湿热证

临床表现：胃脘胀痛，脘腹灼热，口黏且苦，纳呆泛恶，身重困倦，大便黏滞不爽，舌红，苔黄腻，脉濡数或滑数。

证机概要：湿热蕴结脾胃，脾胃气机不畅。

治法：清热除湿，理气和中。

代表方：连朴饮（《霍乱论》）。

方解：黄连清热燥湿，厚朴行气化湿，共为君药。石菖蒲芳香化湿而悦脾，半夏燥湿降逆而和胃，可增强君药化湿和胃止呕之力，共为臣药。山栀、豆豉清宣胸脘之郁热；芦根性甘寒质轻，清热和胃，除烦止呕，生津行水，皆为佐药。

加减：湿偏重者，宜加苍术、藿香燥湿醒脾；热偏重者，宜加蒲公英清胃泄热；伴恶心呕吐者，宜加竹茹、橘皮以清胃降逆；气滞腹胀者，宜加枳实以理气消胀；大便滞结不通者，宜加大腹皮或槟榔理气除湿导滞；嘈杂不舒者，可合用左金丸；寒热错杂者，可用半夏泻心汤苦辛通降。

2.肝胃不和证

临床表现：胃脘胀痛连胁，嗳气或矢气可缓，脘痞不舒，情绪不遂时复发或加重，嗳气频作，嘈杂反酸，善太息，舌淡红，苔薄白，脉弦。

证机概要：肝气郁结，横逆犯胃，胃气阻滞。

治法：疏肝和胃，理气止痛。

代表方：柴胡疏肝散。

方解：柴胡疏肝解郁，为君药。香附理气疏肝而止痛，川芎活血行气以止痛，二药相合，助柴胡以解肝经之郁滞，并增行气活血止痛之效，共为臣药。陈皮、枳壳理气行滞，芍药、甘草养血柔肝，缓急止痛，均为佐药。甘草调和诸药，　**113**

为使药。诸药相合,共奏疏肝行气、活血止痛之效。

加减:胃痛较甚者,加川楝子、延胡索以理气止痛;嗳气较频者,加瓜蒌、柿蒂以宽胸顺气降逆;痛势急迫,嘈杂吐酸,口干口苦,舌红苔黄,脉弦或数,乃肝胃郁热之证,以化肝煎或丹栀逍遥散加黄连、吴茱萸疏肝泄热和胃。

3.脾胃虚弱证

临床表现:胃脘隐痛,遇劳而发,胃部喜按或喜暖,食欲缺乏或食后胀甚,神疲懒言,倦怠乏力,口淡不渴,面色萎黄,大便稀溏,排便无力,舌淡或伴齿痕,苔薄白腻,脉缓弱或沉弱。

证机概要:脾胃虚寒,失于温养。

治法:温中健脾,和胃止痛。

代表方:黄芪建中汤。

方解:黄芪、大枣、甘草补脾益气,桂枝、生姜温阳散寒,白芍缓急止痛,饴糖补脾缓急。

加减:胃脘怕冷明显者,加良附丸或干姜、肉桂;大便稀溏者,加炮姜、炒扁豆、炒薏苡仁;食后腹胀者,加枳实、佛手;泛吐清水明显者,加姜半夏、草豆蔻;反酸者,可去饴糖,加乌贼骨、煅瓦楞子和胃制酸止痛;形寒肢冷、腰膝酸软者,可用附子理中丸温肾暖脾,和胃止痛。

4.胃阴不足证

临床表现:胃脘痞闷不适或灼痛,饥不欲食或嘈杂,口干,形瘦食少,大便干燥,舌红少津,苔少,脉细。

证机概要:阴液耗伤,胃失濡养,和降失宜。

治法:养阴和胃,理气止痛。

代表方:一贯煎合芍药甘草汤。

方解:本方重用生地黄滋阴养血,补益肝肾,内寓滋水涵木之意;当归、枸杞养血滋阴柔肝;北沙参、麦冬滋养肺胃,养阴生津,意在佐金平木、扶土制木;少量川楝子疏肝泄热,理气止痛;芍药酸寒,养血敛阴,柔肝止痛;甘草甘温,健脾益气,缓急止痛。

加减:嘈杂似饥,饥不欲食者,加左金丸;口干甚,舌红者,加天花粉、石斛;大便干结者,加枳实、全瓜蒌、火麻仁;纳呆者,加谷芽、麦芽、乌梅、山楂。

5.胃络瘀阻证

临床表现:胃脘痞满或痛有定处,胃痛拒按,大便色黑,舌质暗红或有瘀点、瘀斑,脉弦涩。

证机概要:瘀停胃络,脉络瘀阻不通。

114　治法:理气活血,化瘀止痛。

代表方：失笑散合丹参饮。

方解：五灵脂通利血脉，散瘀止痛；蒲黄行血消瘀；丹参重用以活血祛瘀；檀香、砂仁温中行气止痛。

加减：胃痛明显者，加元胡；大便色黑者，加白及、血余炭。

（八）中医养护

本病发病，多与情志不遂和饮食不节有关，故在预防上要注意饮食与情志的调摄。患者要有规律的生活饮食习惯，切忌暴饮暴食和饥饱无常。若胃消化功能减退或者疼痛加重，应当进食半流质或者流质饮食，少食多餐，以清淡易消化的食物为宜。避免粗糙饮食，戒烟、戒酒，不喝浓茶、咖啡，进食宜细嚼慢咽，切勿狼吞虎咽，慎用水杨酸、糖皮质激素等刺激性药物，同时要保持乐观情绪，避免过度劳累与精神紧张。

三、典型病例

（一）病例一

患者：任某，女，41 岁。

初诊：2018 年 3 月 27 日，患者因"胃胀痛、嗳气 20 天余，加重 10 天"就诊。刻下症：胃脘部胀满，疼痛连及胸胁，嗳气无反酸，晚上饭后加重，饭量减少。患者平素急躁易怒，情志不遂时病情加重，喜长太息，舌淡红，苔薄黄，脉弦滑。

2018 年 3 月 25 日胃镜示：慢性萎缩性胃炎伴胆汁反流。内镜表现：胃窦黏膜充血、水肿，红白相间，以白相为主；胃体充血、水肿，黏液湖黄染，如图 7-2-9 所示。

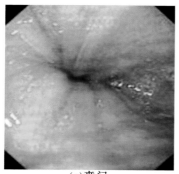 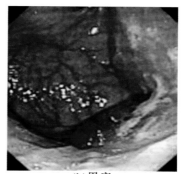

(a)贲门　　　　　　　　(b)胃底

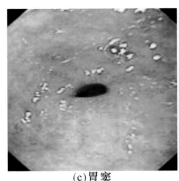 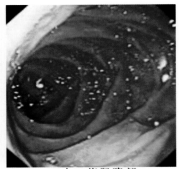

(c)胃窦　　　　　　　　　(d)十二指肠降部

图 7-2-9　慢性萎缩性胃炎患者任某内镜下表现

中医诊断:胃痛(肝胃不和证)。

西医诊断:慢性萎缩性胃炎。

处方:清半夏 12 g,砂仁 9 g,香橼 12 g,党参 18 g,焦三仙各 18 g,炒白术 24 g,炙鸡内金 15 g,蒲公英 30 g,白芷 6 g,炒枳壳 18 g,制香附 12 g,丹参 12 g,黄连 6 g,柴胡 12 g,白芍 9 g。7 剂而瘥。

按:患者平素急躁易怒,情绪不遂时病情加重,故此病例辨证为肝胃不和证,兼有脾虚之象。处方采用柴胡疏肝散疏肝解郁,配伍四君子汤健脾和胃,蒲公英、黄连清解郁热,焦三仙健胃消食。

(二)病例二

患者:罗某,男,67 岁。

初诊:2017 年 6 月 20 日,患者因"胃脘部隐痛 2 个月余,加重半月"就诊。患者两个月前由于夜间受冷出现胃脘部隐痛,食凉后加重;平素畏寒,最近一年明显。现症见胃脘部隐痛,生气后加重,可延及全腹部及胁部,纳可,眠可,食凉后胃脘不适;近半年乏力、胳膊酸、腰痛,活动后加重;舌淡苔薄白,脉沉迟。

2017 年 6 月 15 日胃镜示:慢性萎缩性胃炎。内镜表现:胃窦黏膜水肿,红白相间,以白相为主,黏膜壁变薄;胃体充血、水肿,黏液湖清亮、量多,如图 7-2-10 所示。

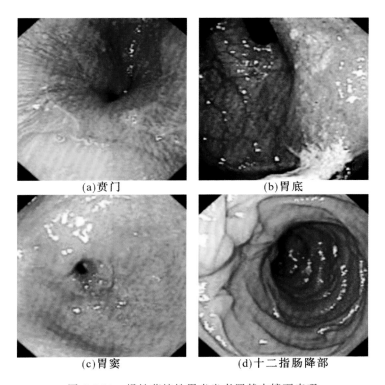

(a)贲门　　　　　　　　　(b)胃底

(c)胃窦　　　　　　　　(d)十二指肠降部

图 7-2-10　慢性萎缩性胃炎患者罗某内镜下表现

中医诊断:胃痛(脾胃虚寒证)。

西医诊断:慢性萎缩性胃炎。

处方:黄芪 30 g,砂仁 9 g,干姜 9 g,党参 18 g,元胡 24 g,乌药 5 g,高良姜 6 g,香附 12 g,白术 24 g,焦三仙各 24 g,佛手 18 g,清半夏 9 g,当归 9 g,炙甘草 6 g,桂枝 9 g,白芍 12 g,生姜 3 片,大枣 5 枚。7 剂而瘥。

按:此病例属平素脾肾阳虚,复因寒邪内侵入胃腑,而成脾胃虚寒证。处方采用黄芪建中汤合附子理中丸合良附丸加减,治以温中散寒,和胃暖脾,理气止痛。

(张晓彤　高君帆)

第三节　胆汁反流性胃炎

胆汁反流性胃炎(BRG)是指各种原因所致的十二指肠胆汁液反流至胃内而引起的胃黏膜的慢性炎症,又称碱性反流胃炎(ARG),为胃食管反流病所致临床综合征的一部分,也属慢性胃炎的特殊类型。其临床症状包括上腹痛、腹胀、胃灼热、恶心呕吐等。本病好发于中老年人,引起的症状轻重不一,缺乏特异性。胆汁反流性胃炎分为原发性胆汁反流性胃炎(PBRG)和继发性胆汁反流性胃炎(SBRG),原发性胆汁反流性胃炎多为胃-幽门-十二指肠协调运动失调,导致十二指肠蠕动增强,幽门关闭功能减弱,胃排空延迟,从而导致十二指肠液反流入胃,刺激胃黏膜;继发性胆汁反流性胃炎多是经过外科手术切除或旷置幽门,幽门功能丧失,十二指肠内容物反流至胃所致,常见于胃大部切除术、胃肠吻合术后。

根据胆汁反流性胃炎胃脘疼痛、痞满、胃灼热、口苦、呕吐酸苦、嗳气、嘈杂、纳呆甚至黑便的临床症状特点,目前对其中医病名的讨论主要集中在"胃脘痛""吐酸""呕胆""胆瘅"之争上。"呕胆"最早见于《灵枢·四时气》中:"善呕,呕有苦,长太息,心中憺憺,恐人将捕之,邪在胆,逆在胃,胆液泄则口苦,胃气逆则呕苦,故曰呕胆。""胆瘅"最早见于《素问·奇病论》中:"有病口苦者,名为何······病名胆瘅。"因此,"呕胆""胆瘅"所描述的症状与胆汁反流性胃炎的临床症状更为相似,"呕胆"是以临床症状命名的,而"胆瘅"则涵盖了本病的病因病机病位,基本概况为中焦气机升降失调或中焦转运无力。

一、现代医学诊治

（一）病因

1.胃肠手术

胃大部切除术、胃肠吻合术等手术是继发性胆汁反流性胃炎的重要病因。胃大部切除后,破坏了胃窦、幽门和十二指肠的生理功能,导致胃排空延缓,十二指肠逆蠕动增加,胆汁反流明显增加,其所含有的胆盐、溶血性卵磷脂可破坏胃黏膜屏障,引起胃黏膜充血、水肿、糜烂等。

2.胆囊疾病

胆囊炎或胆囊充满结石,或是胆囊切除术后,胆囊不能正常储存胆汁,胆汁随消化间期运动综合波(MMC)Ⅲ相后期的逆蠕动反流入胃而致胆汁反流性胃炎。此时胆汁成分亦发生变化,次级胆酸、去氧胆酸成为主要胆酸成分,此类胆酸比原来的胆酸对胃黏膜的损伤更为严重。

3.消化道溃疡

此处主要指十二指肠球部溃疡。溃疡形成后,局部黏膜充血、水肿,炎症牵拉致球腔变形,顺应性降低,加上幽门严重变形后,出现幽门关闭失调,致十二指肠液反流入胃腔;且部分消化道溃疡者胃排空延长,增加了胆汁和胃黏膜的接触时间,引起胆汁反流性胃炎。

4.肝脏、胰腺疾病

肝炎、胰腺炎患者各种消化酶产生减少,消化功能下降,胃窦-幽门-十二指肠的运动失调,不能及时清除反流至胃内的胆汁;肝胰壶腹部括约肌成形术后,可见壶腹括约肌功能紊乱,容易产生十二指肠逆蠕动,使十二指肠内胆汁等内容物向胃腔反流。

5.糖尿病

糖尿病神经病变时,迷走神经具有脱髓鞘改变,这种神经病变可以波及整个消化道,并同时存在迷走神经传入纤维功能受损。研究显示,血糖增高可以抑制胃的排空速度,抑制消化间期肌电复合波的产生和胃窦的动力,当血糖达到更高的水平时,可以诱发胃的快速节律紊乱。糖尿病外周血管病变亦可累及消化道,造成胃黏膜微血管基底膜明显增厚,内皮细胞明显肿胀。这些因素均能导致糖尿病胃轻瘫,从而导致胃排空延迟,十二指肠反流物易潴留于胃腔内而造成胆汁反流性胃炎。

6.胃肠激素

在激素调节水平上,十二指肠液反流至胃受到许多胃肠激素的影响,其中起促进作用的有胆囊收缩素、促胰液素、血管活性肠肽、生长抑素以及神经紧张素等,起抑制作用的主要有胃动素、胃泌素、铃蟾肽及 P 物质等。此外,吸烟饮酒、暴饮暴食、精神紧张以及服用阿司匹林等药物均可造成胃肠激素分泌紊乱,并且可以引起幽门张力下降,十二指肠产生逆蠕动,从而导致胃-幽门-十二指肠协同运动功能障碍,引起胆汁反流至胃。

(二)发病机制

正常情况下,肝脏将胆固醇合成初级胆汁酸(胆酸和鹅去氧胆酸),进入肠腔后在细菌作用下形成次级胆汁酸(去氧胆酸和石胆酸),次级胆汁酸毒性强于初级胆汁酸。胆汁酸和胆盐是十二指肠反流液造成黏膜损伤的主要成分,对黏膜屏障具有明显的破坏作用。胆汁反流时,次级胆汁酸和游离胆汁酸反流入胃,可破坏上皮细胞的脂蛋白层,导致胃黏膜屏障受损;并且抑制碳酸酐酶,导致胃酸直接刺激胃黏膜使之受损。

胆盐与胃酸结合可增强酸性水解酶的活力,破坏溶酶体膜,溶解脂蛋白而破坏胃黏膜的屏障作用,使氢离子逆向弥散增加,进入黏膜和黏膜下层,可刺激肥大细胞释放组胺,后者可刺激分泌胃酸和胃蛋白酶。胃黏膜肥大细胞脱颗粒,可引起黏膜水肿、血管扩张、上皮细胞膜通透性增加、紧密连接损害、线粒体功能障碍、细胞坏死等一系列病变。

胆汁酸可以使上皮细胞内的钙离子浓度增加,促进细胞产生白三烯等炎性介质,并通过磷酸肌醇-3-激酶和丝裂原蛋白激酶的介导,使胃黏膜的环氧化酶-2(COX-2)表达增高,导致自由基对胃黏膜的损伤,使胃酸反渗,刺激组胺释放,从而引起胃黏膜充血等反应性变化。

胰液中的磷脂酶 A 与胆汁中的卵磷脂可被转化成溶血性卵磷脂,后者可去除黏液,溶解上皮细胞膜的磷脂而损伤胃黏膜屏障,造成胃黏膜炎症、糜烂、出血。另外,当碱性的十二指肠液与酸性的胃液中和,胃窦 pH 值接近中性时,可激活胰酶,从而引起胃黏膜损伤。

(三)病理

胃黏膜活检呈化学性胃炎的组织学特征,表现为胃黏膜和胃小凹上皮黏液耗尽,细胞核反应性增大,胃小凹增生,固有膜平滑肌纤维增生,间质水肿,血管扩张充血,少量浆细胞和中性粒细胞(糜烂病灶)浸润等。在病程早期,病理学改变以黏膜病变、胃小凹增生为主;晚期的改变与慢性胃炎类似,包括单核细胞浸润,胃体腺体萎缩、减少或消失,肠上皮化生和幽门腺化生,部分可能发展为溃疡。

(四)临床表现

1.主要症状

(1)腹痛、腹胀:患者中上腹部饱胀不适,伴持续性烧灼隐痛或剧痛,餐后疼痛加重,常呈周期性发作;也可表现为类似消化性溃疡的疼痛,服碱性药物不能缓解,反而加剧。

(2)胆汁性呕吐:由于胃排空障碍,呕吐多在晚间或半夜时发生,呕吐物中可伴有食物,偶有少量血液。更有少数严重患者可发生呕血或排黑便(柏油样便),大便潜血试验呈阳性,为胆汁蚀破黏膜血管所致。

2.次要症状

(1)患者因为惧怕进食,可发生贫血、消瘦、营养不良及腹泻等表现。少数患者可表现为胸骨后疼痛。

(2)患者可出现嗳气、反酸、胃灼热、恶心、食欲减退等症状。

（五）辅助检查

1.内镜检查

通过内镜可直接看到胆汁不断地由幽门口或胃肠连接处涌入胃内,胃黏膜(特别是胃窦部黏膜)充血、水肿、糜烂、粗糙,触之易出血,表面较污浊,有胆汁样黏液附着,可见黄色胆汁样黏液湖,幽门口松弛呈开放状。

2.胃液中胆酸测定

插胃管后,抽吸空腹和餐后胃液,测定其中胆酸含量,如空腹基础胃酸分泌量(BAO)小于 3.5 mmol/h,胆酸超过 30 μg/mL,则可确诊胆汁反流性胃炎。

3.放射性核素测定

静脉注射 2 mCi ^{99m}Tc-丁亚胺双醋酸,每隔 5 分钟观察一次肝及胆道,共 1 小时。令患者服 100 mL 水,内含 0.3 mCi ^{99m}Tc,以准确测定胃的位置。随后在 2 小时内,每 15 分钟检查一次肝、胆囊及胃区,计算出肠胃反流指数,正常值为 8.6 ± 6.0,有胆汁反流性胃炎者可增至 86.3 ± 7.1。也可将 ^{99m}Tc 标记的溶液注入十二指肠或空肠上段,然后记录胃内放射性核素的含量,用以了解肠胃反流的程度。

4.24 小时微量胆红素测定

此方法通过光纤导管将光导入胃内,以分光光度计测定法检测胃内液体对光的吸收率。胆红素作为胆汁标记物,其吸收光谱值为 450 nm,与胃肠其他内容物或普通食物的吸收光波波长不同。便携式光纤分光光度仪的光源同时输出波长为 470 nm 和 565 nm 的光信号,胆红素对 565 nm 波长的吸收率为 0,通过测定胃内容物对 470 nm 和 565 nm 光波吸收率的差别,可对胆红素进行定量分析。

5.X 线钡餐检查

X 线钡餐检查主要表现为幽门松弛、增宽,幽门横径超过 8 mm,钡剂呈水柱样倒入胃内(倒水征)。

（六）诊断

继发性胆汁反流性胃炎有着明确的胃部手术、胆囊切除术等病史,结合典型的临床表现,不难诊断。对于原发性胆汁反流性胃炎,目前尚无完全统一的诊断标准,多数观点认为,通过临床症状和内镜检查典型表现,即可基本诊断为原发性胆汁反流性胃炎。

(1)患者可出现上腹部饱胀不适、隐痛、胆汁性呕吐等症状,严重者可发生呕血或排黑便,但无明显特异性临床表现。

(2)临床上内镜检查是诊断本病最常用的方法之一,凡内镜下黏液湖胆染、**121**

胃窦黏膜糜烂或中度以上胃窦黏膜充血并存者,即可临床诊断。黏液湖胆染的程度可分为四级。0级:黏液湖清亮、透明,无黄染;Ⅰ级:黏液湖清亮、淡黄色;Ⅱ级:黏液湖黄色清亮;Ⅲ级:黏液湖呈深绿色。诊断时需注意与因胃镜操作刺激而引起的胆汁反流相鉴别,后者多见于体质较敏感者,患者在受检过程中多有较强的恶心及呕吐,胆汁反流多与呕吐同时出现,胃内的胆汁样黏液多呈新鲜的黄绿色,胃的蠕动增强,缺乏典型的胃黏膜损害。

(3)病理积分评判:迪克森(Dixon)等提出了病理积分标准(RFI),根据胃小凹增生,固有层充血、水肿和黏膜肌层增生程度,黏膜表面血管扩张、充血等所见,按正常、轻、中、重以及急、慢性炎细胞数目,分别记0~3分,总积分为0~15分。若RFI>10,可诊断为有过多胆汁反流。Dixon病理积分标准来自手术胃,国内报道正常胆汁反流也可引起与手术胃相似的病理变化,但较后者轻,认为RFI>9即有诊断价值。

（七）鉴别诊断

1.慢性胃炎

胆汁反流性胃炎与慢性胃炎临床症状相似,但后者不呕吐苦水,钡餐提示胃部炎症,胃镜检查及胃黏膜活检可予以区别。

其中,胆汁反流性胃炎与 NSAIDs 和乙醇引起的反应性胃炎临床表现相似,需要鉴别。NSAIDs 和乙醇引起的反应性胃炎,患者有 NSAIDs 服用史和乙醇饮用史。NSAIDs 引起的反应性胃炎,患者胃内胆汁酸检测并没有明显增高;而慢性乙醇性胃炎的反应性病变与胆汁反流性胃炎相似,鉴别较困难,前者内镜下以充血、水肿和出血为主要表现。

2.消化性溃疡

多数消化性溃疡患者表现为周期性发作,节律性疼痛;X线钡餐检查如发现典型的龛影,可确立诊断;胃镜检查结合胃黏膜活检有确诊价值。

3.反流性食管炎

胆汁反流性胃炎与反流性食管炎的一些临床表现相似,患者都会伴有烧灼感、吐酸及上腹部不适,但后者有特征性内镜下表现,为一个或一个以上的食管黏膜破损,不难鉴别。

（八）治疗

1.治疗原则

注意饮食,去除诱因,对症治疗,必要时手术治疗。

2.一般治疗

去除某些加重病情的因素,包括戒烟及避免情绪紧张。不服用对胃黏膜有刺激的药物,如阿司匹林、吲哚美辛、索米痛片等。清淡饮食,以免刺激胆汁分泌增多;宜进低脂高蛋白饮食,如牛奶、豆类和鱼类;细嚼慢咽,忌暴饮暴食;避免饮浓茶、烈酒、浓咖啡和进食辛辣、过冷、过热和粗糙食物,养成良好的生活习惯。

3.药物治疗

(1)中和胆酸:铝碳酸镁作为新型的结合胆酸药物,其活性成分为水化碳酸氢氧化镁铝,可在酸性环境下结合胃内胆汁酸。当结合的胆汁酸进入肠内碱性环境时,又将胆汁酸释放,从而不影响胆酸的肠肝循环。考来烯胺是一种碱性阴离子交换树脂,可与胃内胆盐结合,并加速其排出。餐后 1 小时服 4 g 考来烯胺,并于临睡前加服 1 次,通常在服药后 1~2 周奏效,以后逐渐减量。熊去氧胆酸可改变胆汁中不同胆酸的比例,从而减轻胃黏膜损伤,但实际应用者不多。

(2)促进胃肠动力:促胃肠动力药物能够增强幽门和食管下段括约肌张力,加速胃排空,抑制十二指肠液反流。胃排空的加速可减少胆汁和胰液的分泌。常用药物:甲氧氯普胺 10 mg,每日 3 次,餐前 30 分钟口服;多潘立酮 10 mg,每日 3 次,餐前 15 分钟口服;西沙比利 5~10 mg,每日 3 次,餐前 15 分钟口服,该药可致 Q-T 间期延长,高龄者应慎用,心脏病者禁用;莫沙必利 5~10 mg,每日 3 次,餐前 15 分钟口服;马来酸曲美布汀 100 mg 口服,每日 3 次。

(3)抑制胃酸分泌:在胆酸破坏胃黏膜的基础上,胃酸对胃黏膜的损害作用会增强。目前用于抑制胃酸分泌的药物包括 H_2 受体拮抗剂及质子泵抑制剂。H_2 受体拮抗剂如盐酸雷尼替丁片 150 mg 或法莫替丁片 20 mg;质子泵抑制剂如艾司奥美拉唑镁肠溶片 20 mg 或雷贝拉唑钠肠溶片 10 mg,均每日 2 次,餐前口服。

(4)保护胃黏膜:增强胃黏膜屏障的防御能力,促进糜烂黏膜的修复。替普瑞酮每次 50 mg,每日 3 次,进食后 30 分钟口服;瑞巴派特 100 mg,早、晚及睡前口服;麦滋林-S 颗粒 1500~2500 mg,分 3 次口服;硫糖铝每次 1 g,每日 3 次。此外,可选用枸橼酸铋钾、胶体果胶铋等铋制剂,还有蒙脱石散,其片状结构有很强的吸附能力,从而吸附胆盐,消除有毒的溶血性磷脂酰胆碱。

值得注意的是,目前治疗仍以内科方法为主,提倡联合应用促动力药和中和胆酸药物治疗。应定期复查胃镜,了解病情变化及临床治疗效果。

4.手术治疗

临床反流症状严重且药物治疗效果差,严重影响生活质量者,可考虑外科手术治疗。

(1)毕氏Ⅰ式:如原为毕氏Ⅱ式胃切除者,改成毕氏Ⅰ式,约半数患者的症状可获缓解。

(2)胃空肠吻合术:原为毕氏Ⅱ式手术者,将吻合口处输入段切断,近侧切端吻合至输出袢。

（3）空肠间置术：原为毕氏Ⅰ式胃切除者，在胃、十二指肠吻合口中间置入一段约 20 cm 的空肠，有效率为 75％。

（九）预防

预防胆汁反流性胃炎的重点在于规范饮食、生活规律，饮食以素食为主，少食荤腥之品，避免暴饮暴食。超重者宜减肥，过度肥胖者腹腔压力增高，可促进胃液反流，特别是平卧位尤甚，故应积极减轻体重从而改善反流症状。改变不良睡姿，因有些患者睡眠时将两上臂上举或枕于头下，可致膈肌抬高，胃内压力随之增加，胃液逆流而上。调畅情志，因精神因素会导致自主神经功能紊乱，从而影响胃排空功能。

二、中医辨证论治

（一）病因

本病的病因多为饮食不节、情志失调、饮酒过度、脾胃虚弱及手术损伤脾胃，导致实邪内阻，中焦气机升降失调或中焦转运无力。

1.饮食不节

暴饮暴食，饥饱无常，或恣食生冷、辛辣、肥甘，饮酒过度，均可损伤脾胃，导致胃气郁滞，胃失和降。《黄帝内经》中首次阐明了饮食伤胃的病因，如《素问·痹论》中曰："饮食自倍，肠胃乃伤。"

2.情志失调

情志失调可以影响脾胃功能，或因忧思太过而伤脾，或因恼怒太过而伤肝；其他如悲忧气郁，惊恐气乱，均可导致气机逆乱，肝脾气机郁滞，升降失常。《丹溪心法·六郁》中云："气血冲和，万病不生，一有怫郁，诸病生焉。故人身诸病，多生于郁。"说明情志不畅可以导致气机失调，从而产生各种疾病。

3.脾胃素虚

素体脾胃虚弱，中气不足；或因饮食劳倦，饥饱失常，损伤脾胃；或病后胃气未复，均可致脾失健运，气机不利，胃失和降。正如《兰室秘藏·中满腹胀》中谓："脾胃久虚之人，胃中寒则胀满，或脏寒生满病。"

4.手术损伤

术后损脉，瘀血内生，气滞不行，瘀血阻络，气血阻滞胃腑，胃络失养，升降失常。以上构成了胆汁反流性胃炎本虚的基础，即脾胃失和，升降失常。胃部手术可直接损伤脾胃，致脾胃虚弱，运化功能失常，气机升降失调，胃失和降，胃气上逆，胆汁随胃气上逆而发为本病。胃部分切除术后，胃的容量变小，胃津亦减少,胃体失于濡养,受纳腐熟水谷功能减弱,从而导致运化失常。

（二）病机

胆汁反流性胃炎病位在肝、胆、脾、胃;以脾胃为本,以肝胆为标;其病机多为本虚标实,虚实夹杂。本虚为脾失健运,升降失常;标实为肝胃不和,湿热内蕴,胃络瘀阻。其病理性质有虚实之分。属实者为实邪内阻,如气机郁滞、食滞中阻、痰湿内郁、瘀血阻滞等阻碍中焦气机,中焦气机升降失常而致胃痛、呕吐、口苦、反酸、痞满;属虚者为脾胃虚弱,胃阴不足,气机不运,土虚木乘,升降失常。虚实两者又可互相影响,互为因果。实邪内盛,多与中虚不运,升降无权相关;而中焦转运无权,则易受实邪的侵扰。实邪内陷,日久可损伤脾胃;脾胃虚弱,易产生痰湿、气滞、瘀血,导致气机升降不利。

（三）辨证要点

胆汁反流性胃炎辨证有寒热之别,常从舌、脉、症等方面区分。一般口渴喜冷饮,口苦心烦,急躁易怒,大便干结,舌质红,舌苔黄腻或黄燥,脉滑数者为热证;畏寒喜热,大便稀溏,舌质淡,苔薄白或白腻,脉沉细者为寒证。虚、实、寒、热又可相互转化,也可出现虚实相兼、寒热错杂等复杂证型。胆汁反流性胃炎还有新久之别,病初多实,病久多虚。病初多有气、痰、湿、热;病久入络夹瘀,或者脾胃运化失司,气血不足而导致脾胃虚弱。

（四）治疗原则

中医治疗胆汁反流性胃炎多从整体出发,重视气机升降,强调脏腑关系。疏肝利胆、和胃降逆治其标,健脾益气、扶正补虚治其本,使逆乱之气机升降有序,清阳得升,浊阴得降,从而达到脏腑阴阳平和。

（五）证治分类

肝胃不和证主要见胃脘胀满,胀痛连胁,嗳气呃逆,每因情志不畅时脘胁胀痛加重,舌淡红,苔白,脉弦滑。肝胃郁热证主要见胃脘烧灼疼痛,痛势急迫,烦躁易怒,嘈杂,口干苦,大便干结,舌红苔黄,脉弦数。寒热错杂证主要见脘痞胁胀,恶心呕吐,吞酸,时作时止,嗳气,口苦纳呆,面色㿠白,体胖,舌淡苔黄腻,脉弦细或细滑。气滞血瘀证主要见胃脘胀痛或刺痛,痛处固定,手按加重,或情绪不畅时加重,呕吐吞酸,嗳气,舌暗或有瘀斑,脉涩。脾胃虚弱证主要见胃脘隐痛,泛吐酸水或清水,疲乏无力,面色少华,食欲缺乏,便溏,舌淡胖,苔薄白,脉细弱或缓。胃阴不足证主要见胃痛隐隐,恶心呕吐反复发作,但呕量不多,或仅唾涎沫,胸中顿热,口燥咽干,胃中嘈杂,似饥而不欲食,大便干结,舌红少津,少苔或无苔,脉细数。

（六）中医分型内镜下表现

1.肝胃不和证

胃腔内淡黄色至黄绿色胆汁量多，胃窦黏膜红白相间，胃体黏膜充血、水肿；十二指肠球部有淡黄色泡沫样十二指肠液聚集，黏膜充血，如图7-3-1所示。此为情志不舒，肝气郁滞，不得疏泄，脾胃升降失调，胆液不循胃气下降至肠腑，而随胃气上逆，导致胃内胆汁反流量多。

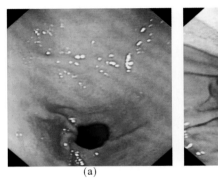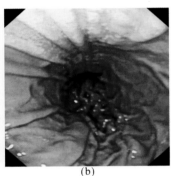

(a)　　　　　　　　　　　(b)

图7-3-1　肝胃不和证内镜下表现

2.肝胃郁热证

胃腔内黄绿色混浊液量多，或胃壁上附较多含胆汁的黏液；黄绿色泡沫状或水流状物从幽门口反流入胃；胃黏膜充血，皱襞水肿，以胃窦黏膜明显，红白相间，红相为主，胃窦、胃底常见点、片样黏膜下出血点；十二指肠球部有点、片状出血、糜烂，腔内有黄绿色十二指肠液潴留，如图7-3-2所示。此为肝失疏泄，郁久化热，横逆犯胃，胃失和降，使胆汁和胃液不能正常疏泄而反流入胃内；热邪煎灼津液，迫血妄行，故见黏膜糜烂或出血点。

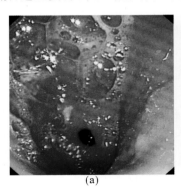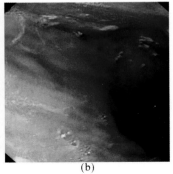

(a)　　　　　　　　　　　(b)

图7-3-2　肝胃郁热证内镜下表现

3.寒热错杂证

胃腔内淡黄色胆汁量多,黏液湖清亮,胃窦黏膜红白相间且充血、水肿,十二指肠腔内有淡黄色十二指肠液潴留,如图 7-3-3 所示。此为病邪乘虚内陷,寒热互结,中焦痞阻,升降失常,致胆汁上逆入于胃腔。

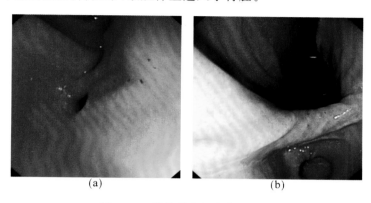

(a)   (b)

图 7-3-3   寒热错杂证内镜下表现

4.气滞血瘀证

黏液湖为灰白色混浊液或蛋花样块状胆汁液,胃窦黏膜粗糙无光泽或有结节样变,可见散在的黏膜下出血点;十二指肠球部黏膜粗糙无泽,伴有胆汁斑附着,如图 7-3-4 所示。此为饮食不节,贪食生冷,或烟酒过度,损伤脾胃,造成胃失和降;或情志失调,肝气郁结,致使胃气上逆,胆汁反流,而成本病。气滞日久,则致瘀血阻络,而见胃黏膜粗糙或呈结节状。

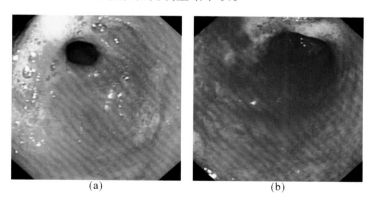

(a)   (b)

图 7-3-4   气滞血瘀证内镜下表现

5.脾胃虚弱证

黏液湖呈清亮、淡黄色或黄色,量多;胃黏膜充血、水肿;胃窦黏膜粗糙,红

白相间,以白相为主;十二指肠内有淡黄色十二指肠液,如图 7-3-5 所示。此为
久病或饮食不节或术后等致使脾胃虚弱,升降失调,胃气上逆,脾运失职,胆汁
上逆。

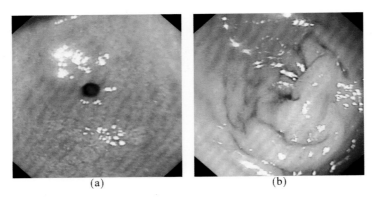

(a)   (b)

图 7-3-5　脾胃虚弱证内镜下表现

6.胃阴不足证

胃腔内为黄绿色混浊液、白色混浊液或蛋花样块状胆汁液;胃黏膜充血,或
黏膜上似有黄褐色黏液轻附;胃窦部黏膜粗糙,红白相间,白相为主;十二指肠
球部黏膜见黄褐色,或有胆汁斑附着,如图 7-3-6 所示。此为郁热煎灼津液,导
致胃阴不足,胃失濡润并失于和降,而致胆汁随胃气上逆;胃阴不足,故胃黏膜
粗糙。

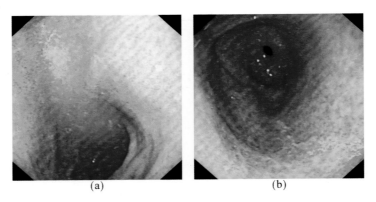

(a)   (b)

图 7-3-6　胃阴不足证内镜下表现

(七)辨证论治

1.肝胃不和证

临床表现:胃脘胀满,胀痛连胁,嗳气呃逆,每因情志不畅时脘胁胀痛加重,

舌淡红,苔白,脉弦滑。

证机概要:情志不舒,肝气郁滞,不得疏泄,脾胃升降失调。

治法:疏肝理气,和胃降逆。

代表方:柴胡疏肝散加减。

方解:柴胡疏肝解郁,调理气机,为君药;香附、芍药助柴胡和肝解郁,陈皮、枳壳行气导滞,共为方中臣药;川芎理气活血止痛,为方中佐药;炙甘草和中,调和诸药,为使药。诸药合用,具疏肝行气之功效。

加减:气郁化火,症见口干口苦,烦躁易怒,溲黄便干,舌红苔黄者,可去方中辛温之川芎,加丹皮、黄芩、黄连、栀子等;胃痛较甚者,可加川楝子、延胡索以加强理气止痛;肝气横逆犯脾,症见腹泻、腹胀者,可加茯苓、白术。

2.肝胃郁热证

临床表现:胃脘烧灼疼痛,痛势急迫,烦躁易怒,嘈杂,口干苦,大便干结,舌红苔黄,脉弦数。

证机概要:郁久化热,横逆犯胃,脾胃升降失调。

治法:清泻肝火,和胃降逆。

代表方:化肝煎合左金丸加减。

方解:化肝煎中青皮善解肝怒,疏肝破气以宽胸胁三焦之郁而为方药之主;气郁动火,则以栀子清火宣郁;火动而伤血,故用芍药入血分,补血热之虚,以泻肝火之实;丹皮善行滞,滞去则郁热自解;泽泻长于渗水去湿,利小便以泻伏火;陈皮理气化痰;土贝母降气化痰,善开郁结。左金丸中黄连为君,清泻肝火,使肝火得清,自不横逆犯胃,黄连亦善清泻胃热,胃火降则其气自和;吴茱萸疏肝解郁,使肝气调达,并反佐以制黄连之寒,使泻火而无凉遏之弊,亦能和胃降逆,一味而兼多用。

加减:反酸较重者,可加乌贼骨、煅瓦楞中和胃酸;嗳气频作、胃气上逆者,加旋覆花、沉香、代赭石以理气降逆;郁热耗伤津液,症见胃中嘈杂、舌红少津、苔光剥者,可加沙参、麦冬;舌苔黄厚而燥,大便秘结者,为胃热燥结,宜加大黄、枳实以通下泻热。

3.寒热错杂证

临床表现:脘痞胁胀,恶心呕吐,吞酸,时作时止,嗳气,口苦纳呆,面色㿠白,体胖,舌淡苔黄腻,脉弦细或细滑。

证机概要:脾胃受损,气机失调,寒热错杂于中焦。

治法:寒热平调,消痞散结。

代表方:半夏泻心汤加减。

方解:本方由小柴胡汤化裁得到,即去柴胡、生姜,而加川连、干姜。方中半夏、干姜辛温除寒,和胃止呕;黄连、黄芩苦寒泄降除热,清肠燥湿;人参、大枣、炙甘草补中益气,养胃。

加减:肝气犯胃,症见胃脘胀痛,痛连两胁者,可加柴胡、香附、木香;胃脘痛甚,嗳气频繁者,可加丹参、延胡索、郁金;脾胃虚寒,症见胃脘隐痛,喜温喜按,甚则腹泻,畏寒者,可加肉桂、白术。

4.气滞血瘀证

临床表现:胃脘胀痛或刺痛,痛处固定,手按加重,或情绪不畅时加重,呕吐吞酸,嗳气,舌暗或有瘀斑,脉涩。

证机概要:气滞日久,瘀血阻络。

治法:理气和胃,化瘀通络。

代表方:柴胡疏肝散合丹参饮加减。

方解:柴胡疏肝散中柴胡疏肝解郁,调理气机,为君药;香附、芍药助柴胡和肝解郁,陈皮、枳壳行气导滞,共为方中臣药;川芎理气活血止痛,为方中佐药;炙甘草和中,调和诸药,为使药。丹参饮中丹参活血化瘀止痛,砂仁、檀香行气和胃。两方合用,共奏理气化瘀之效。

加减:胃痛甚者,可加延胡索、木香、枳壳以加强活血行气止痛之功效;疲乏无力,纳少,当为气虚无以行血,加党参、黄芪等以益气活血;便黑可加三七、白及化瘀止血。

5.脾胃虚弱证

临床表现:胃脘隐痛,泛吐酸水或清水,疲乏无力,面色少华,食欲缺乏,便溏,舌淡胖,苔薄白,脉细弱或缓。

证机概要:脾胃虚弱,升降失调,胃气上逆,脾运失职。

治法:健脾燥湿,理气和胃。

代表方:六君子汤加减。

方解:方中党参补中益气,健运脾胃,为君药。白术健脾燥湿,为臣药。法半夏燥湿化痰,和胃降逆止呕;陈皮理气燥湿化痰;茯苓渗湿健脾,共为佐药。甘草甘温调中,调和诸药为使。全方配伍,为益气健脾,燥湿化痰之平补剂。

加减:呕吐频作,嗳气脘痞者,可酌加旋覆花、代赭石以镇逆止呕;脘腹胀满,脾虚气滞者,可加半夏、陈皮理气化浊;纳呆厌食者,可加砂仁、神曲等理气开胃;四肢不温,阳虚明显者,可加制附子、干姜温胃助阳,或合理中丸以温胃健脾。

6.胃阴不足证

临床表现:胃痛隐隐,恶心呕吐反复发作,但呕量不多,或仅唾涎沫,胸中顿热,口燥咽干,胃中嘈杂,似饥而不欲食,大便干结,舌红少津,少苔或无苔,脉细数。

证机概要:胃阴不足,气机不运,升降失常。

治法:滋阴生津,和胃降逆。

代表方:玉女煎加减。

方解:方中石膏辛甘大寒,清阳明有余之火而不损阴,故为君药。熟地甘而微温,以滋阴水之不足,为臣药。君臣相伍,清火壮水,虚实兼顾。知母苦寒质润,滋清兼备;麦冬微苦甘寒,助熟地滋阴,而润胃燥,二者共为佐药。牛膝导热下行,以降上炎之火,为佐使药。

加减:胃脘灼痛、嘈杂反酸者,可加牡蛎、海螵蛸或用左金丸以制酸;大便干结难解者,宜加火麻仁、瓜蒌仁等润肠通便;伴倦怠乏力,气阴两虚者,可加党参或西洋参、山药以益气生津。

（八）中医养护

1.预防调护

本病发病,多与情志不遂、饮食不节有关。患者宜节制饮食,勿暴饮暴食,同时饮食宜清淡,忌肥甘厚味、辛辣醇酒以及生冷之品。注意精神调摄,保持乐观开朗,心情舒畅。适当参加体育锻炼,增强体质。

2.针灸治疗

研究发现,针刺足三里、阳陵泉、中脘、脾俞、内关、公孙等穴位能够有效地治疗胆汁反流性胃炎。肝胃不和证配太冲、天枢、肝俞等,脾胃虚弱证配关元、气海,胃阴不足证配三阴交,采用平补平泻手法。穴位贴敷、穴位注射等外治方法配合口服药物治疗,亦有明显的疗效。

三、典型病例

（一）病例一

患者:李某,女,35岁。

初诊:2018年2月7日,患者因"上腹部胀满不适半年余"就诊。现症见上腹部胀满不适,时伴有胃痛、反酸、嗳气,食高蛋白食物时胃胀加重,口干口苦;白天无精神,情绪低落,困倦乏力;纳少,眠差,入睡困难,多梦;大便略干,2～3天一次;舌淡红,苔白,脉弦。

2018年2月4日胃镜示:胆汁反流性胃炎。内镜表现:胃窦充血、水肿,红白相间,以红相为主;胃体充血、水肿,黏液湖黄染,如图7-3-7所示。

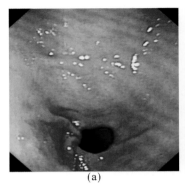 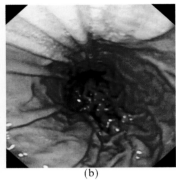

| (a) | (b) |

图 7-3-7　胆汁反流性胃炎患者李某内镜下表现

中医诊断:痞满(肝胃不和证)。

西医诊断:胆汁反流性胃炎。

处方:柴胡 12 g,砂仁 9 g,制香附 12 g,炒枳壳 15 g,陈皮 12 g,白芍 24 g,丹参 15 g,醋元胡 24 g,党参 18 g,胡黄连 6 g,炒白术 24 g,徐长卿 24 g,茵陈 15 g。

2018 年 3 月 7 日复诊:效佳。患者上腹部胀满、嗳气明显减轻,偶有胃灼热、反酸,纳眠可,二便调,舌淡红,苔白,脉弦。

上方改党参 15 g,继服 7 剂而瘥。

按:患者胃脘部胀满不适,平素情绪低落,舌淡脉弦,辨证为肝胃不和证,兼见脾虚之象,故处方采用柴胡疏肝散加减以疏肝解郁、理气和胃,配伍党参、炒白术、茵陈、徐长卿健脾祛湿。

(二)病例二

患者:常某某,女,44 岁。

初诊:2017 年 4 月 8 日,患者因“上腹部胀满不适 5 年余”就诊。患者 5 年前因饮食不规律出现上腹部胀满不适。现症见上腹部胀满不适,嗳气频作,口淡,咽部堵闷,反酸,食欲缺乏,进食少,眠差,易醒,醒后难再入睡;小便色黄,大便质稀,日一行;周身乏力,平素畏冷;舌淡红,苔白,脉滑。

2017 年 3 月 27 日胃镜示:胆汁反流性胃炎。内镜表现:胃窦黏膜水肿,红白相间,以白相为主;胃体黏膜充血、水肿,黏液湖黄染、量多,如图 7-3-8 所示。

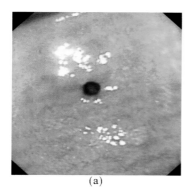 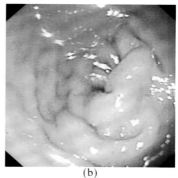

(a)　　　　　　　　　　　(b)

图 7-3-8　胆汁反流性胃炎患者常某某内镜下表现

中医诊断:痞满(脾胃虚弱证)。

西医诊断:胆汁反流性胃炎。

处方:党参 18 g,炒白术 24 g,丹参 15 g,制香附 12 g,柴胡 15 g,白芍 24 g,砂仁 9 g,清半夏 12 g,炒枣仁 30 g,莲子肉 24 g,云苓 30 g,吴茱萸 3 g,百合 30 g,乌药 15 g。

按:根据患者胃脘部胀满不适,食欲缺乏,大便稀溏等症状,可辨证为脾胃虚弱证,故处方采用六君子汤加减以健脾祛湿,并配伍莲子肉健脾止泻,柴胡、香附疏肝以防肝气犯胃。

(张晓彤)

第四节　胃癌前病变

胃癌前病变(precancerous lesions of gastric cancer,PLGC)是胃癌前状态向胃癌进展的阶段。胃癌前病变主要包括肠上皮化生和上皮内瘤变(或异型增生)。肠上皮化生是指胃黏膜上皮出现类似肠腺上皮,有相对不成熟性和向肠与胃双向分化的特点,又可分为小肠型和大肠型。大肠型(不完全型)与大肠黏膜相似,与胃癌(尤其是肠型胃癌)发生关系密切。上皮内瘤变是指胃黏膜上皮出现明显的细胞异型和结构异常,国际上通常分为低级别与高级别上皮内瘤变。低级别上皮内瘤变相当于轻、中度异型增生,高级别上皮内瘤变相当于重度异型增生和原位癌。虽然不是所有的癌前病变都能发展为胃癌,但目前对其治疗尚无明显突破,所以尽早识别并积极防治,阻断其向胃癌发展,是降低胃癌

133

发生率的有效方法。

中医学上没有"胃癌前病变"这一病名,慢性萎缩性胃炎、胃息肉、良性胃溃疡、残胃等临床上以上腹饱胀、隐痛不适、痞闷、食欲缺乏、胀满、嗳气、反胃为主要表现者,归属中医"胃脘痛""痞满""嘈杂""腹胀""嗳气"等范畴。本病病位在胃,与肝脾密切相关。"痞满"一词始见于《素问·异法方宜论》,《伤寒论》则明确提出"满而不痛者,此为痞"。李东垣所著《兰室秘藏》中的消痞丸、枳实消痞丸均为治疗"痞"的药方。

一、现代医学诊治

(一)病因

现代医学对本病的病因尚未完全阐明,一般认为胃内攻击因子与防御修复因子失衡是发病的原因,与幽门螺杆菌感染、免疫因素、遗传因素、年龄因素、饮食及药物刺激、病毒感染、胃黏膜营养因子缺乏、各种原因的胆汁反流等多种因素有关。

1.幽门螺杆菌(Hp)感染

Hp 感染和胃癌发病密切相关,流行病学调查、临床研究以及动物实验证实了 Hp 感染是胃黏膜肠化生进展的最主要原因。Hp 感染引起胃黏膜异型增生、肠化生的危险性是非 Hp 感染者的 4.7 倍,而根治 Hp 可以使异型增生部分逆转。Hp 感染引起胃癌前病变的可能机制如下:

(1)Hp 及其毒素损伤胃黏膜上皮,引起 H^+ 反向弥散,加重损伤,激活炎症反应,释放大量炎症介质如自由基、一氧化氮、白介素-8(IL-8)、白介素-1(IL-1)、肿瘤坏死因子等,上调 COX-2 基因的表达而增加前列腺素 E_2(PGE_2)的合成,诱导细胞增殖并使凋亡抑制基因 bcl-2 蛋白表达增加,增殖和凋亡失衡;PGE_2 还能抑制机体对肿瘤的免疫反应。

(2)Hp 释放空泡毒素 A 和细胞毒素相关蛋白损伤壁细胞,使胃酸分泌减少,胃内 pH 值升高,促使硝酸盐降解为亚硝酸盐和亚硝胺等致癌物,具有直接致癌作用。

(3)Hp 感染使增殖细胞核抗原表达明显增加,感染促发的炎症引起凋亡增加,导致增殖与凋亡失衡。

2.遗传因素

胃癌的家族集聚倾向证明了遗传在胃癌发病中的重要作用,著名的波拿巴胃癌家族史是典型的例子。重度萎缩性胃炎患者的一级亲属慢性萎缩性胃炎患病率明显高于健康家庭人群。在山东临朐县进行的一项前瞻性研究显示,父母患胃癌是异型增生的独立危险因素,并且兄弟姐妹患胃癌也增加了异型增生的危险性。国外一项关于血型和家族癌症史的研究也证明了遗传在胃癌前病变中的作用。

3.饮食及药物刺激

胃癌按组织学分型包括弥漫型胃癌和肠型胃癌。弥漫型胃癌与基因和家族性因子密切相关,而较少受饮食因素影响;饮食及药物刺激为肠型胃癌发病的主要原因。高盐饮食、药物(如阿司匹林)促发了浅表性胃炎,而营养缺乏(低蛋白、低维生素饮食)及 Hp 感染等因素使浅表性胃炎进一步发展为萎缩性胃炎,胃内 pH 值增高、Hp 生长、抗氧化剂(维生素 C、叶酸、胡萝卜素等)缺乏及胆汁反流等因素也参与了萎缩性胃炎的肠上皮化生及异型增生。长期过热、过咸饮食可引起胃黏膜萎缩,富含维生素 C 的蔬菜水果对病变的胃黏膜有保护作用,均说明饮食因素在胃癌前病变中的重要作用。已有大量研究证实,腌制食物中的亚硝酸盐、煎炸食物中的芳香烃等能引起胃癌前病变;至于烟草、茶叶与酒对胃黏膜的影响则报道不一。

4.免疫因素

伴随着肿瘤免疫学的快速发展,人们已经认识到免疫功能在肿瘤的发生、发展中所起的作用。现已经有研究证实本病患者常伴有免疫功能的异常。通过检测患者外周血中 T 淋巴细胞的水平,发现 T 淋巴细胞总值($CD3^+$)及其亚群($CD4^+$)、$CD4^+$/T 抑制细胞($CD8^+$)均低于正常水平,而 $CD8^+$ 却高于正常水平,证实胃癌前病变患者存在免疫抑制的现象,且细胞免疫和体液免疫失去了平衡。

5.幽门螺杆菌以外的细菌、病毒感染

长期应用 PPI 等抑酸治疗的患者更易发生 Hp 以外的细菌感染,这些细菌感染是萎缩性胃炎的独立危险因素,如兼有其他因素,则能明显增加胃癌癌前病变的发生率。国外研究,人类疱疹病毒(EBV)感染的患者与正常人相比,其胃黏膜萎缩的发生率较高。EBV 感染的患者更易由慢性萎缩性胃炎转化为胃癌。因此,EBV 在胃癌癌前病变的发生中所起的作用十分重要。而口、鼻、咽喉等局部病灶的细菌或其毒素被吞入胃内,长期会对胃黏膜造成刺激,甚至引起损害。

6.十二指肠液反流

幽门括约肌功能失调,或胆囊切除术后胆汁引流不畅、胃大部切除后幽门缺如、胃手术后幽门受损、十二指肠溃疡愈合后或修补后纤维组织增生、幽门变形等,均可导致大量十二指肠液包括胆汁长期反流入胃,破坏或改变胃内环境,进而损伤胃黏膜。胆汁反流导致慢性萎缩性胃炎多是通过破坏胃黏膜,胃内的盐酸物质通过受损的黏膜屏障反弥散进入黏膜内,使得组胺分泌增加,组胺反过来又刺激胃酸分泌增多,组胺作用在血管上的 H_1、H_2 受体引起血管扩张,渗透性增强,使得胃黏膜血流量大大减少,导致慢性萎缩性胃炎的发生。胆汁反流是独立的危险因素,其严重程度与黏膜炎症及萎缩的严重度呈显著正相关,与肠上皮化生的严重度也呈显著正相关。

(二)发病机制

1.胃癌多阶段演变分子过程

近代研究认为,肿瘤的发生一般经过激发、促进和进展三个阶段。激发、促进阶段组织病理变化则为癌前病变。损伤因素长期慢性刺激引起的炎症反应、免疫应答、损伤修复、应激反应等一系列生物学过程中存在转录因子活性改变、信号通路传导异常、生长因子表达上调等病理变化,引起遗传物质异常表达,导致细胞出现肠上皮化生和异型增生。分子生物学的发展揭示了胃癌前病变的分子机制。

2.鸟苷酸环化酶 C(GC-C)等参与胃黏膜细胞的癌变及转移

用免疫组化法检测发现肠型胃癌和肠型异型增生组织均表达 GC-C 蛋白。COX-2 从慢性浅表性胃炎、胃黏膜肠上皮化生、异型典型增生到早期胃癌,表达强度呈递增趋势。胃蛋白酶原是胃蛋白酶的前体,由胃主细胞分泌,其异常分泌参与胃黏膜的癌变过程。

3.与胃癌前病变相关的基因增殖诱导配体及其受体较高表达

胃内的特殊环境,使上皮细胞频繁接触亚硝胺类、重金属等物质,加上胃内活性氧增加,从慢性胃炎、胃黏膜肠上皮化生、胃腺瘤到胃癌,抑癌基因甲基化在胃癌的发生率较高。与胃癌前病变相关的高甲基化基因有抑癌基因、错配修复基因等。此外,基因多态性、微卫星不稳定性(MSI)增加了发生胃癌的风险,细胞周期素、癌基因活化、抑癌基因失活也参与了胃癌前病变的发生。

4.胃黏膜微循环的改变

慢性萎缩性胃炎患者较非萎缩性胃炎患者的胃黏膜血流量(GMBF)降低,并且胃黏膜血循环对维持胃黏膜的正常生理功能及防御机制起着至关重要的作用。胃黏膜正常的代谢对缺血较为敏感。胃黏膜的再生速度较快,而其糖原含量较少,大概不足肝细胞的 11%,故当缺血情况发生时,胃黏膜不能进行无氧代谢以产生更多的能量,细胞损害后致使腺体发生萎缩,从而使得慢性萎缩性胃炎发生。

(三)病理

1.肠上皮化生

肠上皮化生可分为两型:Ⅰ型为小肠型,含有表现出小肠上皮特征的颗粒,分泌中性黏蛋白及唾液黏蛋白;Ⅱ型为大肠型,多由产硫酸的杯状细胞组成,分泌硫酸黏蛋白,呈结肠上皮特征。在比较时发现,胃癌高发区胃组织中肠化检出率为低发区的2.3倍。进一步分析发现,癌旁组织大肠型肠化更为多见,在胃癌(肠型)细胞中具有某些与大肠型肠化相同的结构。这些现象说明大肠型肠化与胃癌关系更加密切。关于肠上皮化生是否为真正的胃癌前病变一直存在争议。目前认为,不完全性大肠型(Ⅲ型)肠化生发生胃癌的风险较高。也有观点认为,肠化分布范围越广,其发生胃癌的危险性越高。完全性小肠型化生属于胃黏膜的炎症反应,多被认为是一种良性的病变;而不完全性大肠型化生可能为胃癌前病变,应进行重点干预。

2.上皮内瘤变(异型增生)

胃黏膜上皮内瘤变是胃黏膜上皮出现明显的细胞异型和结构异常,具有较高的癌变倾向,但无间质侵犯,是非浸润性肿瘤性上皮内病变。国际上一般将其分为低、高两种级别,高级别上皮内瘤变短期进展为胃癌的风险较高,需行内镜下切除或手术治疗,一般不在逆转研究范围内。

(四)临床表现

胃癌前疾病包括慢性萎缩性胃炎、胃溃疡、胃息肉、手术后胃(残胃炎)、巨大胃黏膜肥厚症等。

1.慢性萎缩性胃炎

本病临床表现缺乏特异性,且与病变程度并不完全一致,患者常出现胃脘部胀满疼痛、胃灼热、食欲缺乏、早饱、嗳气、大便异常、贫血等症状,是最常见的胃癌前疾病。国内统计胃癌有慢性萎缩性胃炎者达72.7%,多数作者报告本病随访10~15年胃癌发生率约为10%。胃癌而有胃炎的病例,常有5年以上的胃病史,其中10年以上者占1/3。由此可以认为,慢性萎缩性胃炎发生在先,胃癌发生在后。目前一致认可的模式为慢性萎缩性胃炎—胃黏膜肠上皮化生—胃黏膜不典型增生—胃癌。

2.良性胃溃疡

良性胃溃疡的癌变率极低,一般不超过5%,但其癌变的概率仍高于一般人群,故良性胃溃疡患者也属胃癌发生的高危人群,应定期做胃镜并取病理活检,随访时间大约为每年一次。上腹部疼痛是本病的主要症状。疼痛多位于上腹部,也可出现在左上腹部或胸骨、剑突后,常呈隐痛、钝痛、胀痛、烧灼样痛。胃溃疡的疼痛多在餐后1小时内出现,经1~2小时后逐渐缓解,直至下餐进食后再复现上述节律。部分患者可无症状,或以出血、穿孔等并发症作为首发症状。

3.胃息肉

胃息肉由增生的胃小凹及固有腺体组成,较常见,大多小于 1.5 cm,癌变率不到 1%。胃底腺息肉基本上无癌变发生。腺瘤占胃息肉的 10%～25%,恶变率为 5%～10%。本病早期或无并发症时患者多无临床症状;有症状时常表现为上腹隐痛、腹胀不适,少数患者可出现恶心、呕吐。合并糜烂或溃疡者可有上消化道出血,多表现为大便潜血试验阳性或黑便,呕血较为少见。位于幽门部的带蒂息肉,可脱入幽门管或十二指肠而出现幽门梗阻。生长于贲门附近的息肉可导致患者吞咽困难。

4.手术后胃

残胃癌一般发生于近吻合口的胃侧靠近输出肠段的胃后壁,故在做胃镜检查时,应重点观察此部位并取活检。胃切除后无症状或异型增生但有残胃炎的患者应随访,每 5 年做一次胃镜和多处活检(尤其近吻合口处);有轻至中度异型增生者则需密切随访。

5.巨大胃黏膜肥厚症

该病临床较少见,据报道其恶变率为 10%～13%。患者可出现上腹痛、腹泻、水肿、腹水、消瘦等,大便潜血可呈阳性,或伴有低蛋白血症。

(五)辅助检查

1.内镜检查

内镜检查和活检是诊断胃癌前病变最重要、最可靠的方法。内镜下可见黏膜以白相多见,伴见黏膜充血、水肿、糜烂、颗粒状增生、粗糙,假息肉形成,血管网透见以及胆汁反流。病理检查见黏膜呈活动性慢性炎症,固有腺体萎缩,肠上皮化生或异型增生。

2.影像学检查

X 线检查:气钡双重对比造影可检查出胃壁的微小病变,是诊断胃炎、胃溃疡等的重要方法。

3.实验室检查

(1)胃液分析:A 型慢性萎缩性胃炎(CAG)患者的胃液多无酸或低酸,B 型患者的胃液可正常或低酸。

(2)胃蛋白酶原测定:胃蛋白酶原由主细胞分泌,萎缩性胃炎时,血及尿中的胃蛋白酶原含量减少。

(3)血清胃泌素测定:胃窦部黏膜的 G 细胞分泌胃泌素。A 型 CAG 患者,血清胃泌素常明显增高;B 型 CAG 患者胃窦黏膜萎缩,直接影响 G 细胞分泌胃泌素的功能,血清胃泌素低于正常。

4.免疫学检查

壁细胞抗体(PCA)、内因子抗体(IFA)、胃泌素分泌细胞抗体(GCA)测定，可作为萎缩性胃炎及其分型的辅助诊断。患者血清癌胚抗原(CEA)、糖类抗原-199、糖类抗原-50、糖类抗原-125等肿瘤相关抗原可正常或轻度升高，但敏感性和特异性均不强。

(六)诊断及鉴别诊断

1.诊断

本病的症状、体征无特异性，不能作为诊断的依据，确诊主要靠胃镜和胃黏膜活组织病理检查。

(1)患者年龄多在 50 岁以上，有慢性浅表性胃炎病史。

(2)症状、体征：患者长期消化不良，胃脘部胀满不适，伴食欲缺乏、乏力、消瘦、贫血等。

(3)胃镜检查：胃黏膜颜色变淡，黏膜下血管透见，黏膜皱襞细小甚至消失。当萎缩性胃炎伴有腺体过度增生或肠上皮化生时，黏膜表面粗糙不平，呈颗粒状或结节状，有时可见假息肉形成，而黏膜下血管显露的特征常被掩盖。萎缩黏膜脆性增加，易出血，并可有糜烂灶。萎缩性胃炎可同时伴有慢性浅表性胃炎的表现，如有充血红斑、附着黏液以及反光增强等。

(4)病理检查：胃黏膜内固有的腺体萎缩、肠化、上皮内瘤变(异型增生)、癌变。

2.鉴别诊断

胃癌前病变包括多种疾病，在辨别不同病变的同时，还应与胃癌、原发性恶性淋巴瘤、胃间质瘤等鉴别。

(七)治疗

早期研究认为胃癌前病变不可逆转，针对胃癌前病变以密切随访、内镜治疗为主。近年研究发现，根除幽门螺杆菌，使用细胞诱导分化剂和抗氧化剂等能够阻断胃癌前病变的进展，甚至逆转胃癌前病变。

1.药物治疗

(1)根除幽门螺杆菌(Hp)：幽门螺杆菌感染是目前慢性胃炎、消化性溃疡及胃癌的主要致病因素，所以根除 Hp 感染是降低胃癌发病率的关键。根除失败多为药物中断所致。对于二线治疗失败的患者，应采取个体化治疗措施，根据药敏结果选用药物，或使用新的抗生素。

(2)抑制胆汁反流：当机体胃肠动力紊乱时，十二指肠发生逆蠕动，十二指肠内容物由开放的幽门口反流入胃，大量的反流物长时间停留于胃内，则引起胃损伤。目前针对胆汁反流的治疗方案主要包括两方面：一是中和胆汁，以减少对胃黏膜的破坏作用。二是增强胃动力，促进胃排空，减少反流的发生。对存在胆汁反流现象的患者，可采用熊去氧胆酸联合抑酸及促胃肠动力药物的治疗方案。三者联合既可减少胆酸对食管、胃黏膜的损伤，又可改善胃肠动力，还可通过质子泵抑制剂减少胃酸分泌，减少反流液量，进而对胃黏膜屏障加以保护，愈合破损的胃黏膜，从而达到治愈的目的。

（3）抗非甾体抗炎药（NSAIDs）的处理：质子泵抑制剂（PPI）能有效地预防NSAIDs引起的胃肠道黏膜损伤。硫化氢（H_2S）是一种气体信号分子，可通过肠腔内的含硫氨基酸、硫酸盐等物质发酵产生。NSAIDs可引起内源性H_2S生成减少，降低了胃黏膜微循环的调节，减弱了抑制炎性介质的作用，使胃黏膜屏障受损。因此，在应用NSAIDs时适当合用H_2S可对NSAIDs引起的急性胃黏膜损伤起到防治作用。

（4）胃黏膜保护剂：能够防御攻击因子，对胃黏膜起到防御和修复作用。胃黏膜保护剂可分为胃肠激素类（前列腺素、表皮生长因子）、硫氧键类（硫糖银）、铋剂类（枸橼酸铋）、柱状细胞稳定剂（替普瑞酮、麦滋林-S、吉法酯）和其他类（瑞巴派特等）。对慢性萎缩性胃炎等胃黏膜深层损害的治疗应该尽量选择有促细胞增殖和黏膜保护作用的制剂。

（5）动力促进剂：能增强胃肠道收缩能力，并促进胃排空，对功能性消化不良症状可起到改善作用。该类药主要应用于以上腹饱胀、早饱等症状为主的患者，能较好地改善胃动力功能紊乱引起的症状。临床常用的药物有西沙必利、多潘立酮、甲氧氯普胺等。

2.内镜治疗

对于早期胃癌，内镜治疗已能达到治愈，但胃癌前病变的内镜下干预治疗缺乏统一的内镜治疗指征，目前认为中、重度异型增生可以通过内镜治疗而逆转，甚至原位癌和黏膜内癌内镜下治疗可以取得和手术同样的效果。内镜介入治疗胃癌前病变的技术有内镜下病变黏膜切除术或病变黏膜剥离术、内镜下胃癌前病变高频电切治疗、内镜下氩气刀局部治疗等，以达到去除胃癌前病变组织的目的。这些微创治疗方法，为治疗开辟了一条新的途径，在胃癌前病变防治策略中具有重要的价值和意义。内镜下黏膜剥离术（ESD）具有创伤小、恢复快、费用低和并发症少等优势，是治疗消化道早期肿瘤安全、有效的方式。与内镜下黏膜切除术（EMR）相比，ESD治疗表浅型癌的整块切除率和治愈性切除率均更高。

3.基因治疗

大量的实验研究表明，胃癌的发生是一个多因素、多基因变异所致的病变过程,因其传统的手术治疗预后较差,故在基因水平寻找新的预后指标,并开展靶向治疗成为目前胃癌研究的热点之一。伴随着分子生物学技术的发展,针对肿瘤细胞的基因治疗引起了人们广泛的关注。基因治疗可分为肿瘤细胞凋亡基因治疗和细胞因子基因治疗。肿瘤细胞凋亡基因治疗是把目的基因通过基因转移技术选择性地导入肿瘤细胞,之后在适宜的条件下诱导肿瘤细胞凋亡,从而有效地清除肿瘤细胞。细胞因子基因治疗则是利用被导入治疗基因的细胞在体内高效、持续地产生细胞因子而发挥抗肿瘤的作用。

（八）预防

因为胃癌前病变与胃癌的发生关系密切,所以患萎缩性胃炎、胃溃疡、胃多发性腺瘤性息肉、恶性贫血的患者,必须到医院诊治,预防胃癌的发生。另外,还需注意以下两点:

1.注意饮食

腌制食物中含有过多的硝酸盐和亚硝酸盐。硝酸盐在胃酸过低的情况下容易形成亚硝酸盐,亚硝酸盐是胃液中亚硝胺的前体,其含量与胃癌的发病率呈正相关。因此,要注意饮食卫生,避免或减少摄入可能的致癌物质,多进食含维生素 C 丰富的蔬菜、水果等。另外,长期吸烟、饮酒可降低胃食管黏膜的屏障作用,导致胃食管黏膜不能抵御攻击因子的损害,影响胃黏膜血液循环。

2.改善生活方式

适当活动,通过做操、散步等运动康复锻炼,提高机体免疫力。调查研究显示,慢性萎缩性胃炎患者中情志失调者占 26.5%,所以心理因素也至关重要。当人们生活和工作中的压力越来越大,而这种压力又得不到释放的时候,便会对身体造成不良的影响。情志因素虽然不能直接致癌,但它却长时间不断地影响和降低机体的免疫力,从而提高癌症的发生率。所以,改善生活方式,调节情志同样可以预防胃癌前病变的发生。

二、中医辨证论治

（一）病因

1.饮食不当

饮食不当是本病最常见的原因,所谓"饮食自倍,肠胃乃伤"。《兰室秘藏·中满腹胀论》曰:"胃中寒则胀满者是也。"又云:"亦有膏粱之人,湿热郁于内,而成胀满者。"饮食五味偏嗜,过食寒凉或生冷油腻,会导致脾胃损伤,湿热内生,气机阻滞,胃肠失司。饮食不当包括饮食不节和饮食不洁两种情况。前者通常指饮食不规律、饥饱无常、五味过极、酗酒、偏食等;后者主要指误食不洁食物,如霉变、腐败之物,夏天不注意饮食卫生,或食物、水源被苍蝇、老鼠等污染,尤其是在自然灾害时易于发生。污秽热毒,郁于中焦,使脾胃受损。若邪毒长期蕴结在内,则易于发为本病。

2.虫毒感染

随着医疗技术的发展,Hp 的发现,丰富了中医对此病的认识。中医将 Hp 归为虫毒一类,也是发病的重要因素之一。Hp 对胃黏膜的损伤,现代医学已经达成共识。现在中医临床医生对 Hp 的感染也非常重视,将其视为外邪感染之一。

3.药物损伤

由于失治误治,用药过于寒凉、温燥,损伤中焦脾胃正气,耗伤胃阴,而出现运化腐熟水谷功能下降。另外,有诸多药物对胃黏膜有直接的损伤作用,有毒的中药会刺激损伤黏膜。常见的西药如阿司匹林、糖皮质激素等,也会损伤胃黏膜。

4.先天及年龄因素

先天脾胃不足,中气素虚,脾运不健,胃失通降,则发为本病;或年老体弱,中气将败,亦可发为本病。"痿者萎也",是功能退化萎缩的表现。胃黏膜萎缩、肠上皮化生及低级别上皮内瘤变皆与衰老相关。

5.情志失调

情志失调,七情所伤,最易伤肝损脾。情志过极,气机阻滞,可影响脾胃功能。情志由肝所主,肝为刚脏,喜条达,恶抑郁,主疏泄。若木横克土,则脾胃失和。历代医家认为,肝气郁滞对本病的发生有着极为重要的影响。现代社会,人们工作、生活节奏加快,心理压力较大,很容易出现情志失调,从而诱发本病。

6.劳逸过度

过度劳累可耗伤脾胃之气。脾胃气虚,运化无力,则饮食入胃,不能化生精微充养周身,水谷停留,反为积滞,而致胃脘疼痛、纳呆、恶心、呕吐、泄泻等。过度安逸,亦可伤及脾胃之气。《素问·宣明五气》曰"久卧伤气,久坐伤肉",即指过度安逸可耗散精气,致使胃不能受纳腐熟水谷,脾不能运化转输精微,从而生化乏源,诱发本病。

(二)病机

1.以脾胃虚弱为本,以湿、热、瘀为标

内伤七情可致肝气郁结,肝失疏泄,胆汁外泄,气郁化火,肝火犯胃,而成肝胃郁热;郁热日久而成脾胃阴虚或气阴两伤;气为血之帅,血为气之母,气虚或气滞又致气虚血瘀或气滞血瘀。或外感六淫而致脾胃损伤,脾虚不运,痰湿郁结,郁久化热,而成脾胃湿热。饮食不洁,药食不当,可损伤脾胃而致脾胃虚弱,升降失调而致食积和痰浊凝滞。在慢性萎缩性胃炎阶段,既有气虚、阴虚等本虚,又有气滞、血瘀、痰湿、热毒等标实存在。湿、热、瘀既是其病理产物,同时又作为新的致病因素伤及胃络,循环往复,导致因虚致实、因实致虚的寒热虚实夹杂的病理状态。

2.热毒是胃癌前病变发展为胃癌的关键因素

Hp侵入胃,常表现为湿热交阻而为毒。脏腑功能失常,气血运行障碍,使机体内生理或病理产物不能及时排出而蓄积于体内,其既是疾病的病理产物,又是新的致病因素。饮食不节,情志失和,损伤脾胃,可导致脾胃升降失常,气机不利,气血生化无源,气不能行血,而致气滞血瘀。脾胃不能运化,则湿浊内蕴,郁久化热,痰浊内生,灼伤精血,化热生火。久病入络,血瘀不畅,由微及渐,蕴毒内积。痰浊与瘀血互结成毒,同时热毒之邪熏蒸胃络,使胃失濡润,久则加重胃痞的症状。也正因为脾气不旺,正气亏虚,机体无力驱邪排毒,使毒邪日深,正气愈损,最终导致胃黏膜细胞恶化,转为胃癌。

总之,胃癌前病变的病因病机总不离气(气机郁滞)、湿(湿滞中阻)、热(热毒蕴结)、瘀(瘀血停滞)、虚(阴液亏虚)五种。

(三)辨证要点

1.辨标本虚实寒热

本病虽为本虚标实,虚中夹实,但症状侧重各有不同。胃脘冷痛,因饮冷受寒而发作或加重,得热则痛减,遇寒则痛增,伴有面色㿠白,口干不渴,舌淡,苔白等,多属寒证。胃脘灼热疼痛,进食辛辣燥热食物诱发或加重,喜冷恶热,胃脘得凉则舒,伴有口干口渴,大便干结,舌红,苔黄少津,脉数等,多属热证。久病体虚,胃脘隐隐,痛势徐缓而无定处,时作时止,痛而不胀或胀而时减,饥饿或过劳时易诱发疼痛或致疼痛加重,揉按或得食则疼痛减轻,伴有食少乏力,脉虚等,多属虚证。新病体壮者,胃痛兼胀,痛势急剧而拒按,痛有定处,食后痛甚,伴有大便秘结,脉实等,多属实证。

2.宏观辨证为主,微观辨证为辅

宏观辨证是医生根据患者的症状、体征等进行综合分析。胃镜诊断是以胃黏膜形态改变及胃黏膜活检的病理诊断为依据,相同的病理改变临床上常常表现出相近的症状。但也有不少患者,临床表现轻重与其胃黏膜的损害程度和病理变化并不相符,且中医辨证尚无法推测其胃黏膜损害程度和病理变化的轻与重,也无法推测胃黏膜的糜烂、肠化或上皮内瘤变的有无。因此,为了更准确地作出诊断,提高诊疗效果,需宏观、微观辨证相结合。

3.微观辨证要点

胃黏膜以红色为主,出血点或斑块鲜红,提示为热证、实证;胃黏膜以暗红色为主,出血点呈现陈旧性的斑点或斑片时,提示虚证或瘀血证,虚证多提示久病入络。糜烂也可以有虚实之分,实证糜烂多见隆起型,糜烂面呈红色,覆薄黄苔,周围黏膜充血严重;虚证糜烂多见平坦型,糜烂周围充血发红不明显,糜烂面覆薄白苔。溃疡也可分虚实,根据溃疡边缘和覆苔情况进行辨证。溃疡边缘红肿明显,溃疡面覆苔为黄色,多为实证、热证;溃疡边缘偏白或充血不明显,病程较长,溃疡面覆苔为白色,多属于虚证、寒证。

(四)治疗原则

虚证贯穿于本病的始终,因此治疗要补虚以固本。健脾益气乃是治病求本之法,同时根据本病的病因病机特点,注重化瘀行气、消滞散结、清热化湿、解毒祛邪等治法,使脾胃气血调和,纳运有司,升降有序,则邪去正安,病自向愈。

根据《黄帝内经》中"虚则补之"的原则,李东垣善用补中益气汤以甘温益气升阳,重用黄芪、党参以健脾益气。叶桂常用沙参麦冬汤甘凉滋润益阴,以沙参、麦冬、石斛、女贞子等养阴而不滋腻碍胃之品益脾胃之阴。对于兼有脾胃气虚和胃阴不足者,可健脾益气和养阴并行。

有研究认为,胃镜活检显示胃黏膜肠上皮化生和不典型增生,乃是胃络瘀阻表现,治疗时应注重加用活血行瘀之药。现代医学研究发现,在本病中幽门螺杆菌感染率以脾胃湿热型最高,因此,清利湿热既是治标之法,又可抑杀幽门螺杆菌。同时,在运用治标之法时慎用辛香燥烈破血之品,要注意标本兼顾,使祛邪而不可伤正,邪去正安。

(五)证治分类

肝胃不和证主要见胃脘胀满,时时隐痛,窜及两胁,呃逆嗳气,吞酸嘈杂,舌淡红或暗红,苔薄白或薄黄,脉沉或弦。痰瘀互结证主要见胃脘疼痛,如针刺,似刀割,痛有定处,按之痛甚,痛时持久,食后加剧,入夜尤甚,或见吐血便黑,舌质紫暗或有瘀斑,脉涩。气血双亏证主要见胃脘部持续性隐痛不适,早饱,食欲缺乏,恶心呕吐,伴神疲乏力,面色无华,头晕目眩,心悸气短,虚烦不寐,自汗盗汗,大便溏薄,舌淡,边有齿痕,苔薄白或苔少,脉沉细无力。寒热错杂证主要见胃脘部隐痛或冷痛,脘腹痞胀不适,喜温喜按,胃脘有灼热感,反酸嘈杂,口苦或口淡,食欲缺乏,恶心,肠鸣便溏,神疲乏力,舌质淡或红,苔薄黄或黄白相间,脉滑或沉细。胃阴亏虚证主要见胃脘灼热,食后疼痛,嘈杂反酸,口干欲饮,五心烦热,食欲缺乏,大便干燥,舌红少苔,或苔黄少津,脉弦细数。

（六）中医分型内镜下表现

1.肝胃不和证

胃黏膜明显萎缩，红白相间，有小片状改变，常呈斑样充血，线状充血可见于黏液斑，局部或大片发红，可见小丘疹状隆起，中央部有脐状凹陷。黏膜皱襞粗乱，胆汁反流，黏液呈黄绿色而混浊，亦可见黏膜充血、肿胀或有糜烂、溃疡，如图7-4-1所示。此为脾胃虚弱，肝气不舒，横逆犯胃，致肝胆疏泄异常，胆汁上溢。

2.痰瘀互结证

胃黏膜呈暗红色，可见瘀点或斑点，黏膜呈

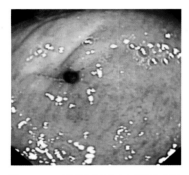

图7-4-1　肝胃不和证内镜下表现

颗粒状或结节状增生，血管网多清晰，色紫暗，腺体增生减少。黏液为灰白色或褐色，可伴黏膜肿胀或糜烂、溃疡，如图7-4-2所示。此为脾虚酿湿，蕴而成痰，痰阻气机，致血循不畅，停而为瘀，痰瘀互结。

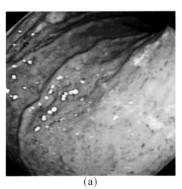
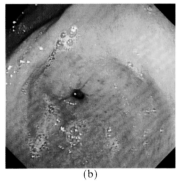

(a)　　　　　　　　　　　　(b)

图7-4-2　痰瘀互结证内镜下表现

3.气血双亏证

胃镜下见胃黏膜呈淡红色、苍白色、灰白色或红白相间以白为主，可伴有轻度点状糜烂或出血点，黏液稀薄；溃疡表面覆盖薄白苔或呈霜斑样，其周围黏膜充血、肿胀改变相对较轻，溃疡愈合较慢，如图7-4-3所示。此为脾胃亏虚，气血生化乏源，致黏膜失于濡养，胃腑通降功能失调。

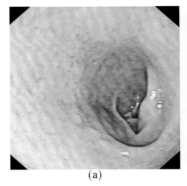 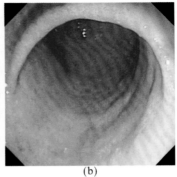

(a)   (b)

图 7-4-3　气血双亏证内镜下表现

4.寒热错杂证

胃黏膜红白相间,以白为主,丝状血管可见;或胃黏膜红白相间,以红为主,呈花斑样改变,可见散在均匀的小红点,伴黏膜水肿,以胃小弯明显,如图 7-4-4 所示。

5.胃阴亏虚证

胃黏膜多呈灰暗色,深浅不一,黏膜轻度充血、干燥,欠光泽,黏液量少,血管网紫暗,萎缩范围可弥漫或局限,皱襞变细或消失;胃液分泌量少,黏膜呈龟裂样改变,表面粗糙不平,可透见黏

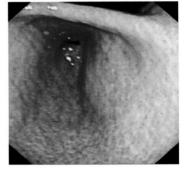

图 7-4-4　寒热错杂证内镜下表现

膜小血管网;可见糜烂或溃疡,触之易出血,如图 7-4-5 所示。

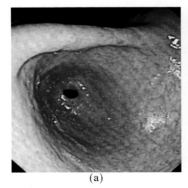 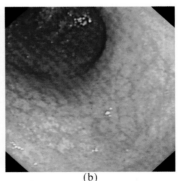

(a)   (b)

图 7-4-5　胃阴亏虚证内镜下表现

146

（七）辨证论治

1.肝胃不和证

临床表现：胃脘胀满，时时隐痛，窜及两胁，呃逆嗳气，吞酸嘈杂，舌淡红或暗红，苔薄白或薄黄，脉沉或弦。

证机概要：情志不舒，肝气郁滞，不得疏泄，脾胃升降失调。

治法：疏肝理气，和胃降逆。

代表方：柴平汤加减。

方解：柴胡疏肝理气，以达郁邪；白芍养肝敛阴，和胃止痛；枳实泻脾气之壅滞，调中焦之运动；川芎行气开郁，活血止痛；厚朴、半夏宽胸散结，宣泄郁气；香附、陈皮理气和胃止痛；苍术燥湿健脾。

加减：气郁化火，症见口干口苦，烦躁易怒，溲黄便干，舌红苔黄者，可去方中辛温之川芎，加丹皮、黄芩、黄连、栀子等；胃痛较甚者，可加川楝子、延胡索以加强理气止痛；肝气横逆犯脾，症见腹泻、腹胀者，可加茯苓、白术。

2.痰瘀互结证

临床表现：胃脘疼痛，如针刺，似刀割，痛有定处，按之痛甚，痛时持久，食后加剧，入夜尤甚，或见吐血便黑，舌质紫暗或有瘀斑，脉涩。

证机概要：津行不利，聚而成痰，瘀血阻络，不通而痛。

治法：化痰行瘀，和胃止痛。

代表方：桃核承气汤合桂枝茯苓丸加减。

方解：桃仁破血祛瘀通结；大黄既入阳明之腑，通泻实热，又兼入血分，活血化瘀；芒硝软坚散结；桂枝温通血脉；茯苓上益心脾，下利湿浊；芍药滋阴柔肝，合丹皮凉血清瘀热。

加减：痰瘀较著者，加法半夏、浙贝母、三七；兼肝郁者，加柴胡、郁金；痰瘀化热者，加黄连、山栀、法半夏、浙贝母、全瓜蒌；血络损甚而大量出血者，去当归、赤芍，加蒲黄、地榆、槐花、仙鹤草、三七、生大黄等。

3.气血双亏证

临床表现：胃脘部持续性隐痛不适，早饱，食欲缺乏，恶心呕吐，伴神疲乏力，面色无华，头晕目眩，心悸气短，虚烦不寐，自汗盗汗，大便溏薄，舌淡，边有齿痕，苔薄白或苔少，脉沉细无力。

证机概要：脾胃虚弱，运化失职，气血虚衰。

治法：补气养血，化瘀散结。

代表方：八珍汤加减。

方解：人参、白术、茯苓、甘草补脾益气；当归、芍药、熟地黄滋养心肝，加川

147

芎入血分而理气,使当归、熟地黄补而不滞;加姜、枣助人参、白术入气分以调和脾胃。

加减:气虚甚者,加西洋参、附子;血瘀甚者,加三棱、莪术、陈皮;瘀毒内阻,症瘕形成,则可酌加山慈菇、半枝莲、土茯苓、莪术、生山楂、全蝎、蜈蚣等药物;气滞明显者,可加木香、郁金、大腹皮等。

4.寒热错杂证

临床表现:胃脘部隐痛或冷痛,脘腹痞胀不适,喜温喜按,胃脘有灼热感,反酸嘈杂,口苦或口淡,食欲缺乏,恶心,肠鸣便溏,神疲乏力,舌质淡或红,苔薄黄或黄白相间,脉滑或沉细。

证机概要:脾胃受损,气机失调,寒热错杂于中焦。

治法:寒热并用,辛开苦降,理气和胃。

代表方:半夏泻心汤加减。

方解:党参、茯苓、甘草、大枣补益脾胃,助其健运;陈皮、茯苓、佛手、建曲理气健脾,消食和胃;干姜、姜半夏辛温散寒,降逆止呕;黄芩、黄连苦寒清泄,以除热邪;延胡索、佛手疏理气机,止痛;白芍养阴缓急,止痛;蒲公英清热解毒,以除幽门螺杆菌;海螵蛸制酸和胃止痛;甘草调和诸药。

加减:气滞者,加香橼、香附;胆汁反流者,加旋覆花、柴胡、代赭石;胃黏膜周围充血、糜烂者,加白及、仙鹤草、珍珠粉。

5.胃阴亏虚证

临床表现:胃脘灼热,食后疼痛,嘈杂反酸,口干欲饮,五心烦热,食欲缺乏,大便干燥,舌红少苔,或苔黄少津,脉弦细数。

证机概要:胃阴不足,气机不畅,升降失常。

治法:养阴益胃止痛。

代表方:一贯煎加减。

方解:生地滋阴养血以补肝肾;沙参、麦冬、当归、枸杞子配合生地滋阴养血,生津以柔肝;川楝子疏泄肝气。

加减:便秘者,加瓜蒌、麻仁;腹泻者,加厚朴、黄连;食欲缺乏者,加焦三仙、鸡内金;水肿者,加车前子、泽泻;疼痛者,加元胡、乌药等。幽门梗阻、呕吐反酸,加旋覆花、代赭石;呕血、便血,加紫珠草、血余炭;胸脘胀满,加木香、香附;胃脘刺痛,加川楝子、三棱;白细胞、血小板减少,加鸡血藤、女贞子;腹胀,加厚朴、莱菔子。

在宏观辨证论治基础上,应结合胃黏膜相、病理结果,随症加减用药。胃黏膜伴充血、水肿、渗出或平坦型糜烂,酌加珍珠母、地榆、白及、黄芩、金银花、滑石等;胃黏膜伴充血、渗出或隆起型糜烂,酌加生地、当归、丹皮、蒲公英、瓜蒌、炙僵蚕等;胃黏膜粗糙、高低不平,皱襞增生,酌加当归、丹参、莪术、白花蛇舌草、半枝莲、炙蜂房等;胃黏膜伴陈旧性出血与瘀斑,酌加三七、生地榆、炙没药等;胃黏膜有溃疡,酌加煅瓦楞、煅珍珠母、白及、延胡索、炙乳香等;胃镜下见胆汁反流,酌加金沸草、枳实、玫瑰花等。

（八）中医养护

近年来,中医治未病思想日益受到重视,所谓"三分治疗,七分养护",通过日常生活中自我养护,可达到未病先防、既病防变的目的。

1.一般养护

患者应注意心理调摄,学会放松,调畅情志,以达到调气复平之目的。适当运动,助气血畅行,使脾胃健运。注意饮食卫生,避免与 Hp 感染的人群密切接触,提倡分餐制,忌食辛辣肥甘厚味,戒烟酒。对于胃痛较剧者,宜流质、半流质饮食。饮食有节,忌过饥过饱及进食过快,忌进食过冷、过热、过硬、过甜食物,保证进餐有规律,饮食多样化,结构合理。

2.耳穴压豆

取耳穴胃、神门、皮质下,脾胃虚弱者加脾、大肠、小肠,肝胃不和者加肝、脾、胆、交感,胃阴不足者加肝、肾。方法:探准穴位,常规酒精消毒,每穴置一粒王不留行籽,用胶布固定,按压 1～3 分钟,使局部产生胀、痛、热、麻感,三餐前及睡前各按压 1～3 分钟,两耳交替。

3.针灸推拿

推拿背部腧穴如脾俞、胃俞、肝俞,以按揉为主,频率为 80～100 次/分,每日 1～2 次,10 次为一个疗程。对久病脾虚、中焦虚寒、中气下陷者,选中脘、下脘、天枢、关元、足三里等穴位,用温灸之法,补益脾气,温中健脾;或使用针灸,以补法为主,治疗中气下陷之证;可配合运用捏脊、穴位按摩之法,亦可配药外敷神阙、涌泉诸穴,以健脾胃之本。

三、典型病例

（一）病例一

患者:田某某,女,40 岁。

初诊:患者食欲缺乏、早饱 3 个月。既往胃炎病史 10 余年,间断服药,效尚可。一年前在某医院做胃镜示:幽门部有红白相间的花斑区,其他部位黏膜充血、水肿,腺体无改变。胃液分析提示:幽门区萎缩性胃炎,其他部位浅表性胃炎。患者 3 个月前无明显诱因出现食欲逐渐减退,胃胀早饱,经中西医治疗无明显效果,遂来诊。患者症状同前,伴嗳气,偶有胃痛、恶心、口干不苦,喜食酸类水果，无反酸、胃灼热，心烦失眠，四肢倦怠无力，大便每日一行，略干，小便调，舌质红，无苔，脉细数。参考以前检查单，胸、胃、十二指肠 X 线透视及肝功能均无异常发现。复查电子胃镜示：慢性萎缩性胃炎，诊断明确。胃镜所见如图 7-4-6 所示。

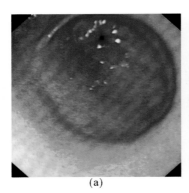 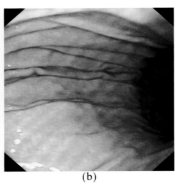

(a)　　　　　　　　　　　　　　　　(b)

图 7-4-6　慢性萎缩性胃炎患者田某某内镜下表现

辨证分型：胃阴亏虚证。

处方：生地 30 g，沙参 24 g，麦冬 30 g，玄参 30 g，当归 15 g，枸杞子 30 g，白芍 18 g，炒谷麦芽各 30 g，鸡内金 15 g，莪术 9 g，白花蛇舌草 30 g，甘草 6 g。水煎服，日一剂。

二诊：服药半月后，患者食欲明显改善，恶心、口干基本消失，偶有胃痛，仍感周身乏力，大便每日一行，质可，小便调，舌质红，苔少，脉细数。上方去当归，加酸枣仁 30 g、柏子仁 30 g，14 剂，水煎服，日一剂，后随访诸症悉消。

按：患者证属胃阴亏虚，气机不畅，升降失常，治以养阴益胃，以一贯煎为主方加减，滋阴养血，生津柔肝。此外，食欲缺乏加炒谷麦芽、鸡内金；瘀毒内阻，症瘕形成予白花蛇舌草、莪术。

（二）病例二

患者：刘某，男，42 岁。

患者慢性萎缩性胃炎病史 3 年，半年前曾行胃镜检查，诊断同前，未取病理，间断服药，疗效差。患者因胃脘隐痛胀满就诊。就诊时症见：胃脘隐痛胀满，喜温喜按，胃灼热，无反酸，口苦口干，食欲缺乏，早饱恶心，大便每日 1～2 次，不成形，肠鸣腹胀，舌质淡，苔薄黄，脉沉细。查 Hp(＋)，胃镜所见如图 7-4-7 所示。

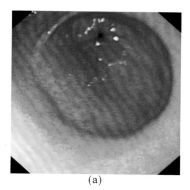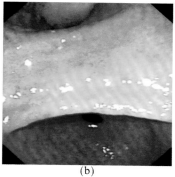

(a)   (b)

图 7-4-7 　慢性萎缩性胃炎患者刘某内镜下表现

辨证分型:寒热错杂证。

处方:太子参 30 g,姜半夏 9 g,黄芩 6 g,黄连 9 g,干姜 6 g,茯苓 24 g,陈皮 9 g,佛手 12 g,白芍 15 g,吴茱萸 3 g,蒲公英 15 g,海螵蛸 30 g,浙贝母 15 g,鸡内金 15 g,焦三仙各 30 g,甘草 6 g。水煎服,日一剂。

二诊:服药半月后,患者胃脘隐痛胀满基本消失,脘腹仍畏寒,进食不慎偶有胃灼热,大便仍不成形,舌质淡,苔薄微黄,脉沉细。上方去海螵蛸、浙贝母,加薏苡仁 30 g、砂仁 9 g,14 剂,水煎服,日一剂,后随访诸症悉消。

按:本案初诊证属寒热错杂于中焦,脾胃受损,气机失调,治以寒热并用,辛开苦降,理气和胃,以半夏泻心汤为主方加减。陈皮、茯苓、佛手理气健脾和胃;干姜、姜半夏辛温散寒,降逆止呕;黄芩、黄连苦寒清泄,以除热邪;白芍养阴缓急,止痛;蒲公英清热解毒,以除幽门螺杆菌;海螵蛸制酸和胃止痛。二诊诸症减轻,大便仍不成形,予薏苡仁、砂仁燥湿健脾理气。

(王伟　高军)

第五节　胃下垂

胃下垂(gastroptosis)是指站立时胃的下缘达盆腔,胃小弯角切迹低于髂嵴连线的病症,多发生在体形瘦长、久病体弱、长期卧床少动者。患者以女性多见,常伴有十二指肠球部位置的改变及其他脏器的下垂。正常人的胃在腹腔的左上方,贲门和幽门位置比较固定,胃大弯位置较低,其最低点一般在脐平面,饱餐后可达髂嵴平面。胃的位置相对固定,对于维持胃的正常功能有一定作 **151**

用。本病一般预后较好,个别患者因体质、慢性疾病影响及治疗不及时可发生胃扩张、胃扭转等。

在中医文献中虽没有"胃下垂"之病名,但根据其临床表现一般属"胃脘痛""痞满""胃缓""呕吐"的范畴,而根据杨上善《黄帝内经太素·脏腑应候》在"胃下者,下管约不利"条文下注的"胃下逼于下管,故便溲不利"的描述,认为"胃下"为胃体下降,称胃下垂为"胃下"更为妥当。其病变部位主要在脾胃。其病证表现以虚证为多,或虚实夹杂。其病为本虚标实,在本为脾胃虚弱,中气下陷;在标为食滞、气滞和血瘀。

一、现代医学诊治

(一)病因

凡能造成膈肌位置下降的因素,如膈肌活动力降低,腹腔压力降低,腹肌收缩力减弱,胃膈韧带、胃肝韧带、胃脾韧带、胃结肠韧带过于松弛等,均可导致胃下垂。

(二)发病机制

现代医学认为胃下垂主要是胃的韧带悬吊力不足,腹部肌肉张力减低,腹内压降低,胃张力低等原因引起。先天体质虚弱、营养不良以及缺乏运动者,常见腹部肌肉及胃周围韧带张力偏低,胃的固定能力减弱,同时胃蠕动减缓,食物在胃内停留时间偏长,长期的重力作用使胃体和胃周围韧带向下拉伸,从而导致胃下垂的发生。再者,患者过度焦虑或抑郁时,强烈的精神刺激作用于大脑皮层,造成中枢神经功能失调,交感神经兴奋或迷走神经麻痹,可使胃体周围韧带张力减弱,胃肠功能紊乱,胃腔扩张松弛,蠕动减缓,排空延迟,胃内容物潴留,胃体、胃窦因为重力作用使周围韧带拉伸,导致胃体下垂。

(三)临床表现

1.症状

轻度胃下垂患者多无明显症状,偶尔在体检时发现;中度以上胃下垂患者则可表现为不同程度的上腹部不适,多为胀满感、沉重感,餐后明显,并可见嗳气、恶心、呕吐、厌食、便秘、腹痛等症状,严重者可有神经精神症状。有时患者腹部有深部隐痛感,呈持续性,常于餐后出现,与食量有关,站立及劳累后加重,平卧时减轻;进食过多或者食后活动时常可导致恶心、呕吐发作;同时,胃下垂患者可见顽固性便秘,可能与横结肠下垂而致食物残渣通过缓慢有关。此外,长期胃下垂者多有消瘦、乏力、站立性昏厥、低血压、心悸、失眠、头痛、眩晕等症状。

2.体征

患者肋下角常小于90°,站立时由于胃下垂,上腹部常可触及较明显的腹主动脉搏动,部分患者可有上腹部轻压痛,压痛点不固定,冲击触诊或快速变换体位时可听到脐下振水音,有时可触及下垂的肝、脾、肾等脏器。

（四）辅助检查

1.X线钡餐造影

患者站立时可见胃体明显下降并向左移位,严重者几乎胃体完全位于脊柱中线的左侧,胃小弯角切迹低于髂嵴连线水平。无张力型胃的胃体呈垂直方向,体部较底部宽大,窦部低于幽门水平,胃蠕动减弱或见有不规则的微弱蠕动收缩波,餐后 6 小时仍有 $1/4\sim1/3$ 的钡剂残留。根据站立位胃角切迹与两侧髂嵴连线的位置,全国针刺胃下垂协作组对胃下垂程度分为三级。Ⅰ度:胃小弯至髂嵴连线的距离为 $0.1\sim1.5$ cm,胃大弯至髂嵴连线的距离为 $6.0\sim7.5$ cm;Ⅱ度:胃小弯至髂嵴连线的距离为 $1.6\sim4.5$ cm,胃大弯至髂嵴连线的距离为 $7.6\sim10.0$ cm;Ⅲ度:胃小弯至髂嵴连线的距离大于 4.5 cm,胃大弯至髂嵴连线的距离大于 10.0 cm。钡餐检查胃下垂检出率高,可以观察胃轮廓、张力、蠕动,缺点是患者接受辐射,一些血液病如再生障碍性贫血患者,还有一些有放射禁忌证的患者不能做该检查。

2.胃超声造影

受检者需空腹12小时。检查时嘱患者饮水,使胃充盈以后,根据患者胃小弯角切迹与髂嵴连线的位置即可诊断。一般以胃小弯角切迹低于髂嵴连线 5 cm以内为轻度胃下垂,$5\sim8$ cm为中度胃下垂,大于 8 cm为重度胃下垂。

3.胃镜检查

通过胃镜可以对胃内的情况有直观的判断,还可以取样活检,对胃内疾病诊断较为准确,并且没有 X 线辐射的损伤。在做胃镜检查时,内镜下注意观察胃黏膜以及胃蠕动情况,测量门齿至幽门之间的距离。一般胃下垂患者的胃腔较正常时深,正常时从贲门到幽门之间,镜身30 cm 左右即可观察自如,而胃下垂患者,在排除胃镜在胃腔内打圈外,即使镜身进入 $40\sim60$ cm,仍不便观察或接触到幽门。内镜下胃下垂患者的胃角不明显,胃腔呈长筒状,胃体、胃角、胃窦及幽门常在一条线上,胃角到幽门口距离较长,常可见到以幽门口为中心,向胃窦、胃体呈辐射状排列的黏膜皱襞。大部分胃下垂患者胃黏膜较光滑,色泽偏向淡红或淡黄,充血不显著,胃黏膜较松弛,蠕动波缓慢,伴有不同类型的胃炎。

（五）诊断

依据患者病史及临床表现,可初步作出判断。患者常出现上腹部饱胀不 **153**

适、厌食、嗳气、便秘、腹痛等,餐后站立过久和劳累后加重;立位时,下腹部有时呈"葫芦样"外形,肋下角常小于 90°;查体胃区可有振水音,上腹部易触到明显的腹主动脉搏动,有时可触及下垂的肝、脾、肾等脏器。怀疑胃下垂时,主要依靠 X 线钡餐检查、胃超声检查、胃镜检查确诊。

(六)鉴别诊断

轻度胃下垂患者多无明显症状,中度以上胃下垂患者的症状也不具有典型性,而具有消化系统疾病的普遍症状,如上腹部不适、胀满感、沉重感,并可见嗳气、恶心、呕吐、厌食、便秘、腹痛等症状以及神经精神症状等,因此需要与部分消化系统疾病相鉴别。

1.急性胃扩张

急性胃扩张常发生于创伤后,患者感上腹胀满或持续性胀痛,继而出现呕吐,呕吐物主要为胃内容物,量小,但发作频繁,虽吐而腹胀不减。X 线腹部平片可见扩大的胃泡和致密的食物残渣阴影,服少量的钡剂可见扩张的胃形。

2.慢性胃炎

慢性胃炎是不同病因引起的胃黏膜的慢性炎症或萎缩性病变,其实质是胃黏膜上皮遭受反复损害后,由于黏膜特异的再生能力,以致黏膜发生改建,最终导致不可逆的胃腺体萎缩甚至消失,是一种常见病。慢性胃炎症状无特异性,体征很少,X 线检查可排除胃下垂,而胃镜检查及胃黏膜活组织检查可确诊慢性胃炎。

3.胃潴留

胃潴留多为胃张力缺乏所致。此外,胃部或其他腹部手术引起的胃运动障碍,中枢神经系统疾病、糖尿病所致的神经病变,以及迷走神经切断术等均可引起本病。

此外,胃下垂有时还应与消化性溃疡、慢性肝炎、胃肠功能紊乱、慢性胆囊炎、胃癌、幽门梗阻等消化系统疾病相鉴别。

(七)治疗

在治疗胃下垂方面,西医缺乏行之有效的手段,多进行对症处理。

轻度胃下垂临床上一般采取对症治疗,如以上腹隐痛不适、消化不良等症状为主者可参照慢性胃炎治疗;腹胀、胃排空缓慢明显者,可给予促进胃肠动力药物,如甲氧氯普胺、多潘立酮、西尼必利、莫沙必利及普芦卡必利等,这些药物具有疗效好、不良反应少等特点,可用于治疗消化不良、食管反流性疾病、慢性胃炎、便秘等,在胃肠疾病的治疗中显示出良好的前景。

154 　　严重者可采取胃生物电治疗仪治疗、腹腔镜下胃体悬吊术等治疗手段。另外,对于轻度胃下垂患者或者采取对症治疗症状缓解不明显的胃下垂患者,可考虑加用抗焦虑药物及抗抑郁药物辅助治疗。

（八）预防

良好的生活习惯能有效地预防胃下垂的发生,尤其对于体质虚弱者和长期卧床者。例如,可采取少食多餐的进食方式,要以清淡易消化的食物为主,注意营养均衡,尽量减少刺激性食物的摄入;养成良好的生活习惯,积极参加体育锻炼;注意保持积极乐观的情绪。对于胃下垂患者,要注意日常护理,如饮食上要避免暴饮暴食,尽量选择营养丰富、容易消化的食物,同时多食用高能量、高蛋白食物,以增加腹部脂肪的积累;胃下垂严重者应注意控制饮食,少量多餐以减轻胃的负担。胃下垂患者餐后应尽量减少活动,较严重者应餐后平躺半小时再活动。总之,通过增强体力和肌力可增强胃肠动力,从而促进胃肠蠕动,减少本病的发生。

二、中医辨证论治

（一）病因

本病的病因多为感受外邪、内伤饮食、情志失调、病后体虚导致中焦气机不利,脾胃升降失职。

1.感受外邪

外感六淫,表邪入里,或者误下伤中,导致邪气乘虚内陷,结于脾胃,阻塞中焦气机,影响气机升降功能,清阳不升,而发本病。

2.内伤饮食

暴饮暴食,恣食生冷,过食肥甘,嗜酒无度,使脾胃受损,纳运无力,食滞内停,痰湿中阻,气机郁滞,升降失调,长此以往,发为本病。《伤寒论》曰:"胃中不和,心下痞硬,干噫食臭。"《素问·痹论》指出:"饮食自倍,肠胃乃伤。"

3.情志失调

恼怒抑郁,情志不遂,则肝气郁滞,失于疏泄,乘脾犯胃,使脾胃受损,升降失司,气机不畅,运化失职,发为本病。《景岳全书》言:"怒气暴伤,肝气未平而痞。"

4.病后体虚

患者素体不足或大病久病,脾胃虚弱,中气不足或胃阴不足,运化失职,使清气不升,脏腑得不到充足气血精微之供养,筋脉弛缓不收,升举无力,而得本病。

（二）病机

本病病位在胃,涉及脾、肝、胆、肾。基本病机为肝脾胃功能失调,中焦气机不利,脾胃升降失职。病理因素有气滞、血瘀、痰饮等。本病以虚证为多,可见虚实夹杂。胃下垂的发生可进一步使得脾胃功能虚弱,加之肝气不舒,使得气滞或气虚血瘀症状加重,同时各种病机又互为因果,久之可见虚实夹杂之证。

（三）辨证要点

治疗胃下垂,首当辨虚实。本病虚证较多,但不同病因的患者或者患者在疾病的不同阶段则可能兼夹其他邪气,而形成所谓本虚标实之证,因此临证应首辨虚实,并依其不同病因病机灵活用药。如脾胃虚弱,运化无力,清阳不升,或者中气不足,升降失司所成之病为虚证;外邪犯胃,食滞内停,脾胃升降失司,或者肝气犯胃,胃失和降,或者气血瘀滞所致之本病,则属实证。临床表现为饥饱均满,食少纳呆,气虚乏力,大便不畅,甚则便秘,舌淡苔白,脉细弱或弦细者,为虚证。临床表现为急躁易怒,不思饮食,嗳气早饱,胃脘痞满不适,伴便秘,舌苔黄腻,脉实有力,脉弦数;或者左侧腹部压痛,胀满不适,进食加重,舌质暗红,脉弦涩者,为实证。

其次,本病还应注意辨气血。本病患者在不同程度上多有瘀血阻络的表现,如可见舌质紫暗或有瘀斑瘀点、舌下静脉显露、脉细涩等,同时胃镜下可见胃黏膜充血或黏膜苍白、静脉显露。在此基础上还应鉴别形成瘀血的因素,鉴别是由气滞导致的血瘀,还是由气虚无力助血运所致的血瘀,在具体治则治法选择上应加以注意。

（四）治疗原则

胃下垂的基本病机为肝脾胃功能失调,中焦气机不利,脾胃升降失职。所以,治疗以调理中焦气机,健脾益气为基本原则。根据其虚、实分治,实者泻之,虚者补之,虚实夹杂者补消并用。虚者重在健脾益胃,补中益气;或者补益中气,调畅气机。实者给予疏肝理气,活血化瘀,消食导滞等法。

（五）证治分类

中气下陷证主要见脘腹坠胀,喜温喜按,呕吐清涎,口中发淡,食少纳呆,大便溏薄,素体虚弱,面色萎黄,神疲乏力,少气懒言,小便清长,舌淡苔白,脉细弱。肝胃不和证主要见食少,腹胀,便秘,胃脘痞闷,甚则胀及胸胁,嗳气频频,食后尤甚,舌苔薄白,脉弦细。脾胃虚衰、清阳不升证主要见脾胃虚弱,怠惰嗜卧,体重节痛,恶风,痞满,腹胀,食少纳呆,食后困倦,乏力,腹泻,消瘦,大便不调,小便频数,舌淡苔白,脉濡弱。瘀血阻络证主要见胃脘部压痛,食后尤甚,胸部胀闷感,口苦,失眠,心慌,呕逆,嗳气,大便不畅,舌色暗红,苔白腻,脉弦涩。

（六）中医分型内镜下表现

1.中气下陷证

脾气不升反降,则中气下陷。胃镜检查时可见进镜较正常者稍深,胃黏膜颜色较淡,红白相间,以白相为主,黏膜皱襞较柔软,黏膜下血管网较清晰;胃蠕动较差,幽门括约肌舒缩功能欠佳,甚至可见残留食物,时见胆汁反流;黏液湖清澈或呈黄绿色,量较多,如图 7-5-1 所示。此为脾胃气虚,脏腑运化无力,气血供养失职,致筋脉弛缓不收,升举无力。

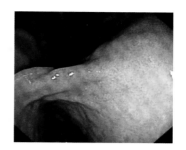

图 7-5-1　中气下陷证内镜下表现

2.肝胃不和证

胃镜下可见胃黏膜充血、水肿,胆汁反流,胃黏膜表面可见胆汁附着,黏液湖可见淡黄色甚至黄绿色,有时可见胆汁反流进入食管并伴有食管黏膜的充血、糜烂,如图 7-5-2 所示。此为脾胃虚弱,肝气不舒,横逆犯胃,致肝胆疏泄异常,胆汁上溢。

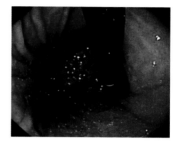

图 7-5-2　肝胃不和证内镜下表现

3.脾胃虚衰、清阳不升证

胃镜下可见胃黏膜红白相间,以白为主,血管透见,甚者黏膜呈苍白或灰白色,皱襞细小或消失;胃蠕动差,呈无力型;黏液湖较混浊;黏膜下血管网可见,常为暗红色,如图 7-5-3 所示。此为脾胃虚弱,脾气不升,枢机不利,而不能运化水谷精微。

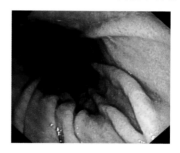

图 7-5-3　脾胃虚衰、
清阳不升证内镜下表现

4.瘀血阻络证

胃镜下可见黏膜充血甚至有出血糜烂点,新鲜出血可呈鲜红色,陈旧性出血可见暗红色或者棕黑色瘀斑、瘀点;黏膜下可有小静脉怒张,如有溃疡可见创面有出血痕迹,有血痂覆盖,如图 7-5-4 所示。有时可见黏膜粗糙不平,有结节隆起呈颗粒状,活检病理多提示伴肠上皮化生及非典型增生。此为气血瘀滞,瘀血阻络。

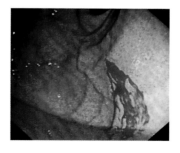

图 7-5-4　瘀血阻络证内镜下表现

157

（七）辨证论治

1.中气下陷证

临床表现:脘腹坠胀,喜温喜按,呕吐清涎,口中发淡,食少纳呆,大便溏薄,素体虚弱,面色萎黄,神疲乏力,少气懒言,小便清长,舌淡苔白,脉细弱。

证机概要:脾胃虚弱,健运失职,升降失司。

治法:补中益气,健脾和胃。

代表方:补中益气汤加减。

方解:党参、白术、黄芪、炙甘草益气健脾,升举脾胃清阳之气;柴胡、升麻协同升举清阳;当归养血和营以助脾;陈皮理气调中。

加减:阳虚症状明显,四肢欠温者,加制附子、干姜温胃助阳;纳呆厌食症状明显者,加砂仁、焦山楂、麸炒神曲、炒麦芽以理气健脾开胃;湿气重浊,头身困重,舌苔厚腻者,加清半夏、茯苓以健脾祛湿,理气除胀;胀满症状明显者,可加木香、枳壳、厚朴以理气运脾。

2.肝胃不和证

临床表现:食少,腹胀,便秘,胃脘痞闷,甚则胀及胸胁,嗳气频频,食后尤甚,舌苔薄白,脉弦细。

证机概要:肝气犯胃,胃气郁滞。

治法:和解少阳,疏肝和胃,理气和中。

代表方:柴平汤加减。

方解:柴胡、黄芩和解少阳;苍术燥湿运脾;厚朴、陈皮理气和中;半夏和胃降逆,散结消痞;人参、甘草、生姜、大枣益胃气,生津液。

加减:气机郁滞较明显者,可加郁金、厚朴、香附以疏肝理气;郁而化火,口苦口干者,可加黄连、黄芩泻火解郁;嗳气明显者,可加竹茹、沉香以降胃气。

3.脾胃虚衰、清阳不升证

临床表现:脾胃虚弱,怠惰嗜卧,体重节痛,恶风,痞满,腹胀,食少纳呆,食后困倦,乏力,腹泻,消瘦,大便不调,小便频数,舌淡苔白,脉濡弱。

证机概要:脾胃虚弱,枢机不利。

治法:益气升阳,益胃调中。

代表方:升阳益胃汤加减。

方解:升阳益胃汤重用黄芪,并配伍人参、白术、甘草益气养胃;柴胡、防风、羌活、独活升举清阳,祛风除湿;半夏、陈皮、茯苓、泽泻、黄连除湿清热;白芍养血和营。全方补中有散,发中有收,使气足阳升,则正旺而邪服矣。

加减:若腹部冷痛,可加肉桂少许;如口渴,可加葛根、玄参、麦冬。

4.瘀血阻络证

临床表现:胃脘部压痛,食后尤甚,胸部胀闷感,口苦,失眠,心慌,呕逆,嗳气,大便不畅,舌色暗红,苔白腻,脉弦涩。

证机概要:瘀血停滞,肝脉痹阻。

治法:理气活血,调理肝脾,行气止痛。

代表方:血府逐瘀汤加减。

方解:本方当归、生地、柴胡养血活血,清热疏肝;桃仁、赤芍、红花逐瘀活血;气行则血行,川芎为血分气药,枳壳擅长理气疏肝,二者合用,助该方理气活血,并有调理肝脾的作用。以上药物均入肝经。另外,桔梗引药上行,牛膝引邪下行,甘草调和诸药。诸药配伍,共成活血逐瘀,理气疏肝之剂。

加减:呕逆明显者,可加清半夏、竹茹、沉香以降胃气;厌食症状明显者,可加砂仁、焦三仙、炒谷芽以理气健脾开胃,同时可加百合、乌药以行气止痛。

(八)中医养护

治疗胃下垂,日常生活中的自我养护很重要,可从以下几方面加以注意:

1.饮食调养

凡饮食不节、冷热不适等不良饮食习惯皆有可能影响脾胃功能,进而发生病变或加重病情,所以胃下垂患者饮食要定时定量,少食多餐,细嚼慢咽,禁酒忌辣,并注意节制生冷食物。胃下垂患者因受摄入量和食物种类的限制,容易缺乏营养,所以膳食要富于营养,同时要忌食不易消化的食物。如中气下陷型胃下垂多由脾胃运化功能薄弱而致,患者饮食须清淡,食用温热、柔软、易消化之物,忌肥甘厚味、生冷硬物。切记不可一味强调"虚者补之",因"虚不受补"可增加脾胃负担。对肝胃不和而气郁者,应注意精神护理,疏导情志,怡情悦志,避免情志刺激扰动肝火。而脾胃虚衰,清阳不升者,饮食宜定时、定量,切忌暴饮暴食,食物以清淡蔬菜为主,中药则宜少量频服。对于脾胃虚弱,气滞不运,瘀血内停者,饮食宜忌辛辣甜腻及含淀粉类太多之品,以防其阻滞气机。

2.针灸推拿治疗

中医治疗方法中,针灸治疗也是较为有效的一种方法。对于胃下垂患者,一般可选内关、足三里、气海、关元、胃俞、脾俞、肾俞、章门等穴位进行针刺;艾灸着重选用足三里、关元、梁门、中脘、气海等强壮要穴,阴虚者禁灸。推拿分为腹部推拿和背部推拿,可采用推法、摩法、揉法、振法等手法,取穴中脘、气海、关元、脾俞、胃俞、关元、肝俞等。脾胃虚弱,中气下陷者,针灸可选穴中脘、气海、足三里、内关;和降失司,清阳不升者,针灸可选穴内关、合谷等,以降逆止呕。

徐建勇等提出用针刺治疗胃下垂的方法[①]:

---

① 参见徐建勇,高洪英:《针刺治疗胃下垂82例疗效观察》,载《国医论坛》2005年第3期。

(1)奇穴透刺:胃上穴透天枢穴或透脐中穴(多单取左侧)。

(2)循经取穴:取足三里(双侧)、气海、关元、天枢(多单取左侧)、百会。

针刺胃上穴透天枢穴,可益气提胃,调理胃肠,使胃蠕动增强。循经取穴采取局部取穴与远道取穴相结合的方法,具有补脾益胃,调中气,补气血的作用,还具有双向调节胃肠蠕动功能的作用,可助胃上穴升提胃体。透刺疗法与诸穴合用,可提高消化道平滑肌的张力,促进胃肌张力提高,促进腹肌发达,从而达到治愈胃下垂的目的。

3.按摩疗法

按摩胃部,可使胃部肌肉紧张,促进胃的蠕动,以促进胃排空。可取穴鸠尾、中脘、气海、天枢等。患者仰卧位,推拿腹部以鸠尾、中脘为重点,然后循序往下到小腹部,以脐周围及天枢、气海为重点。

4.情志护理

胃下垂的临床表现与患者的神经敏感性关系密切。患者本身易烦躁易怒,而情绪波动又容易加重病情,使肝气不舒,横逆犯胃,故应注意精神护理,调畅气机,避免诱发或加重本病。

三、典型病例

患者:陈某,女,62岁。

初诊:患者因"食欲缺乏4个月余"来诊。患者自诉胃下垂5 cm已10年余,有浅表性胃炎病史。现症见:无食欲,进食量少,食多坠痛,无胃灼热、反酸,脐下腹部胀痛,脐周发凉,并伴有腹泻,眠差,难以入睡,夜间易出汗,腰膝酸软,周身乏力,小便可,舌淡苔薄黄,脉虚滑。

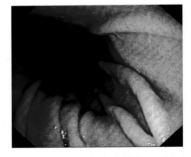

图 7-5-5　胃下垂患者陈某内镜下表现

胃镜所见如图7-5-5所示。

辨证分型:脾胃虚衰、清阳不升证。

处方:黄芪30 g,升麻6 g,砂仁9 g,炒山药30 g,党参24 g,焦三仙各24 g,柴胡12 g,白芍24 g,当归12 g,陈皮12 g,连翘12 g,黄连9 g,苏叶9 g,莲子肉30 g,生姜3片,大枣5枚。水煎服,日一剂。

按:该患者有胃下垂病史,脾胃虚弱,枢机不利,辨证为脾胃虚衰、清阳不升证,治以补中益气、升阳调中,以升阳益胃汤为主方加减。全方补中有散,发中有收,使气足阳升,则正旺邪服。

(高军)

第六节　胃黏膜脱垂症

胃黏膜脱垂症(prolapse of gastric mucosa)是指异常松弛的胃黏膜逆行突入食管或向前通过幽门管脱入十二指肠球部,临床以后者多见。脱垂的胃黏膜表面可有糜烂、出血、溃疡甚至息肉样增生,约半数患者合并慢性胃炎、黏膜下层水肿,部分患者合并十二指肠球部溃疡或食管裂孔疝。有些患者无明显临床症状,有症状者以上腹部疼痛多见,部分患者有腹胀、恶心、呕吐、体重减轻等症状,左侧卧位可使症状减轻。其分类按临床症状有无可分为有症状和无症状两种,根据病因可分为原发性和继发性两种。本病常见于30~40岁的成年人,男性发病率高于女性。

胃黏膜脱垂症当属中医"胃痛""痞证"之范畴。

一、现代医学诊治

(一)病因

本病病因并不十分明确。正常情况下,胃黏膜与肌层之间有疏松的结缔组织,其相互间有一定的移动度。根据临床研究,胃黏膜脱垂症可能有以下几方面原因。

1.胃黏膜发育因素或胃窦炎症

胃黏膜的发育因素或胃窦炎症可引起胃黏膜和黏膜下层水肿、增生、肥厚,增生冗长的黏膜皱襞容易向十二指肠内脱垂,形成胃黏膜脱垂症。

2.胃幽门前区功能障碍

在正常情况下,幽门前区收缩时,该区黏膜皱襞相对增厚、增多。这些相对增厚、增多的黏膜皱襞,不会被挤向十二指肠,而是向胃近端退缩。但当胃黏膜和黏膜下层有炎症、水肿和增生肥厚等情况时,则在幽门前区收缩时,黏膜皱襞可被挤向幽门而逐渐脱垂入十二指肠球部。

3.引起胃剧烈运动的因素

一切引起胃黏膜剧烈蠕动的因素,如精神、化学、炎症和机械性等刺激,都可成为本病的诱因。胃切除术后或胃空肠吻合术后均可发生胃黏膜脱垂,但较少见,因此往往容易漏诊。胃手术后黏膜经吻合口脱垂和未手术的患者胃黏膜向幽门脱垂相似,脱垂的组织主要为胃黏膜层,但黏膜下层可随之延伸。脱垂分完全性和部分性两种,前者少见,为整个吻合口上方胃黏膜向空肠袢脱垂;后者较多见,患者仅部分黏膜脱垂。

(二)发病机制

胃分胃底、胃体和胃窦三部分。正常情况下,食物通过胃的幽门进入十二指肠,胃窦部是最靠近幽门的那部分。胃两端的黏膜能进出胃的开口,故可逆行套入食管,或向前进入幽门。其中,胃窦黏膜经幽门管脱入十二指肠球部在临床上较为常见。当黏膜肌收缩时,黏膜可形成皱襞。如果胃窦黏膜下结缔组织疏松,则黏膜易在肌层上滑动,黏膜皱襞的活动度亦因此而增大,那么胃窦的蠕动就易于将黏膜皱襞推入幽门。当黏膜肌功能不良时,不能使胃窦黏膜保持正常的纵形皱襞,而卷成环状,则可在胃窦收缩时被推入幽门。

此外,慢性胃窦炎、黏膜及黏膜下层水肿、黏膜的恶性浸润都可使胃窦黏膜皱襞增粗,而易于发生脱垂。

(三)病理

胃黏膜脱垂症的病理变化特点主要是以淋巴细胞和浆细胞为主的慢性炎症细胞的浸润。在疾病的早期,细胞的浸润只是局限在黏膜固有层表层和胃小凹,胃腺体没有被破坏,还依旧是完整的;随着胃黏膜炎症的继续发展,炎性细胞逐渐蔓延到达腺体区;在疾病的后期,腺体逐渐被侵蚀,开始受损、萎缩、消失,黏膜处变薄,直到胃腺细胞在形态学上出现了改变,出现异型增生和肠化生,这与慢性胃炎的病理变化相似。

(四)临床表现

胃黏膜脱垂症的临床表现取决于脱垂黏膜的多少和程度的轻重。大约有1/3 的患者不出现任何症状,只有经常脱垂或严重脱垂的患者才会出现以下一些症状或体征。

1.主要症状

(1)腹痛:腹痛是最常见的表现,无明显的周期性和节律性。疼痛可在进食后诱发,常呈阵发性,可为烧灼痛、不规则的胀痛或刺痛等,一般无放射痛。患者常常伴有上腹部饱胀不适、嗳气、食欲缺乏等症状。有时疼痛的出现与体位有关,右侧卧位时疼痛易发生,有人认为此点为本病的特征性表现。当脱垂的黏膜阻塞幽门管而发生嵌顿或狭窄时,则出现上腹部持续性剧烈的疼痛,同时伴有恶心、呕吐等症状。

(2)上消化道出血:这可能与脱垂的黏膜发生糜烂或破溃有关。据报道,约有 20% 的胃黏膜脱垂患者有上消化道出血。患者出血之前常有恶心、呕吐和腹痛。如出血量不大,大便虽仍呈黄色,但大便的潜血试验常呈阳性反应;如果出血量大,速度快,则可出现呕血和黑便。

（3）恶心和呕吐:这是胃黏膜脱垂的常见症状,呕吐物多为食物。其中一部分患者在呕吐之后会感到比较舒适,疼痛也会随之减轻。

2.次要症状

（1）幽门梗阻:仅有少数胃黏膜脱垂患者有此症状。发作前患者常有饱胀感、上腹部疼痛,并伴有反复的恶心、呕吐,患者在转体或翻身时,自己会听到胃里有振水音。这是幽门口被脱垂的胃黏膜堵住,胃里有胃液和宿食的缘故,其发生率非常低。多数患者发作时有恶心、呕吐,呕吐可在进食后发生,常伴有上腹部剧烈疼痛,呕吐后疼痛可减轻或消失。

（2）特异性体征:严重的脱垂患者,有时可在幽门部扪及一个柔软的肿块。此外,有些患者在向右侧卧位时,腹痛会加剧;而向左侧卧位时,疼痛则减轻或消失。

（五）辅助检查

1.胃镜检查

胃镜下可见胃窦部黏膜正常或充血、水肿,有时可见出血点、糜烂或浅表溃疡等。当胃窦部收缩时,胃黏膜随蠕动经幽门进入十二指肠;舒张时,脱垂的胃窦部黏膜可自幽门以下回到胃腔。

2.X线钡餐检查

X线钡餐检查是诊断胃黏膜脱垂症的重要依据。在右前斜卧位检查时阳性发现率较高,但是X线表现多样而且常为一过性。同时,X线表现取决于脱垂黏膜的多少和程度的轻重。少量脱垂时仅见幽门管有条形黏膜皱襞,远端稍越过幽门环而进入球底,一般在强有力的蠕动下容易出现。典型的X线表现为十二指肠壶腹部基底部有凹面的充盈缺损,呈菜花样、蕈状或降落伞状;脱垂到十二指肠壶腹部的胃黏膜,在球部可形成一个个小的圆形或半圆形的透光区;幽门管常较正常为宽,可看到正常或较肥大的胃黏膜皱襞通过幽门到十二指肠壶腹部,胃蠕动多增强。

3.实验室检查

部分患者大便隐血试验可为阳性。胃液分析多正常,当出现高酸时,则有合并十二指肠球部溃疡的可能性。

（六）诊断及鉴别诊断

1.诊断

本病在临床上缺乏特征性的症状和体征,其诊断主要依靠辅助检查。

2.鉴别诊断

本病无特征性的临床表现,因此,需与下列疾病相鉴别。

（1）胃息肉、十二指肠壶腹部息肉：当胃息肉脱入十二指肠壶腹部时，其X线检查表现为一个或数个圆形或椭圆形的充盈缺损。胃息肉、十二指肠壶腹部息肉所形成的充盈缺损位置不固定，阴影的形状一致，看不到脱垂的胃黏膜纹。内镜检查可确立诊断。

（2）消化性溃疡：临床上其疼痛具有周期性和节律性，疼痛与体位无关。X线检查可见到龛影，内镜检查可帮助确立诊断。

（3）幽门括约肌肥大：X线表现为在十二指肠球基底部形成明显的压迹，但压迹边缘整齐，幽门管变窄而且延长，在球部看不到脱垂黏膜纹。

（4）幽门前区癌：当其侵犯十二指肠球基底部时，X线表现为球基底部有充盈缺损，但此充盈缺损持久存在边缘不整，黏膜纹消失。同时做内镜检查可帮助确诊。

此外，该病需与慢性胃炎和功能性消化不良相鉴别，内镜检查有助于鉴别诊断。

（七）治疗

1.一般治疗

嘱患者注意饮食，少食多餐，戒烟酒，避免刺激性食物；注意体位，采用左侧卧位，尽量避免右侧卧位；可给予镇静药和抗胆碱能类药物，以抑制过强的胃蠕动，减少脱垂机会。有幽门梗阻者应禁食、胃肠减压，并补液、纠正水电解质紊乱；对伴有胃炎、溃疡或上消化道出血者应给予相应的治疗。

2.胃镜下治疗

（1）微波治疗：在内镜直视下，经活检孔导入微波同轴导线，导线对准幽门管内及附近脱垂黏膜的头端和体部，每次治疗时间以镜下该处黏膜凝固泛白为止，一般为2～4秒，灼疗部位1～8个点不等。微波的热效应可使蛋白凝固变性，受治组织收敛缩小，局部组织重新修复变平，故能治疗黏膜脱垂引起的幽门等部位阻塞。

（2）高频电刀切除法治疗：术前查凝血时间、血小板计数及凝血酶原时间；术前30分钟肌内注射地西泮（安定）及山莨菪碱（654-2）各10 mg。内镜直视下经活检孔把电凝套环对准幽门管内或附近脱垂黏膜的远侧端，张开套环套住脱垂皱襞，使被套黏膜高出套环0.5～0.7 cm，防止被套组织与其他部位接触；收紧套环，使被套组织呈暗红色，切忌用力过猛，以免被套组织被机械性切断；用混合电流切除被套组织，通电时间小于4秒。若一次通电未能切除，可反复多次通电。因胃窦黏膜血管丰富，术后应严密观察有无上消化道出血等并发症。

3.手术治疗

严重及反复发作的上消化道出血,幽门梗阻伴有持续性呕吐或剧烈上腹部疼痛,经内科治疗无效,怀疑癌变者可考虑手术治疗。至于手术种类,目前认为以胃远端切除术及胃十二指肠吻合术疗效最好,也可行胃部分切除术。胃黏膜脱垂症做胃部分切除时,若胃的切断端黏膜有明显松弛外翻,应将过多的胃黏膜切除,以免术后胃黏膜再脱入吻合口造成复发,或因吻合口缝合过多的黏膜而造成吻合口狭窄。

(八)预防

1.注意饮食

(1)少食多餐,每日可进食 4～6 次,宜食流质或半流质食物。

(2)饭后要站立片刻或缓步走动几分钟。

(3)忌食刺激性食品或调味品,如辣椒、芥末、花椒、姜、葱、蒜等。

2.避免损伤

(1)忌服对胃有刺激性的药物,如吲哚美辛片、阿司匹林肠溶片、水合氯醛、保泰松片、索米痛片和水杨酸钠等。

(2)戒烟,戒酒,特别禁饮烈性白酒。

二、中医辨证论治

(一)病因

1.外邪犯胃

外感寒、热、湿诸邪,内客于胃,皆可致胃脘气机阻滞,不通则痛,其中尤以寒邪为多。外感六淫,表邪入里,或误下伤中,邪气乘虚内陷,结于胃脘,阻塞中焦气机,使升降失司,遂成痞满。

2.饮食伤胃

饮食不节,过饥过饱,可损伤脾胃,使胃气壅滞,致胃失和降,不通则痛。或五味过极,辛辣无度,肥甘厚腻,饮酒如浆,则蕴湿生热,伤脾碍胃,气机壅滞。或暴饮暴食,恣食生冷,损伤脾胃,使纳运无力,则食滞内停,痰湿阻中,气机被阻,而生痞满。

3.情志不畅

忧思恼怒,伤肝损脾,使肝失疏泄,横逆犯胃,脾失健运,胃气阻滞,均可致胃失和降,而发胃痛。气滞日久或久痛入络,可致胃络血瘀。抑郁恼怒,情志不遂,则肝气郁滞,失于疏泄,横逆乘脾犯胃,使脾胃升降失常;或忧思伤脾,脾气受损,则运化不力,胃腑失和,气机不畅,发为痞满。

4.素体脾虚

脾胃为仓廪之官,主受纳及运化水谷。若素体脾胃虚弱,运化失职,则气机不畅;或中阳不足,中焦虚寒,失其温养而发生疼痛。中焦虚弱,运化失职,气机痞塞,发为痞满;或虚不受补,而成虚痞。

（二）病机

中医学认为,胃气宜降,胃与肝相互关联,若肝气犯胃,胃失和降,可致肝胃气滞;胃气壅滞,食物不能正常下输于小肠,在胃中停留时间过长,则对胃黏膜造成损伤,而致黏膜肥厚冗长,出现脱垂。胃为水谷之海,若素体阳虚或过食寒冷,寒邪客胃,则胃阳受损,水湿不运,可致寒湿中阻,寒湿阻胃,胃黏膜毛细血管收缩则供血障碍,久则胃黏膜松弛易动,而致脱垂。胃与脾同居中焦,为气血生化之源。若久病伤胃,胃气不足,则气血生化乏源,可致脾虚气弱;中气虚弱,摄纳无力,可致胃黏膜脱垂。临床上各证型往往相互兼见,如肝胃气滞或寒湿中阻均可影响食物的消化吸收,久之可致气虚。而气虚推动无力,气机运行不畅,则可形成气滞。若气虚阳亏,运化失常,又可致寒湿中阻。因此,治疗上要相互兼顾。

（三）辨证要点

胃黏膜脱垂所致的胃脘疼痛、痞塞满闷,应首辨虚实。外邪所犯,食滞内停,痰湿中阻,湿热内蕴,气机失调等所成之痞满疼痛皆为实证;脾胃气虚,无力运化,或胃阴不足,失于濡养所致之痞满疼痛,则属虚证。胃疼痞满能食,食后尤甚,饥时可缓,伴便秘,舌苔厚腻,脉实有力者为实证;饥饱均满,胃脘痛势绵绵,食少纳呆,大便清利,脉虚无力者属虚证。次辨寒热。痞痛绵绵,得热则减,口淡不渴,或渴不欲饮,舌淡苔白,脉沉迟或沉涩者属寒;而痞满势急,疼痛剧烈,口渴喜冷,舌红苔黄,脉数者为热。临证还要辨虚实寒热的兼夹。

（四）治疗原则

胃黏膜脱垂所致的胃脘疼痛、痞塞满闷的基本病机是中焦气机不利,脾胃升降失宜。故治疗总以调理脾胃升降、行气止痛、除痞消满为基本法则。根据其虚、实分治,实者泻之,虚者补之,虚实夹杂者补消并用。扶正重在健脾益胃,补中益气,养阴益胃。祛邪则视具体证型,分别施以消食导滞、除湿化痰、理气解郁、清热祛湿等法。

（五）证治分类

肝胃不和证常表现为脘腹痞闷胀痛,胸胁满闷不舒,心烦易怒,呕恶嗳气,或吐苦水,生气抑郁时诸症加重,善太息,大便不爽,舌质淡红,苔薄白,脉弦。

脾胃虚寒证常表现为脘腹满闷,时轻时重,痛势绵绵,喜温喜按,四肢不温,纳呆便溏,神疲乏力,少气懒言,语声低微,舌质淡,苔薄白,脉细弱。寒热错杂证常表现为胃脘部隐痛或冷痛,脘腹痞胀不适,喜温喜按,胃脘有灼热感,反酸嘈杂,口苦或口淡,食欲缺乏,恶心,肠鸣便溏,神疲乏力,舌质淡或红,苔薄黄或黄白相间,脉滑或沉细。气阴两虚证常表现为胃脘隐隐灼痛,似饥而不欲食,口燥咽干,五心烦热,消瘦乏力,口渴思饮,大便干结,舌红少津,脉细数。

（六）中医分型内镜下表现

1.肝胃不和证

胃镜下可见黏膜充血、水肿,胆汁反流入胃腔或胃黏膜表面见胆汁附着,黏液湖呈现黄绿色或者淡黄色;亦可见胃液经贲门反流入食管,并伴有黏膜的充血、糜烂,如图 7-6-1 所示。此为脾胃虚弱,肝气横逆犯胃,则胃气郁滞,胆汁疏泄异常,胆汁上溢。

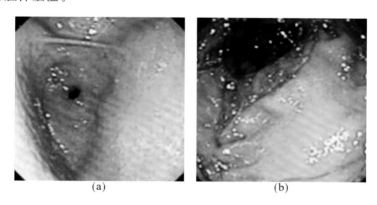

(a)　　　　　　　　　　(b)

图 7-6-1　肝胃不和证内镜下表现

2.脾胃虚寒证

胃镜下可见黏膜肿胀而湿润,颜色较淡,红白相间,以白为主;皱襞柔软,蠕动差,黏膜下有血管网透见;黏液湖量较多,清澈,如图 7-6-2 所示。此为脾胃虚寒,阳气不足,失于温煦,则脾失健运,升降失职。

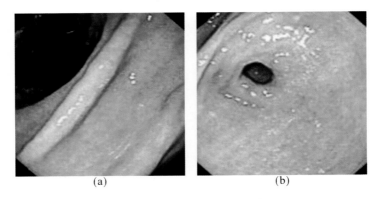

(a)   (b)

图 7-6-2　脾胃虚寒证内镜下表现

3.寒热错杂证

胃镜下可见黏膜肿胀,红白相间,黏液较多,颜色或深或淡;皱襞柔软,偶见充血,蠕动差,较少出现黏膜糜烂,如图 7-6-3 所示。此为寒热夹杂痰湿等有形之邪郁遏气机,使脾胃升降失司,运化失职。

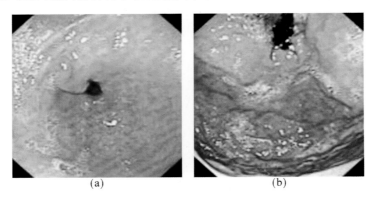

(a)   (b)

图 7-6-3　寒热错杂证内镜下表现

4.气阴两虚证

胃镜下可见部分黏膜失去正常橘红色,呈苍白、灰白或者灰黄色,呈斑片状或弥漫性分布,边界不清楚;黏膜下有血管网透见,常为暗红色网状小血管,或伴有红色颗粒状增生、白色扁平隆起或脐样增生;皱襞细小或消失,黏液湖量少,如图 7-6-4 所示。此为气阴两虚,气耗津伤,脾胃失于濡润滋养,阴虚久而化热。

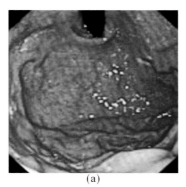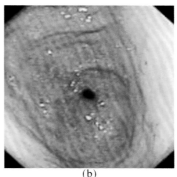

(a)   (b)

图 7-6-4　气阴两虚证内镜下表现

（七）辨证论治

1.肝胃不和证

临床表现:脘腹痞闷胀痛,胸胁满闷不舒,心烦易怒,善太息,呕恶嗳气,或吐苦水,大便不爽,舌质淡红,苔薄白,脉弦。

证机概要:肝气犯胃,中焦失和,胃气郁滞。

治法:疏肝解郁,行气止痛。

代表方:柴平汤加减。

方解:此方为小柴胡汤和平胃散的合方,长于和解少阳,祛湿和胃。柴胡、黄芩和解少阳;苍术燥湿运脾;厚朴、陈皮理气和中;半夏和胃降逆,散结消痞;人参、甘草、生姜、大枣益胃气,生津液。

加减:气郁明显,胀满较甚者,酌加柴胡、郁金、厚朴等,或用五磨饮子加减以理气导滞消胀;郁而化火,口苦而干者,可加黄连、黄芩泻火解郁;呕恶明显者,加制半夏、生姜和胃止呕;嗳气甚者,加竹茹、沉香和胃降气。

2.脾胃虚寒证

临床表现:脘腹满闷,时轻时重,痛势绵绵,喜温喜按,四肢不温,纳呆便溏,神疲乏力,少气懒言,语声低微,舌质淡,苔薄白,脉细弱。

证机概要:脾胃虚寒,健运失职,升降失司。

治法:温补脾阳,升清降浊。

代表方:附子理中汤加减。

方解:本方益气温中健脾,适用于脾阳虚证。党参、白术、甘草益气健脾,附子、干姜温中祛寒。

加减:胀闷较重者,加枳壳、木香、厚朴以理气运脾;四肢不温,阳虚明显者,加制附子、干姜温胃助阳,或合理中丸以温胃健脾;纳呆厌食者,加砂仁、神曲等 **169**

理气开胃;舌苔厚腻,湿浊内蕴者,加制半夏、茯苓,或改用香砂六君子汤加减以健脾祛湿,理气除胀。

3.寒热错杂证

临床表现:胃脘部隐痛或冷痛,脘腹痞胀不适,喜温喜按,胃脘有灼热感,反酸嘈杂,口苦或口淡,食欲缺乏,恶心,肠鸣便溏,神疲乏力,舌质淡或红,苔薄黄或黄白相间,脉滑或沉细。

证机概要:寒热错杂,气机阻滞,中焦失运。

治法:辛开苦降,理气和胃。

代表方:半夏泻心汤加减。

方解:本方辛开苦降,消痞散结,治疗寒热错杂之痞证。半夏苦辛燥,散结除痞,降逆和胃;干姜辛热,温中散寒除痞,此谓辛开。黄连、黄芩苦寒,清降泄热开痞,此谓苦降。半夏、干姜与黄连、黄芩共奏寒热平调,辛开苦降之效。人参、大枣甘温,补脾气以和中,生津液,既可防黄芩、黄连之苦寒伤阳,又可制约半夏、干姜之辛热伤阴。炙甘草补脾和中,调和诸药。

加减:腹痛较重者,加元胡、白芍以缓急止痛;胀闷较重者,加枳壳、木香、厚朴以理气运脾;纳呆厌食者,加砂仁、神曲等理气开胃;舌苔厚腻,湿浊内蕴者,加制半夏、茯苓以健脾祛湿。

4.气阴两虚证

临床表现:胃脘隐隐灼痛,似饥而不欲食,口燥咽干,五心烦热,消瘦乏力,口渴思饮,大便干结,舌红少津,脉细数。

证机概要:胃阴亏耗,胃失濡养,气机失调。

治法:养阴益胃,和中止痛。

代表方:一贯煎合芍药甘草汤加减。

方解:前方养阴益胃,后方缓急止痛,两方合用滋阴而不腻,止痛又不伤阴,适用于隐隐作痛、咽干口燥、舌红少津的胃痛。沙参、麦冬、生地、枸杞子养阴益胃,当归养血活血,川楝子理气止痛,芍药、甘草缓急止痛。

加减:胃脘灼痛、嘈杂反酸者,可加珍珠粉、牡蛎、海螵蛸或配用左金丸以制酸;胃脘胀痛较剧,兼有气滞者,宜加厚朴花、玫瑰花、佛手等行气止痛;大便干燥难解,宜加火麻仁、瓜蒌仁等润肠通便;若阴虚胃热,可加石斛、知母、黄连养阴清胃。

(八)中医养护

(1)患者应节制饮食,勿暴饮暴食,同时饮食宜清淡,忌肥甘厚味、辛辣醇酒以及生冷之品。

（2）注意精神调摄，保持乐观开朗，心情舒畅。

（3）慎起居，适寒温，防六淫，注意胃脘及腹部保暖。

（4）适当参加体育锻炼，增强体质。

三、典型病例

患者：米某，女，24 岁。

初诊：2013 年 1 月 4 日，患者因"嗳气 1 年余"来诊。现症见嗳气、胃灼热、反酸，生气或受刺激后加重；近日因遇寒发作，饥饿时反酸加剧，胸部憋闷，咽部有异物感；舌红苔黄，脉弦。内镜所见如图 7-6-5 所示。

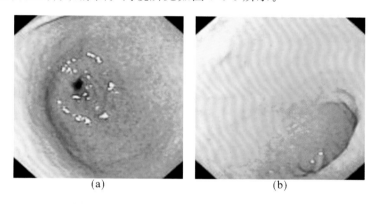

(a)　　　　　　　　　　　(b)

图 7-6-5　胃黏膜脱垂症患者米某内镜下表现

辨证分型：肝胃不和证。

处方：清半夏 15 g，砂仁 9 g，黄连 9 g，苏叶 9 g，党参 15 g，炒白术 24 g，炒枳壳15 g，香橼 12 g，焦三仙各 18 g，通草 6 g，薤白 9 g，丁香 3 g，香附 12 g，玉竹24 g，生姜 3 片，大枣 5 枚（去核）。

2013 年 2 月 1 日二诊：效可，停药半月，三日前由于情绪波动，胃痛、胃胀、嗳气加重，大便日行两次，情绪激动后便意明显，大便夹有不消化食物。舌淡红，苔薄黄，脉滑。

处方：柴胡 12 g，白芍 24 g，炒枳壳 15 g，香附 12 g，砂仁 9 g，郁金 15 g，炙鸡内金 15 g，丹参 12 g，延胡索 24 g，百合 30 g，陈皮 12 g，乌药 15 g，炙甘草6 g。

2013 年 3 月 12 日三诊：停药 1 个月余。现症见：胃脘部胀痛，食后明显，食欲差，饱胀感明显，嗳气，胸闷气短，怕冷，食欲缺乏，眠可，大便日行两次，早饭后即排便，见不消化食物，小便调。舌红，中有裂纹，苔白，脉沉。

处方：莲子肉 30 g，党参 18 g，砂仁 9 g，檀香 6 g，薤白 9 g，丹参 12 g，清半夏 12 g,瓜蒌 18 g,炙鸡内金 15 g,炒白术 30 g,黄连 9 g,干姜 9 g,枸杞 15 g。

2013 年 4 月 26 日四诊:效佳,诸症减轻。现症见:晨起恶心,吐酸,口中异味明显,心烦,无矢气,纳可,眠一般,多梦,二便调。舌暗红,苔薄黄腻,齿痕舌,脉虚弦。

处方:黄芪 45 g,当归 12 g,川芎 12 g,陈皮 12 g,党参 24 g,炒白术 30 g,升麻 6 g,茯苓 30 g,柴胡 9 g,瓜蒌 18 g,红花 12 g,莲子 30 g,柏子仁 24 g,炙甘草 9 g,生姜 3 片,大枣 5 枚(去核)。

按:本案初诊结合内镜下表现,辨证为肝胃不和,治以疏肝和胃,健脾理气;二诊胃脘痛减,但停药后受情绪影响病情加重,乃肝气犯胃所致,故调整处方,以疏肝行气为治法;三诊因患者停药日久,诸症仍见,故仍以调气止痛为主;四诊病情好转,继以健脾行气、调肝止痛为治则。

(丁振　李佳静)

第七节　胃息肉

胃息肉(gastric polyp)是指起源于胃黏膜或黏膜下层并向胃腔内突出的有蒂或无蒂的隆起性病变,是一种常见的胃部疾病。患者大多数无明显症状,有时可表现为上腹部胀满、恶心、呕吐、疼痛、胃灼热等上消化道非特异性症状。胃息肉可分为腺瘤性息肉和非腺瘤性息肉两大类,其中腺瘤性息肉上皮增生较活跃,且多伴有上皮内瘤变,具有一定的癌变风险。随着人们生活节奏、饮食结构的改变,本病发病率明显上升;且由于人们健康意识的提高、电子内窥镜的普及,本病检出率逐年升高。大约三分之二的胃息肉出现在 60 岁以后的人群,男性和女性的发病率相似。

胃息肉在中医学中并没有直接相对应的疾病,古代医家因为历史局限性,无法窥见胃息肉的具体表现,而是根据胃息肉的主要症状特点,将其归于"胃脘痛""痞满""便血""瘜肉""积聚"等范畴。"瘜肉"一词,最早见于《黄帝内经》,其中《灵枢·水胀》谓:"寒气客于肠外,与卫气相搏,气不得荣,因有所系,癖而内著,恶气乃起,瘜肉乃生。"提出了久病入络,络脉阻塞,恶肉乃生,为瘜肉产生之病机,以脾胃虚弱为本,湿热、痰浊、瘀血为标。中医中药在治疗胃息肉、预防胃息肉术后复发及防止其向胃癌进展方面有一定优势。

一、现代医学诊治

（一）病因

就目前研究来看,胃息肉的病因尚不完全清楚,但大量研究认为胃息肉与幽门螺杆菌感染、抑酸剂使用、慢性炎症刺激、饮食和生活习惯不良等多种因素密切相关。

1.幽门螺杆菌感染

幽门螺杆菌(Hp)感染是慢性胃炎的常见原因,胃黏膜在长期慢性炎症的刺激下,胃上皮细胞过度增生,而且 Hp 感染可以产生多种炎症介质,刺激黏膜,从而导致息肉的形成,特别是增生性息肉和腺瘤性息肉。Hp 感染是息肉形成的重要因素,根除 Hp 有助于预防胃息肉。

2.长期应用质子泵抑制剂(PPI)

PPI 的抑制胃酸作用可诱导胃黏膜的结构和功能发生改变,使胃泌素分泌增多,促进胃腺体扩张,为胃息肉的产生创造了条件。

3.慢性萎缩性胃炎

胃息肉常见于慢性萎缩性胃炎的胃黏膜表面。慢性胃炎可导致胃酸生成减少,胃黏膜向肠上皮化生。

4.胆汁反流

胆汁反流在胃息肉的发生过程中起到重要的作用。十二指肠液含有胆酸、胰酶,其反流入胃内,可损害胃黏膜,并引起胃黏膜的炎症性增生,诱发息肉的发生及发展。同时,大量反流液使胃内 pH 值升高,使得胃泌素分泌增加,胃腺体增生,导致增生性息肉产生。

5.其他因素

吸烟会增加胃息肉的发病风险,这可能与吸烟会增加 Hp 的感染率等因素相关。此外,烟草烟雾中含有大量的致癌物质,可结合脱氧核糖核酸(DNA)修复,使胃黏膜发生不可逆转的基因改变,促进息肉形成。年龄、遗传及环境因素也有一定的作用。

（二）发病机制

胃息肉作为一种癌前疾病,其发生、发展机制目前尚不完全清楚,可能与胆汁反流、Hp 感染、遗传环境因素、长期应用质子泵抑制剂等因素有关,但仍需进一步的研究证明。因胃息肉具有恶化及复发的可能,目前普遍认为直径大于0.5 cm 的息肉应进行内镜下切除,并随访。内镜下发现胃息肉时,应确认有无胆汁反流及 Hp 感染。有学者认为,在进行内镜下切除胃息肉之前,对合并 Hp

感染的患者进行根除治疗是有益的,根除 Hp 一年后复查胃镜,对仍存在的增生性息肉再进行内镜下切除。

(三)临床分类

1.按组织学分类

(1)增生性息肉:此类息肉占胃息肉的 75％～90％,是炎性黏膜增生形成的息肉样物,并非真正的肿瘤。增生性息肉一般是半球形的,有蒂或无蒂,表面光滑,可伴有糜烂,也可以有充血、水肿;息肉的大小不一,有些可以很大,一般直径小于 1.5 cm,以胃窦部及胃体下部居多。增生性息肉好发于慢性萎缩性胃炎患者和胃部分切除后的残胃炎患者。组织学上可见增生的胃小凹上皮和增生的固有层腺体,上皮分化良好,核分裂象少见,固有层见炎性细胞浸润,部分息肉伴有肠化生。少数增生性息肉可发生异型增生或腺瘤性变而产生恶变,但其癌变率一般不超过 2％。这种息肉在健康人和行消化道内镜检查的患者中常常被发现,在长期服用质子泵抑制剂的患者中出现率更高。胃底腺息肉的癌变风险几乎没有,只有在非常少见的患有家族性息肉病的患者中才有癌变的风险。

(2)腺瘤性息肉:系来源于胃黏膜上皮的良性胃肿瘤,占胃息肉的 10％～25％。此类息肉一般体积较大,呈球形或半球形,多数无蒂,表面光滑,少数呈扁平状、条状或分叶状。组织学上主要由表面上皮、小凹上皮和腺体增生形成。腺瘤性息肉上皮分化不成熟,核分裂象多见,可分为管状、绒毛状及混合型腺瘤,常伴有明显肠化生和异型增生。息肉间质为疏松结缔组织,有少量淋巴细胞浸润。黏膜肌层无明显增生,肌纤维无分散现象。此类息肉癌变率高,可达 30.0％～58.3％,尤其瘤体直径大于 2 cm、绒毛状腺瘤、异型增生Ⅲ度者恶变率更高。此类息肉是慢性炎症刺激引起的,尤其是慢性萎缩性胃炎者多见,幽门螺杆菌感染是引起此类息肉的最主要原因。

(3)炎症性息肉:病理学表现为肉芽组织增生,未见腺体组织。

(4)错构瘤性息肉:错构瘤性息肉在组织学上表现为正常成熟的黏膜成分呈不规则生长,黏液细胞增生,腺窝呈囊性扩张,平滑肌纤维束从黏膜肌层向表层呈放射状分割正常胃腺体。

2.按息肉的数目分类

(1)单发性:胃镜下仅发现一枚息肉。

(2)多发性:胃镜下可见数十个甚至上百个息肉汇集,又可分为家族性与非家族性。

(3)息肉病:除胃部有息肉外,身体其他组织器官也有息肉的出现。

3.按大体形态分类

蒂指的是连接胃黏膜与息肉的部分,胃息肉可表现为有蒂、亚蒂和无蒂。目前常用的为日本山田分型。Ⅰ型:息肉呈丘状,隆起的起始部较平滑而无明确的界限;Ⅱ型:息肉呈半球状,隆起的起始部有明确的界限;Ⅲ型:息肉隆起的起始部略小,形成亚蒂;Ⅳ型:息肉隆起的起始部有明显的蒂。

(四)临床表现

1.主要症状

胃息肉可发生于任何年龄,患者大多无明显临床症状,有时表现为上腹饱胀、恶心、呕吐、疼痛、胃灼热等上消化道非特异性症状。胃息肉的疼痛多位于上腹部,为钝痛,一般无规律性。较大的息肉表面常伴有糜烂或溃疡,可引起呕血、黑便及慢性失血性贫血。

2.伴随症状

息肉发生在贲门部时,患者有吞咽阻挡感;发生在幽门管时,容易出现幽门梗阻或不完全性梗阻,腹痛、腹胀加重,伴呕吐。

3.并发症

胃息肉有溃疡或癌变时,可出现黑便和呕血。胃息肉很少有阳性体征,合并炎症时上腹部可有压痛,出血多者有继发性贫血表现。

(五)辅助检查

1.上消化道钡餐造影检查

该检查适用于抗拒胃镜及有行内镜禁忌证的患者,通过胃腔内是否存在充盈缺损进行判断。其中气钡双重低张造影可发现大于 1 cm 的息肉。检查前患者需服用一定剂量的钡剂,然后在 X 线下进行检查。在 X 线下见到充盈缺损,提示存在息肉或其他性质不明占位。

2.胃镜检查

胃镜检查能对胃黏膜进行直接观察,能清楚发现息肉的部位、数量、形态、大小、是否带蒂、表面形态、分叶情况及背景黏膜改变等特征,同时可以取组织活检,是胃息肉发现与诊断的最重要的检查。内镜下可见息肉呈圆形或椭圆形隆起,少数呈分叶状,有蒂或无蒂,单发或多发。息肉多数直径为 0.5～1.0 cm,表面光滑平整,色泽呈正常黏膜象或呈鲜红色,质地柔软,腺瘤性息肉颜色往往较周围黏膜红,而增生性息肉则与周围黏膜相似;少数直径大于 2 cm,呈菜花状表现,其表面或有糜烂或有溃疡,有恶变之可能,活组织病理检查有助于明确其性质及类型,同时可进行治疗。

3.病理检查

胃镜直视下取黏膜活检组织,进行病理学检查和幽门螺杆菌检测。其目的是确定息肉的病理分型及是否发生癌变。

4.实验室检查

(1)幽门螺杆菌(Hp)检测:Hp感染与胃息肉的发生有一定的相关性,因此可进行Hp检测。

1)非侵入性方法:常用^{13}C或^{14}C尿素呼气试验(UBT)。该检查不依赖内镜,患者依从性好,准确性较高,为Hp检测的重要方法之一,目前被广泛应用。但UBT仍然存在一定的缺陷,其结果的判定受到抗生素、铋剂、抑酸药物的干扰。采用单克隆抗体酶联免疫分析(ELISA)检测大便中的Hp抗原,方法简单、方便,敏感性和准确性堪比UBT。

2)侵入性方法:主要包括快速尿素酶试验、胃黏膜组织切片染色镜检及细菌培养等。快速尿素酶试验可在胃镜检查时进行。采集胃黏膜进行细菌培养,一般不用于临床常规诊断,多用于科研。

(2)血常规检查:判断患者是否存在贫血。

(3)大便常规+潜血试验:判断患者是否有消化道出血。

(4)血清肿瘤标志物检验:血清肿瘤标志物如癌胚抗原(CEA)、糖类抗原19-9及糖类抗原724等,有助于胃癌早期预警。

(六)诊断

胃息肉常无临床症状,诊断较为困难,多通过X线胃钡餐造影和胃镜检查被发现。胃镜及组织学检查是胃息肉诊断的关键。胃息肉发生炎症时,则有胃炎样症状,如上腹部疼痛、饱胀、恶心、嗳气、食欲缺乏、胃灼热、腹泻等。息肉发生在贲门部时有吞咽阻挡感;发生在幽门管时,容易出现幽门梗阻或不完全性梗阻,腹痛、腹胀加重,伴呕吐。息肉有溃疡或癌变时,可出现黑便和呕血。胃息肉很少有阳性体征,合并炎症时上腹部可有压痛,出血多者有继发性贫血表现。

(七)鉴别诊断

1.疣状胃炎

疣状胃炎又称慢性糜烂性胃炎、息肉样胃炎等,分两型:

(1)未成熟型:病变易消失,一般不超过3个月,又称消失型,隆起基底部逐渐高起,隆起较低。

(2)成熟型:病变不易消失,隆起持续存在,又称持续型,隆起高峻,中央凹陷较小而深。声像图见疣状隆起呈等回声或偏低回声,以多个多见,有时在一条粗大黏膜上可见到 4～6 个一字排开成串的疣状隆起,使胃黏膜呈蚯蚓状的特征性表现。

2.息肉型进展期胃癌

息肉型进展期胃癌又称肿块型胃癌,呈息肉样、团块样突出黏膜面,表面粗糙,侵及浆膜层时可向胃外生长,并可与周围脏器粘连或发生淋巴转移。

(八)治疗

胃内息肉数量少于 10 个者,应内镜下切除全部息肉,并标记各个息肉的部位,做病理组织学检查。有研究者认为,直径小于 0.5 cm、良性、无症状的息肉可以行 X 线钡餐造影和内镜随访,不必处理。对弥漫性息肉,应随机取样行病理检查。如为腺瘤性息肉且无恶变,则可每两年行一次胃镜随访;对于有可能发生并发症而不能内镜下切除的广基息肉,应手术切除;如发现有恶变组织,则按胃癌处理。

1.内镜治疗

内镜下息肉切除术是治疗胃息肉的首选方法。切除的方法较多,包括活检钳咬除法、电凝切除法、微波烧灼法、氩气刀烧灼法、尼龙丝及橡皮圈结扎法、冷冻法等。内镜治疗息肉方法简便,损伤小,费用低,多数为一次性治疗,少数需分次切除。通过内镜定期随访,发现息肉复发者,应给予及时治疗,防止癌变。

(1)活检钳咬除法:该方法简单易行,回收病理简单,适用于对微小息肉的切除,但对 4～5 mm 的息肉可能存在切除不完全的问题。根据息肉的大小来确定咬除的深度和宽度,尽可能一次性切除,不宜过深、过浅或用力过猛,否则可能导致穿孔、出血或复发。

(2)电凝切除法:这是目前应用最广泛的方法。其原理是利用高频电流产生的热效应使组织凝固、坏死而达到切除息肉的目的。一般电流频率在300 kHz 以上,输出功率为 30～80 W。术前应尽量抽吸胃内液体,小于 0.5 cm的无蒂息肉应首选前端球形的电凝器或电热活检钳电凝灼除。使用电热活检钳时,应先将其头部咬持轻轻提拉后灼除。对于有蒂及大于 0.5 cm 的无蒂息肉,应尽量选择圈套器切除,但也可用球形电凝器或电热活检钳分次灼除。对有蒂息肉,应将圈套器套于蒂上并尽量保留残蒂 1 cm 左右后通电,以避免组织灼伤过深而致穿孔。对于无蒂息肉,灼除时应先将高渗盐水或 1∶10000 肾上腺素溶液注入息肉基底部的 1～2 个点,每点 1.0 mL,以免圈套切除时损伤肌层及浆膜层,然后用双活检管道内镜先以抓持钳提拉息肉头部,使其基底形成假蒂后再行圈套切除。对过大息肉可分期处理,即先将息肉头部以圈套器进行部分斜行切除,间隔 2 周后斜行切除对侧部分,如未能完全切除可再重复,直到全部摘除;亦可采用吸引与电凝结合进行治疗,即在内镜前安置吸引套,将电凝用圈套器经活检孔置于吸引套内槽中,将内镜送至胃腔内,以吸引套头端与息肉紧密接触后,负压吸引息肉至全部吸入吸引套内,收紧圈套器,退出息肉进行电凝。对于较大有蒂或亚蒂息肉也可采用金属夹结扎后圈套电凝治疗,方法为经内镜活检孔置入可旋式夹闭装置器,于息肉蒂茎部进行钳夹,阻断病灶血供,待息肉头端呈紫色时,进行圈套电凝切除。采用圈套电凝术时需注意通电前要缓慢收紧圈套襻,并轻轻提拉,以避免机械切割所致出血及组织过深灼伤;圈套襻收紧后要先电凝后电切,反复交替,每次通电时间数秒钟,也可用混合电流间歇通电治疗。

(3)微波烧灼法:该方法利用微波可使极性分子振动产生热效应的原理,使组织凝固气化从而进行息肉灼除,且有止血作用,适用于直径小于 2 cm 的无蒂息肉。该方法对较小息肉可一次性灼除,较大者则需多次治疗。其输出功率为 30~40 W,治疗前可调整并固定每次烧灼的时间,一般为 5~10 秒,也可用脚踏开关控制。操作时经活检口插入微波同轴电缆(天线),使球形探头密切接触病变部位,或将针状探头刺入病变部位后进行灼除。应注意控制组织灼伤深度,以免造成穿孔。该方法操作简单,安全,成本低,易于开展。

(4)氩气刀烧灼法:氩气可通过离子化传导由钨丝电极产生的高频电能,使组织发生凝固效应,主要适用于广基无蒂,直径小于 1.5 cm 者。经内镜活检孔插入氩离子凝固器导管,使导管头端距离病灶上方 0.3~0.5 cm,启动脚踏开关进行氩离子凝固治疗,每次 1~3 秒。氩气刀烧灼后,组织表面呈现白色凝固斑或呈棕黑色,小息肉可立即消失。术中应注意吸引,清除烟雾。因该方法不能取得黏膜病理,故术前应先做活检。

(5)尼龙丝及橡皮圈结扎法:该方法通过结扎息肉根部,使其缺血坏死,从而达到治疗目的。病理证实,治疗后结扎部位肌层完整,仅局限于黏膜及黏膜下层产生局部缺血坏死。结扎后 1~4 天,局部黏膜发生急性炎症反应,肉芽组织增生,坏死组织脱落形成浅表溃疡,并逐渐被瘢痕组织取代而愈合,故有可避免穿孔发生的优点。方法:于内镜前端置一透明吸引套,将结扎器自活检孔送入并自前端探出,将尼龙丝结扎套或橡皮圈置吸引套槽内,将内镜送至胃腔内,以吸引套头端与息肉紧密接触,负压吸引息肉使息肉全部被吸入吸引套,拉动结扎器手柄,使用尼龙丝或皮圈结扎于息肉根部。结扎后第 1 周,息肉脱落并形成浅溃疡;第 3~4 周形成白色瘢痕而愈合。

(6)冷冻法:将制冷气体经特制导管通过内镜活检孔直接喷洒在息肉表面,或用特制的冷冻杆对病灶进行接触冷冻,使组织坏死脱落。因此法对单个较大息肉难以一次性治愈,故目前少用。

2.抗 Hp 治疗

有研究表明，Hp 感染与增生性息肉的发生密切相关；Hp 阳性的增生性息肉患者在成功根除 Hp 感染后，其中约 40% 的病例息肉完全消退。因此，对增生性息肉患者进行诊断和治疗时，应行 Hp 检测，若阳性则应行根除 Hp 治疗，然后根据息肉的消退情况再做相应的处理。

3.手术治疗

手术治疗的适应证为大于 2 cm 的无蒂或广基型息肉，息肉进行性增大者以及病理检查为腺瘤性息肉伴异型增生、可疑癌变或癌变者。

4.一般治疗

（1）食物多样化，避免偏食，注意补充多种营养物质。

（2）少吃富含硝酸盐和亚硝酸盐的物质，多吃新鲜食品。

（3）避免过于粗糙、浓烈、辛辣的饮食。

（4）戒烟戒酒，保证充足的睡眠。

（5）保持积极的心态。

（九）预防

预防胃息肉主要指预防腺瘤样息肉。预防措施包括培养良好的饮食习惯，合理安排每日饮食，多吃新鲜水果、蔬菜等含有丰富的糖类及粗纤维的食物，适当增加主食中粗粮、杂粮的比例，尽量减少腌制食品的摄入。对于高危人群，可以考虑常规检测幽门螺杆菌，并进行相应的治疗。此外，还应该积极锻炼身体，增强体质，提高免疫力，自我放松，缓解压力，保持良好的心态。绝大多数胃息肉是良性病变，仅有少数息肉有较高的癌变风险，因此，还应该减少恐惧心理，以正确的心态配合医生的治疗。

二、中医辨证论治

（一）病因

息肉的成因较为复杂。饮食不节，情志内伤等致脾胃运化失常，湿热痰浊内生，气血瘀滞，以致气、湿、痰、瘀相互结聚，日久终成息肉。

1.寒湿外侵

起居失宜或冒雨涉水，寒湿外袭，内客于肠胃，令脏腑气血失和，脾阳不运，湿浊不化，凝结为痰，阻滞气机，脉络壅塞，气血壅滞，终致本病。

2.情志失调

平素抑郁恼怒，情志不遂，使肝气郁滞，失于疏泄，横逆乘脾犯胃，从而脏腑失和；或忧思伤脾，脾气受损，运化无力，气机阻滞，脉络受阻，气滞血瘀，日积月累而致本病。

3.饮食不节

酒食不节,偏食膏粱厚味,嗜癖烟酒,过食生冷,饥饱失宜,则损伤脾胃,使脾失健运,湿浊内停,聚而成痰,气机受阻,血行不畅,脉络壅塞,痰浊气血搏结,终致本病。或者平素嗜食辛辣,使脾胃受损,湿热内生,耗损阴液,聚而成痰,搏结脉络,痰瘀互结而成本病。

4.脾胃虚弱

先天禀赋不足或久病脏腑受损,脾阳虚衰,水湿运化失常,痰湿内聚,聚而成积,致使气机不畅,气滞血瘀,脉络壅塞,终发本病。

(二)病机

本病基本病机总属肝、脾、胃受损。病变部位主要在胃,涉及肝脾。该病病理因素主要包括气滞、血瘀、湿盛、痰凝,且多相兼为病。

(三)辨证要点

本病应辨虚实寒热,在气在血,还应辨兼夹证。实者多痛剧,固定不移,拒按,脉盛;虚者多痛势徐缓,痛处不定,喜按,脉虚。胃痛遇寒则痛甚,得温则痛减,为寒证;胃脘灼痛,痛势急迫,遇热则痛甚,得寒则痛减,为热证。一般初病在气,久病在血。在气者,有气滞、气虚之分。其中,气滞者多见胀痛,或涉及两胁,或兼见恶心呕吐,嗳气频频,疼痛与情志因素显著相关;气虚者,指脾胃气虚,除见胃脘疼痛或空腹痛明显外,兼见饮食减少,食后腹胀,大便溏薄,面色少华,舌淡脉弱等。在血者,疼痛部位固定不移,痛如针刺,舌质紫暗或有瘀斑,脉涩,或兼见呕血、便血。各证往往不是单独出现或一成不变的,而是互相转化和兼杂,如寒热错杂、虚中夹实、气血同病等。

(四)治疗原则

本病虚实夹杂,治疗总以扶正祛邪为主;根据虚实寒热,在气在血,以及兼夹气滞、血瘀、痰凝等邪气的不同,确立相应治法。属实证者,重在祛邪疏导;属虚证者,应以健脾益气为主;久病血瘀者,多给予活血通络之法;气滞者,疏肝理气;痰凝者,健脾化痰,通络散结。寒者予以温化,热盛者予以清解之法。然本病总因脾胃受损所致,故健脾之法应贯穿始终,审证求因,标本兼治。

(五)证治分类

本病常见的证型主要有以下几种:痰瘀互结证多见脘腹胀满疼痛,或痛处固定,口淡不渴,不思饮食,或有恶心呕吐,大便溏泻,困倦嗜睡,舌质暗红,苔厚腻,脉弦滑。肝胃不和证多见脘腹胸胁胀满疼痛,可呈走窜痛,心烦易怒,善太息,呕恶嗳气,或吐苦水,大便不爽,舌质淡红,苔薄白,脉弦。脾胃湿热证多见胃脘痞闷不适,食欲缺乏,口黏口苦或口干,恶心呕吐,大便黏腻不爽或便干,舌质红,苔黄厚腻,脉滑数。脾胃虚弱证可见胃脘部隐痛,绵绵不休,劳累或受凉后发作或加重,不思饮食,神疲乏力,大便溏薄,舌淡苔白,脉虚弱。

(六)中医分型内镜下表现

1.痰瘀互结证

内镜下可见胃黏膜息肉样隆起性病变,单发或多发,多带蒂或亚蒂,表面粗糙,边界清晰,可见表面充血明显,有红色细小血管,或顶端糜烂渗血;或呈分叶状,大小不一;胃黏膜多充血、水肿明显,或有点片状糜烂或出血点;胃窦黏膜红白相间,白相为主,黏膜下血管网透见,可见黏液湖黄染,如图7-7-1所示。此为脾失健运,痰湿内生,瘀毒内阻,痰瘀互结所致。痰瘀互结于胃黏膜局部可致息肉内生,多带蒂或亚蒂,可呈分叶状;瘀血较重致血不循经者,可见息肉表面充血、粗糙不平,或顶端糜烂渗血,并伴胃黏膜点片状糜烂、出血等;脾失健运,痰瘀互结,气血阻滞不通,局部黏膜失于荣养,故可见黏膜白相为主;脾失健运,中焦气机失和,胆汁上溢,故见黏液湖黄染。

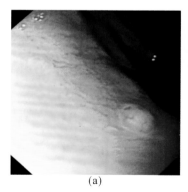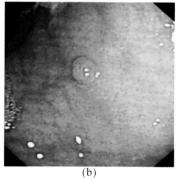

(a)　　　　　　　　　　　(b)

图 7-7-1　痰瘀互结证内镜下表现

2.肝胃不和证

内镜下可见胃黏膜充血、水肿,表面粗糙,息肉多呈扁平状或半球状,无蒂,单发或多发,边界清晰,表面光滑,大小多小于1 cm,色泽呈淡红色或白色,质地柔软;胃腔内可见较多气泡,黏液湖量多,多呈黄绿色,如图7-7-2所示。此为肝胃不和,气机阻滞所致。肝气犯胃、气机不畅致息肉内生,因尚未形成有形实邪,息肉多成扁平状或半球状,质地柔软,直径多小于1 cm;胃腔内气泡量多乃气机阻滞之表现;肝胃不和,胆汁上溢,故黏液湖呈黄绿色,量多。

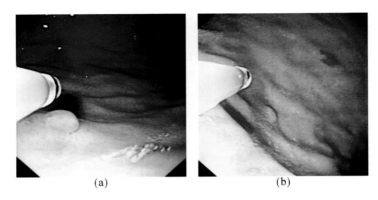

图 7-7-2　肝胃不和证内镜下表现

3.脾胃湿热证

内镜下可见息肉形态不定,多广基,无蒂或亚蒂,表面充血或糜烂渗血,可呈分叶状,欠光滑,大小不一,边界欠清晰;胃黏膜充血、水肿明显,或见黏膜糜烂、渗血,黏膜粗糙不平,胃蠕动较快,黏液湖混浊或呈黄绿色,如图 7-7-3 所示。此为脾胃失和,运化不及,湿热内生所致。湿阻中焦阳明胃腑,致局部息肉内生;湿性重浊黏腻,致息肉多广基或无蒂,边界欠清晰;湿邪郁久化热,热盛动血,故息肉表面可充血或糜烂渗血,胃黏膜也可见糜烂、渗血;脾胃不和,中焦气机失调,胆汁上溢,故见黏液湖呈黄绿色。

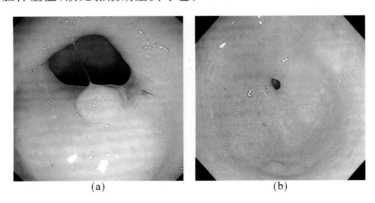

图 7-7-3　脾胃湿热证内镜下表现

4.脾胃虚弱证

内镜下可见胃息肉多成扁平状或无蒂,表面光滑,边界清晰,多小于 1 cm,可单发或多发,息肉表面色泽多呈白色;胃黏膜充血、水肿不明显,多以白相为主,胃蠕动缓慢,幽门功能不全,如图 7-7-4 所示。此为脾胃虚弱,运化失调,痰湿内生所致。脾胃两虚,运化失司,水湿、痰浊等病理产物内生阻于局部致息肉形成;又脾胃虚弱,气血生化乏源,故息肉形态多扁平或无蒂,直径多较小,多呈白色;气血不足,胃黏膜失于濡养,故以白相为主;脾胃气虚,推动无力,故胃蠕动缓慢,幽门功能不全。

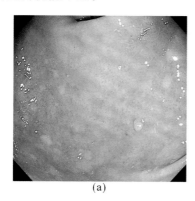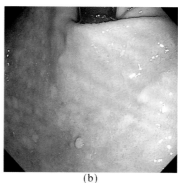

(a)　　　　　　　　　　　(b)

图 7-7-4　脾胃虚弱证内镜下表现

(七)辨证论治

1.痰瘀互结证

临床表现:脘腹胀满疼痛,或痛处固定,口淡不渴,不思饮食,或有恶心呕吐,大便溏泻,困倦嗜睡,舌质暗红,苔厚腻,脉弦滑。

证机概要:脾土不运,痰浊困中,瘀血阻络。

治法:燥湿化痰,祛瘀止痛。

代表方:平胃散合桂枝茯苓丸加减。

方解:平胃散燥湿化痰,行气健脾。苍术燥湿健脾为君药,厚朴除湿散满为臣药,陈皮理气化痰为佐药,甘草、姜、枣调和脾胃为使药。桂枝茯苓丸中桂枝辛甘而温,温通血脉,以行瘀滞,为君。桃仁味苦甘平,活血祛瘀,助君药以化瘀消症,用之为臣。丹皮、芍药味苦而微寒,既可活血以散瘀,又能凉血以清退瘀久所化之热,芍药还能缓急止痛;茯苓甘淡平,渗湿祛痰,以助消症之功,健脾益胃,扶助正气,均为佐药。诸药合用,共奏活血化瘀,缓消症块之功,使瘀化症消,诸症皆愈。

加减:脘腹胀痛甚者,可加延胡索、木香、枳壳以加强活血行气止痛之功;疲乏无力,纳少者,当为气虚无以行血,可加党参、黄芪等以益气活血;出现黑便者,可加三七、白及化瘀止血;脘腹刺痛,痛处固定,舌有瘀斑瘀点者,可加红花、莪术、丹参等活血化瘀。

2.肝胃不和证

临床表现:脘腹胸胁胀满疼痛,可呈走窜痛,心烦易怒,善太息,呕恶嗳气,或吐苦水,大便不爽,舌质淡红,苔薄白,脉弦。

证机概要:肝气犯胃,胃气郁滞。

治法:疏肝解郁,和胃止痛。

代表方:柴胡疏肝散加减。

方解:方中柴胡疏肝理气,白芍养肝敛阴,和胃止痛,与柴胡相伍一散一收,助柴胡疏肝,相反相成,共为主药;配枳实泻脾气之壅滞,调中焦之运动,与柴胡同用一升一降,加强疏肝理气之功,以达郁邪;白芍、甘草配伍缓急止痛,疏理肝气以和脾胃,且具有保护胃黏膜屏障和修复黏膜之作用;川芎行气开郁,活血止痛;香附、陈皮理气和胃止痛,且有助于消除脘腹疼痛不适等症。诸药合用,辛以散结,苦以通降,气滞郁结方可解除。

加减:反酸较重者,可加乌贼骨、煅瓦楞中和胃酸;嗳气频作,胃气上逆者,加旋覆花、沉香、代赭石以理气降逆;郁热耗伤津液,见胃中嘈杂、舌红少津、苔光剥者,可加沙参、麦冬养阴生津;若舌苔黄厚而燥,大便秘结,此为胃热燥结,宜加大黄、枳实以通下泻热。

3.脾胃湿热证

临床表现:胃脘痞闷不适,食欲缺乏,口黏口苦或口干,恶心呕吐,大便黏腻不爽或便干,舌质红,苔黄厚腻,脉滑数。

证机概要:湿热蕴结,脾胃失调。

治法:清化湿热,健脾和胃。

代表方:黄连温胆汤加减。

方解:方中半夏降逆和胃,燥湿化痰;枳实行气消痰;竹茹清热化痰,止呕除烦;陈皮理气燥湿化痰;茯苓健脾渗湿消痰;黄连清热燥湿,泻火解毒;甘草、生姜、大枣益脾和胃,以绝化湿生痰之源。

加减:若口苦口干较甚,可加栀子、黄芩以强清热之功;若纳呆不食,可加鸡内金、谷芽、麦芽健脾开胃消食;若腹部胀满不适,可加厚朴、枳实理气消胀。

4.脾胃虚弱证

临床表现:胃脘部隐痛,绵绵不休,劳累或受凉后发作或加重,不思饮食,神疲乏力,大便溏薄,舌淡苔白,脉虚弱。

证机概要:脾胃虚弱,中焦失司。

治法:健脾益气,和胃止痛。

代表方:补中益气汤加减。

方解:方中黄芪补中益气,固表止汗,升阳举陷,为君药。人参、白术、炙甘草甘温益气健脾,共为臣药。血为气之母,故用当归养血和营;陈皮理气行滞,使补而不滞,行而不伤,共为佐药。少入柴胡、升麻升阳举陷,佐助君药以升提下陷之中气,且引芪、参走外以固表,二药兼具佐使之用。炙甘草调和诸药,亦为使药。全方补气与升提并用,使气虚得补,气陷得升,气机顺畅,中焦运化得力,诸症自消。

加减:胃脘部闷胀较重者,加枳壳、木香、厚朴理气消胀;四肢不温,便溏泄泻者,加制附子、干姜温阳健脾,或合用理中丸温中健脾止泻;纳呆厌食者,加砂仁、焦三仙健脾开胃;若舌苔厚腻,湿浊内蕴,加制半夏、茯苓健脾化湿,或改用香砂六君子汤。

(八)中医养护

本病发病,多与情志不遂、饮食不节等有关,故在预防上要重视精神与饮食的调摄。要养成有规律的生活与饮食习惯,忌暴饮暴食和饥饱不匀。胃痛持续不已者,应在一定时期内进流质或半流质饮食,少食多餐,以清淡易消化的食物为宜,忌粗糙多纤维饮食,尽量避免进食浓茶、咖啡和辛辣食物,进食宜细嚼慢咽。同时保持乐观的情绪,避免过度劳累与紧张也是预防本病复发的关键。

三、典型病例

(一)病例一

患者:李某,男,55岁。

初诊:2016年4月29日,患者因"胃脘部胀痛1年余"就诊。刻下症见:胃脘部胀满刺痛,痛处固定,拒按,食欲缺乏,呕吐,或吐黄浊黏液,或吐褐色浊秽之物,或见吐血、黑便,面色晦暗,睡眠尚可,小便调,舌质紫暗有瘀斑,脉弦涩。

2016年4月28日胃镜示:①糜烂性胃炎;②胃息肉。内镜所见如图7-7-5所示。

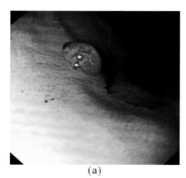 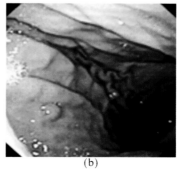

(a)　　　　　　　　(b)

图7-7-5　胃息肉患者李某内镜下表现

辨证分型:痰瘀互结证。

处方:炒苍术 30 g,炒白术 30 g,川朴 12 g,陈皮 12 g,桂枝 15 g,云苓 30 g,丹皮 15 g,赤芍 12 g,炒桃仁 9 g,炒杏仁 9 g,甘草 6 g,生姜 3 片,大枣 5 枚(擘,去核)。水煎服 7 剂。

二诊:服药后胃痛减轻明显,余无明显不适。遵原方加川椒 3 g,水煎服 7 剂。嘱一年内复查胃镜,必要时行内镜下胃息肉切除术。

按:本案患者初诊时痰瘀互结之象显著,治以燥湿化痰,祛瘀止痛,方选平胃散合桂枝茯苓丸加减。二诊诸症大减,效不更方,在原方基础上加川椒温中止痛以巩固疗效。

(二)病例二

患者:贾某某,女,70 岁。

初诊:2017 年 8 月 17 日,患者因"胃脘部胀满不适 20 天"就诊。刻下症见:胃脘部胀满,堵闷感,胃灼热,无反酸,食欲差,食后恶心,嗳气,口苦,腹泻,晨起易出汗,眠可,小便可,舌紫暗,苔黄腻,脉弦。

2017 年 8 月 17 日胃镜示:①胃息肉;②糜烂性胃炎。内镜所见如图 7-7-6 所示。

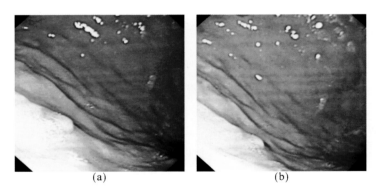

(a)   (b)

图 7-7-6　胃息肉患者贾某某内镜下表现

辨证分型:肝胃不和证。

处方:炒苍术 30 g,川朴 12 g,白蔻 9 g,茯苓 30 g,陈皮 12 g,清半夏 12 g,焦山楂 18 g,炒麦芽 18 g,麸神曲 18 g,连翘 15 g,太子参 24 g,炒扁豆 30 g,乌梅 6 g,胡黄连 9 g,薏米 30 g,秦皮 15 g。水煎服 7 剂。

二诊:效可,服药的前三日效果明显。胃脘部仍胀满,胃灼热,饮水后呃逆,无反酸,食欲缺乏,但食量较前增加,眠可,大便日一行,不成形,质可,小便调,舌质红,苔黄腻,脉滑。

处方:清半夏 15 g,公丁香 3 g,黄芪 30 g,通草 6 g,炙鸡内金 15 g,党参 18 g,黄连 9 g,橘皮 9 g,白蔻 9 g,制香附 9 g,干姜 9 g,炒枳壳 18 g,大腹皮 18 g,苏叶 9 g。水煎服 7 剂。

三诊:服药后效佳,偶呃逆,余无明显不适,睡眠可,大便日一行,偶不成形,小便调,舌质红,苔薄稍黄,脉滑。遵前方继服 7 剂,加以巩固。嘱一年内复查胃镜,必要时行内镜下胃息肉切除术。

按:本案初诊辨证为肝胃不和,治以疏肝和胃,理气化瘀。二诊效可,患者仍觉胃脘胀满不适,治疗以理气健脾消胀为主。三诊诸症大减,原方继服巩固疗效。

(许腾　赵玉洁)

第八节　胃癌

胃癌是指源于胃黏膜上皮细胞的恶性肿瘤。胃癌可发生于胃的任何部位,其中半数以上发生于胃窦部,胃大弯、胃小弯及前后壁均可受累。绝大多数胃癌属于腺癌。早期胃癌往往起病缓慢,病情隐匿,不容易被察觉,经常因症状不明显而迁延失治导致发展为中晚期胃癌。2022 年版《胃癌诊疗指南》中提出,根据 2020 年中国最新数据,胃癌发病率和死亡率在各种恶性肿瘤中均位居第三。

胃癌在中医学中属于"胃脘痛""痞满""胃反""积聚""伏梁""心腹积"等范畴。宋代杨士瀛在《仁斋直指方论》中曰:"癌者,上高下深,岩穴之状,颗颗累垂,毒根深藏,穿孔透里。"其中"穿孔透里"是对癌症易于浸润转移这一特点的形象描述。此处直接启用"癌"字,本义是指脏腑中所生的毒瘤,表面凹凸不平,质地坚如岩石。金元时期,李东垣所著的《脾胃论》中载有"下脘不通"这一病名。张锡纯在《医学衷中参西录》中提到"胃癌"一词,言:"至西人则名为胃癌。所谓癌者,如山石之有岩,其形凸出也。"至此,"胃癌"的病名才真正确定下来。中医中药在胃癌的治疗过程中有一定的优势,可根据胃癌的不同阶段进行辨证施治,能明显改善患者的生存质量。

一、现代医学诊治

(一)病因

胃癌的确切病因目前尚未明确。研究表明,年龄增大、男性、幽门螺杆菌感染、不良饮食、烟酒、遗传、精神应激等都有可能增加患病风险。需要注意的是,已有的慢性炎症、萎缩性胃炎、萎缩性胃炎伴肠上皮化生或异型增生等病变,在幽门螺杆菌感染、不健康饮食和不良环境等多种因素的作用下,可逐渐向胃癌转变。常见可能会增加患胃癌风险的危险因素如下:

1.幽门螺杆菌(Hp)感染

调查显示,胃癌高发区人群 Hp 感染率高,Hp 抗体阳性人群发生胃癌的危险性高于阴性人群。Hp 感染可引起胃酸分泌减少,胃腔内 pH 值升高,这种胃内环境的改变有利于细菌和真菌繁殖生长,致使亚硝酸盐与 N-亚硝基化合物等重要的致癌物在胃内合成。Hp 持续感染导致胃黏膜代谢改变,逐渐促进胃上皮细胞增生、肠上皮化生及不典型增生以致演变成癌。此外,Hp 感染时炎性反应造成的胃黏膜保护屏障的损伤及 Hp 菌株分泌的一系列酶类及毒素也是造成胃癌发生的重要因素。

2.环境因素

从胃癌高发区国家向低发区国家的移民,第一代仍保持胃癌高发病率,但第二代显著下降,而第三代发生胃癌的危险性已接近当地居民,由此提示环境与胃癌发病有关。一些环境因素,如水土中含过多硝酸盐、微量元素比例失调等,可直接或间接通过饮食途径与胃癌相关,饮食习惯改变可影响胃癌发生的危险性。调查显示,处于低经济水平,高盐饮食,吸烟,饮酒过度,缺乏新鲜蔬菜、水果,经常食用霉变、腌制、熏烤的食物,均可增加胃癌发生的危险性,其机制可能与胃黏膜损伤,食物中含有硝酸盐、亚硝酸盐、苯并芘等前致癌物或致癌物,食物中缺乏具有保护作用的抗氧化剂(维生素 C、维生素 E 和微量元素硒)等因素有关。

3.遗传因素

胃癌的家族聚集倾向虽然也有可能反映了家庭成员共有的环境因素,但遗传确实是一种危险因素,1‰～3‰的胃癌属遗传性胃癌易感综合征。胃癌可以是遗传性非息肉病性大肠癌的部分表现,后者具有显著的遗传性。个体白介素和其他炎性介质、肿瘤坏死因子等基因多态性可影响 Hp 感染后胃黏膜的炎症程度、萎缩和胃酸分泌状态,从而增加了胃癌发生的危险性。

(二)发病机制

人体内正常胃黏膜细胞都是由干细胞分裂增殖而来,属于人体内环境的一部分。随着人体的新陈代谢,细胞也随之增殖和凋亡,并形成了一个动态平衡,维持着人体内循环稳态。由于原癌基因在进化上高度保守,所以正常细胞不会出现无限制增殖下去的情况,也保障了正常细胞不会变为癌细胞;而有胃癌家族史者原癌基因比平常人更容易表达出来,外在物理性、化学性和生物性致癌因素可直接触发原始母细胞原癌基因表达或促使其产生基因突变。原癌基因的表达导致正常上皮细胞失去了其原来的生理功能,变成了生长失去控制,具有恶性增殖和扩散、转移能力的细胞,也就是所谓的癌细胞。这些细胞都具有不同程度的分化不良,所以不具备正常细胞的生理功能,而且不受机体凋亡指令的调控,具有无限生长复制繁殖的能力。这些细胞大量挤占维持正常细胞生理作用所需要的营养,最后导致人体正常细胞因缺乏营养而凋亡,破坏器官的功能,最后导致患者死亡。一般来说,人体的免疫系统功能是十分强大的,在具有正常水平的免疫监测功能的情况下,一旦有少量异常细胞产生,机体免疫系统可以迅速做出反应,派出免疫细胞来清理这些异常细胞,使之无法对机体形成威胁,维护着人体内环境的动态平衡。但当各种原因导致免疫系统功能降低时,较少量的异常细胞就可以逃过机体免疫系统的"检查",得以繁殖下去,经过一段时间,最终这些细胞的繁殖分裂超出了机体可以调控的范围,导致病灶的形成,从而完成了癌变的过程。

胃癌的演变过程非常漫长,通常为慢性浅表性胃炎→萎缩性胃炎→肠上皮化生→异型增生(不典型增生)→胃癌。这个过程可能会持续半年到数年不等,时间跨度主要取决于患者自身条件情况的不同。种植性转移、血道转移等最终使正常组织器官因极度缺乏营养而功能衰竭,导致胃癌患者死亡。

(三)临床分类

1.根据发生部位分类

根据胃癌的发生部位可分为胃上部癌、胃中部癌、胃下部癌和胃食管结合部癌。胃癌可发生于胃的任何部位,半数以上发生于胃窦部,其次在贲门部,发生于胃体部及累及全胃者相对较少。

2.根据病灶侵袭深度分类

(1)早期胃癌:指病变仅限于黏膜及黏膜下层,不论范围大小和有无淋巴结转移。原位癌是指未突破固有膜的癌肿,也属早期胃癌。早期胃癌可分为隆起型(息肉型、Ⅰ型)、表浅型(平坦型、Ⅱ型)和深凹陷型(溃疡型、Ⅲ型)。Ⅱ型中又分Ⅱa(隆起表浅型)、Ⅱb(平坦表浅型)及Ⅱc(凹陷表浅型)三个亚型。以上各型可有不同的组合,如Ⅱc+Ⅱa、Ⅱc+Ⅲ等。

(2)中晚期胃癌:也称进展期胃癌,胃癌一旦突破黏膜下层则为进展期胃癌。按博尔曼(Borrmann)分型法,中晚期胃癌有以下几种类型:①Ⅰ型(息肉样癌):癌肿呈息肉样明显突出于黏膜面,呈结节状、息肉状,表面可有糜烂或溃疡,与周围正常黏膜分界清楚。②Ⅱ型(溃疡型癌):肿瘤呈盘状,中央坏死,常有较大而深的溃疡;边缘隆起呈堤状,与周围正常组织分界清楚。③Ⅲ型(溃疡浸润型癌):肿瘤呈浸润性生长,常形成明显向周围及深部浸润的肿块;中央坏死形成溃疡,与周围正常黏膜分界不清。④Ⅳ型(弥漫浸润型癌):又称皮革胃,癌组织在胃壁内广泛浸润,胃壁厚而僵硬,胃腔变小,浸润区和正常黏膜界限不清。两种或两种以上病变并存者为混合型。其中,以Ⅱ型、Ⅲ型多见。

3.根据病理类型分类

胃癌绝大多数是腺癌,极少数是腺鳞癌、鳞癌、类癌等。按组织结构不同,腺癌分为管状腺癌、乳头状腺癌、黏膜腺癌、印戒细胞癌等,根据其分化程度又可分为高分化、中分化与低分化三种,根据组织起源可分为肠型和胃型(弥散型)。

(四)临床表现

1.主要症状

(1)疼痛:上腹部疼痛最常见,疼痛逐渐加重,与进食无明确关系或餐后加重,部分患者疼痛与消化性溃疡相似,进食或服用抗酸剂可有一定程度缓解。癌肿侵及胰腺或横结肠系膜时可呈持续性剧痛,向腰背部放射。极少数癌性溃疡穿孔时可出现腹膜刺激征。

(2)食欲减退和消瘦:临床多见,往往呈进行性加重,晚期呈恶病质状态。

(3)恶心、呕吐:常为肿瘤引起梗阻或胃功能紊乱所致。贲门部癌可出现进行性加重的吞咽困难及反流症状,胃窦部癌引起幽门梗阻时可呕吐宿食。

(4)出血和黑便:肿瘤侵犯血管,可引起消化道出血。小量出血时仅有大便隐血阳性,当出血量较大时可表现为呕血及黑便。

2.体征

早期胃癌患者可无任何体征。中晚期胃癌患者的体征以上腹部压痛最为常见;约1/3的患者可扪及上腹部肿块,质坚而不规则;其他体征如肝大、黄疸、腹水、左锁骨上淋巴结肿大、直肠前隐窝肿块常提示远处转移。

3.伴随症状

随疾病进展,患者可出现贫血、消瘦、营养不良、恶病质等。癌细胞转移时可使机体多个脏器受累。

(1)淋巴结转移:患者可在体表扪及肿大的淋巴结。

(2)脑转移:患者可出现头痛、视力障碍、精神异常、肢体无力、感觉异常、偏瘫、共济失调、幻嗅等症状。

(3)骨转移:患者可出现胸背、四肢疼痛,病理性骨折,瘫痪等症状。

(4)肝转移:患者可有上腹部肿块、肝区疼痛、黄疸、皮肤瘙痒等症状。

（5）小肠及肠系膜转移：患者可出现腹痛、口腔粪臭味、大便含食物残渣等表现。

4.并发症

胃癌的并发症包括出血、穿孔、梗阻、胃肠瘘管、胃周围粘连及脓肿形成等。

5.伴癌综合征

有些胃癌可以分泌某些特殊激素或具有某些生理活性的物质而引起某些特殊的临床表现，称伴癌综合征，如神经综合征、血栓栓塞综合征、血液病综合征等。

（五）辅助检查

1.内镜检查及组织病理学检查

内镜及内镜下活检是目前诊断胃癌的"金标准"。

（1）中晚期胃癌内镜下常具有胃癌的典型表现。镜下可见隆起型的病变直径较大，形态不规则，呈菜花状或菊花状，表面凹凸不平，常有溃疡、出血。凹陷型病变常为中央溃疡型肿块，边缘模糊，基底粗糙，伴渗出和坏死。周围有不规则结节，皱襞中断。

（2）内镜超声检查（EUS）：该检查对胃壁各层肿瘤浸润状况、邻近器官及淋巴结转移的诊断有独到之处，可为早期胃癌的确诊、治疗前的分期及选择合理的治疗方式提供依据。EUS被认为是胃肠道肿瘤局部分期的最精确方法，常用以区分黏膜层和黏膜下层病灶，动态观察肿瘤与邻近脏器的关系。在EUS引导下穿刺活检淋巴结，可明显提高局部分期诊断的准确率。

（3）组织病理学：胃癌的病理可分为术前术后。术前的病理通过做胃镜的时候进行活检，主要鉴别肿瘤细胞的类型，包括常见的腺癌、未分化癌、印戒细胞癌、鳞癌等，为手术提供依据。主要的胃癌病理是手术后的胃癌根治术病理，可提供癌细胞浸润胃壁的深度以及区域淋巴结有无转移、转移数量等信息；还可以判断有无癌性结节，切除大网膜是否有癌转移，胃的两个切端是否有转移等情况。根据胃癌病理提供的信息，再结合术前检查，是否有肝、肺、脑、肾等远处转移，可以得出一个完整的分期诊断。胃癌的分期诊断有助于临床选择不同的辅助治疗，比如是否需要化疗、放疗，根据这些分期还可以初步判断胃癌的预后以及五年生存率等情况。

2.影像学检查

（1）X线气钡双重对比造影：可检查出胃壁微小病变，是诊断胃癌的重要方法。中晚期胃癌的X线表现：①蕈伞型：可见突出于胃腔内的充盈缺损，轮廓不规则，基底广阔，在充盈缺损中可有不规则龛影，周围胃黏膜纹理中断或消失。

②溃疡型:表现为不规则龛影,有指压迹征与环堤征,周围皱襞结节增生,有时至环堤处突然中断。③浸润型:表现为黏膜异常增粗或消失,局部胃壁僵硬,胃腔固定。④广泛浸润型:黏膜皱襞平坦或消失,胃腔明显缩小,胃壁僵硬,无蠕动波。

(2)CT和磁共振成像(MRI)检查:可用来判断胃癌的范围、浸润深度、与周围脏器的关系、淋巴结转移、腹水等,精确性为50%~60%。

(3)正电子发射计算机体层成像(PET-CT):该检查是将人体代谢所需的物质标记上短半衰期的核素,制成显像剂(如氟代脱氧葡萄糖),注入人体进行扫描。这些物质可在肿瘤组织浓聚发射正电子成像,采集PET代谢图像并结合CT解析图像,可提高对病灶的精确定位。

3.免疫学检查

CEA、糖类抗原19-9、糖类抗原50、糖类抗原125等肿瘤相关抗原升高在胃癌的阳性率约为60%,但敏感性和特异性均不强,并与其他肿瘤有交叉。

(六)诊断

1.定性诊断

采用胃镜检查进行病变部位活检及病理学检查可明确病变是否为癌、肿瘤的分化程度及特殊分子表达情况等。

2.分期诊断

胃癌主要根据肿瘤的大小、浸润的深度、有无淋巴结及远处器官转移情况进行分期。目前主要使用TNM分期,是判断预后的主要依据。T指肿瘤的大小、浸润深度,N指淋巴结转移,M指远处转移。T分期根据原发肿瘤侵犯胃壁的程度进一步分为 T_1~T_4 期: T_1 期侵犯范围为黏膜固有层至黏膜下层; T_2 期为侵犯肌层; T_3 期为侵犯浆膜下结缔组织,但没有侵犯脏腹膜或周围结构; T_4 期为穿透浆膜或直接侵犯周围结构。N分期根据侵犯区域淋巴结的数目又可分为 N_1~N_3 期: N_1 期为1~2个区域淋巴结转移, N_2 期为3~6个区域淋巴结转移, N_3 期为7个及以上区域淋巴结转移。M分期根据有无远处转移分为 M_0 期和 M_1 期。胃癌临床共分为四期:Ⅰ期胃癌、Ⅱ期胃癌、Ⅲ期胃癌和Ⅳ期胃癌。分期越晚,病情越严重,治疗难度越大。

(七)鉴别诊断

1.胃良性溃疡

与胃癌相比较,胃良性溃疡一般病程较长,患者有典型溃疡疼痛反复发作史,抗酸剂治疗有效,多不伴有食欲减退。除非合并出血、幽门梗阻等严重的并发症,否则患者多无明显体征,不会出现近期明显消瘦、贫血、腹部肿块甚至左锁骨上窝淋巴结肿大等。胃镜检查及组织活检可帮助诊断。

2.胃淋巴瘤

95％以上的胃原发恶性淋巴瘤为非霍奇金淋巴瘤,常广泛浸润胃壁,形成一大片浅溃疡。患者以上腹部不适、胃肠道出血及腹部肿块为主要临床表现。

3.胃肠道间质瘤

胃肠道间质瘤膨胀性生长,瘤体小时患者症状不明显,可有上腹不适或类似溃疡病的消化道症状;瘤体较大时可扪及腹部肿块,患者常有上消化道出血的表现。

4.胃神经内分泌肿瘤

这类肿瘤的特点是能储存和分泌不同的肽和神经胺,其诊断仍以组织学活检病理为"金标准"。

5.胃良性肿瘤

胃良性肿瘤按组织来源可分为上皮细胞瘤和间叶组织瘤,前者以胃腺瘤常见,后者以平滑肌瘤常见。胃良性肿瘤一般体积较小,发展较慢,胃窦和胃体为多发部位。患者多无明显临床表现;X线钡餐可见圆形或椭圆形的充盈缺损,而非龛影;胃镜下则表现为黏膜下肿块。

(八)治疗

1.治疗原则

(1)早期治疗:早期发现、早期诊断、早期治疗是提高胃癌疗效的关键。

(2)以手术为主的综合治疗:以手术为中心,开展化疗、放疗、靶向治疗、中医中药治疗,是改善胃癌预后的重要手段。

2.胃癌治疗方案的选择

(1)Ⅰ期胃癌可视为早期癌,以根治性手术切除为主,不主张辅助治疗。

(2)Ⅱ期胃癌可视为中期,以根治性手术切除为主,术后常规辅以化疗、免疫治疗。

(3)Ⅲ期胃癌已属进展期,手术以扩大根治性切除为主,术后更应强调放疗、化疗、靶向治疗等综合性疗法。

(4)Ⅳ期胃癌属晚期,以非手术治疗为主。

3.手术治疗

(1)内镜手术:适用于早期胃癌。其适应证为:病理类型为分化型腺癌,内镜下判断癌细胞的浸润深度限于黏膜层,病灶直径小于 2 cm,病变局部不合并溃疡。治疗前行 EUS 可预测内镜下治愈早期胃癌的可能性。术后定期内镜随访及活检检查,以免遗漏局部复发和残存灶。

（2）外科开腹手术：开腹手术的创伤比内镜治疗大，恢复期也更长，只要患者体质条件许可又无远处转移，应力争根治性切除，要有足够的切缘（小于5 cm）。对于远端胃癌，主张胃大部切除术；对于近端胃癌，主张全胃或胃大部切除术；即使姑息性切除，也应使残留癌组织越少越好。晚期胃癌有幽门梗阻而不能做姑息性切除者，可行短路手术，以解除梗阻症状。

（3）腹腔镜手术：常用于早期胃癌和部分进展期胃癌。相对于外科开腹手术，该方法术中出血少，创伤小，对胃肠功能影响小，术后恢复快。

4.非手术治疗

（1）化学疗法：①术前新辅助化疗可通过缩小原发灶，降低分期，增大根治性切除的可能性。②术后辅助化疗旨在根治性切除术后，清除隐匿性微转移灶，防止复发和（或）转移。③对不能手术或术后肿瘤播散者，则希望通过化疗能控制症状，并延长存活期，即所谓挽救化疗。

（2）放射治疗：术前放疗可提高手术切除率，能延长Ⅱ期、Ⅲ期胃癌患者的生存期；术后辅助放疗可能使局部复发率降低。肿瘤无法切除者中剂量放疗多合并以 5-氟尿嘧啶（5-FU）为基础的化疗或补救化疗，联合放化疗较单用化疗可明显提高生存率。

（3）靶向治疗：该疗法因高效低毒特性而越来越引起临床医师的重视。①表皮生长因子受体（EGFR）抑制剂：EGFR 属酪氨酸激酶受体，在进展期胃癌高度表达。EGFR 抑制剂包括胞外单抗（mABs），如西妥昔单抗；胞内抑制剂（TKIs），如吉非替尼。西妥昔单抗 250 mg/m^2，每周一次，合用依立替康 180 mg/m^2，每两周一次，能提高晚期胃癌的化疗效果。②血管生成抑制剂：肿瘤血管生成与肿瘤生长、转移有关，血管内皮生长因子（VEGF）在胃癌组织中的表达与胃癌复发、预后有关。贝伐单抗（阿瓦斯汀）是重组人源化抗 VEGF 单抗，与依立替康、奥沙利铂、氟尿嘧啶组成的化疗方案，已用于晚期大肠癌的治疗，其与顺铂、依立替康联合治疗晚期胃癌的Ⅰ期临床研究已完成。③其他：如细胞周期抑制剂（flavopiridol）、细胞凋亡促进剂（Ps-341）、基质金属蛋白酶（MMP）抑制剂正处在临床研究之中。

5.综合治疗

上述各种治疗方法综合应用可提高疗效，如化疗和放疗联合应用等。在癌症治疗中，必须注意对患者的支持治疗，如补充营养、纠正贫血、预防感染、镇痛、止血、心理治疗等。

（九）预防

注意饮食卫生，避免或减少摄入可能致癌的物质，多进食富含维生素 C 的蔬菜、水果等。避免 Hp 感染,定期进行 Hp 检查,早期行抗 Hp 治疗,可降低胃癌风险。定期进行胃癌普查,积极治疗胃部疾病;对癌前期病变,要密切随访,以便早期发现,及时治疗。

二、中医辨证论治

(一)病因

胃癌多由正气内虚、外感邪毒、内伤七情等因素致脏腑功能失调,气血津液运化失常,产生气郁、血瘀、痰浊、毒聚等病理产物,蕴结于脏腑,相互搏结,日久渐积而成。

1.内伤致病

长期的忧郁愁苦或遭受打击而不得释怀可导致肝气郁滞。肝郁则气机不畅,进而影响脾胃功能。脾胃气机失调,运化无常,痰浊、瘀血、热毒留滞于胃,日久可导致胃癌的发生。

2.邪毒致病

机体长期受毒邪(外界致癌因素)侵袭,蕴毒于体内而致痰湿内生;情志不畅,气机阻滞,则脾胃运化功能失常。痰湿内蕴可导致脾胃之气愈伤,脾气伤则无以升清,升清运化不能则聚湿生痰。痰湿气滞互为因果,循环无端,终至脾胃气滞血瘀,积聚乃成。癌毒是导致癌症发生和发展的关键所在。癌毒可来源于外邪,也可因脏腑机能失调而产生,最终痰浊、瘀血、湿浊、热毒等邪毒胶结阻滞,气血运行不畅,导致癌变。

3.正虚致病

"内虚"是机体气血不足,脏腑生理功能减弱,阴阳失调,内环境紊乱的一种病理状态。胃病日久,正气亏耗,气血运化不足,胃脘枯槁,或年老体衰,精气亏损,外邪乘虚而入,留滞不去,气血不畅,终致血行瘀滞,而致本病。气血不足,脏腑亏虚是胃癌发生发展的根本原因。

(二)病机

本病基本病机是脏腑阴阳气血失调,六淫邪毒入侵,并与气、痰、湿、瘀、热等搏结积聚而成。病理性质是本虚标实,本虚为脏腑气血阴阳的亏虚,标实为气滞、瘀血、痰浊、热毒互结,聚结成块。

脾胃亏虚,气血不足是发病的内在基础。脾胃同居中焦,互为表里,共同化生气血以濡养全身,为后天之本。胃主受纳、腐熟、消磨水谷,脾主运化和输布水谷精微,二者共同完成饮食物的消化吸收以营养周身。饮食不节,则内伤脾胃,致脾胃虚弱;七情内伤,肝郁气滞,横逆犯脾,则损伤脾胃;长期嗜食辛甘厚腻,化湿生热,伤及胃气,日久则致胃阴亏虚;所欲不遂,忧思恼怒,则使肝郁胆逆,气郁化火,耗伤胃之气阴。以上各种致病因素作用于机体,皆可导致正气耗伤,脾胃虚损。脾胃虚损,无力升降,则气机升降失常,清阳不升、浊阴不降,壅滞于中焦而变生痰浊瘀阻。痰湿瘀血内留,日久蕴而化热,热毒内灼,伤阴耗气。脾胃虚弱,健运失职,水谷之精乏源,不能化生气血,则五脏失养。

（三）辨证要点

辨证是中医学的特点与核心,也是中医临证的前提和关键。只有准确识别本病病理分型、临床分期与辨证分型之间的关系,才能处方遣药施之有效,取得满意的临床疗效。

1.辨初、中、末三期

本病病理改变可以分为三个阶段:初起多为情志不遂、肝气不舒或饮食不节,损伤脾胃,致肝胃不和,脾胃气滞,这一阶段病情较轻。继而肝气郁结,气机失调,阻于血络,血滞成瘀,痰瘀互结,日渐成积,此为第二阶段。由于失治误治,病情迁延,久则阳气耗损,气血瘀结,同时脾胃失调,气血生化无源,气血不足;由于恶血不去,新血不生,久则癥瘕形成,病情加重,此时患者气血大亏,脾胃虚弱,痰瘀互结,形成本虚标实之证,为第三阶段。上述病理过程交织兼夹,致产生众多证型。

2.辨虚实气血

虚证见于久病体虚者,其胃痛隐隐,痛势徐缓而无定处,或摸之莫得其所,时作时止,痛而不胀或胀而时减,饥饿或过劳时易诱发疼痛或致疼痛加重,揉按或得食则疼痛减轻,伴有食少、乏力等症;实证多见于新病体壮者,其胃痛兼胀,表现为胀痛、刺痛,痛势急剧而拒按,痛有定处,食后痛甚,伴有大便秘结等症。初痛在气,久痛在血;白昼痛在气,夜晚痛在血。胃痛且胀,以胀为主,痛无定处,时痛时止,常由情志不舒加重,伴胸脘痞满,喜叹息,得嗳气或矢气则痛减者,多属气分;胃痛久延不愈,其痛如刺如锥,持续不解,痛有定处,痛而拒按,伴食后痛增,舌质紫暗,舌下脉络紫暗迂曲者,多属血分。初期邪气尚浅,正气未伤,病属实证;中期邪气渐深,正气耗损,受病渐久,属虚实夹杂之证;后期病魔经久,邪气炽盛,正气消残,属正虚邪实之证。

（四）治疗原则

本病应根据虚实分治,因病性总属本虚标实,并注意"治实当顾虚,补虚勿忘实"。初期邪盛,正虚不明显,当先攻之;中期宜攻补兼施;晚期正气大伤,不耐攻伐,当以补为主,扶正培本以抗邪气。扶正之法主要是根据正虚侧重的不同,并结合主要病变脏腑而分别采用益气、养血、滋阴、温阳的治法;祛邪主要针对病变采用理气除湿、化痰散结、活血化瘀、清热解毒等法,并应适当配伍有抗肿瘤作用的中药。

本病患者就诊时多属中晚期,本虚标实突出。一方面,患者局部有有形之包块,治疗时多用活血化瘀、化痰散结、理气行气之法;另一方面,患者多有脏腑阴阳气血之不足,故补益气血阴阳,扶正以抗邪,也实属必要。临证可根据病情采用先攻后补,或先补后攻,或攻补兼施等方法。顾护胃气应贯穿治疗的始终,以滋养气血生化之源,扶助正气。

（五）证治分类

胃癌初期以肝胃不和证居多,中晚期以气血两虚证、瘀毒内阻证、痰湿互结证居多。胃癌患者虽有共同的症状体征,但各型间又存在差异。以胃脘胀痛或窜及两胁,嗳气频繁,嘈杂反酸为主症,伴见呃逆呕吐,口苦口干,大便不畅,舌质淡红,苔薄白或薄黄,脉沉或弦细者,属肝胃不和证。以神疲乏力,面色无华,头晕目眩为主症,伴见心悸气短,虚烦不寐,自汗盗汗,畏寒肢冷,舌淡苔薄,边有齿痕,脉沉细无力者,属气血双亏证,多见于胃癌晚期。瘀毒内阻证则以胃脘刺痛不移,胃痛日久不愈,大便潜血或黑便,伴见心下痞硬,或吐血,皮肤甲错,舌质暗紫,可见瘀斑,脉沉细涩等为特征。痰湿凝结证以胸闷痞满,呕吐痰涎,进食发噎,痰核累累,伴见腹胀便溏,面黄虚肿,口淡无味,乏力纳呆,舌淡红,苔滑腻等为特征。

（六）中医分型内镜下表现

1.肝胃不和证

内镜下见胃黏膜局部肿块形成,多呈平坦型,病变范围可大可小,也可见溃疡,溃疡周边充血、水肿,覆苔多呈薄白或薄黄苔;黏膜多有黄染,有胆汁反流征象;胃内黏液湖量较多,多呈黄色,甚至黄绿色,有时有蛋花样的黏液附着于胃黏膜上;胃液分泌较多,有时胃肠蠕动可以增快,如图 7-8-1 所示。此为脾胃虚弱,肝气不舒,横逆犯胃所致。肝胃不和,气机郁滞,尚未形成有形实邪,故肿块隆起不明显,多呈平坦型;气机不畅阻于局部日久,黏膜失养破溃可见溃疡形成,又因未兼夹有形实邪,故覆苔多薄;黏膜黄染、黏液湖黄绿色等征象乃肝胆疏泄异常,胆汁上溢所致。

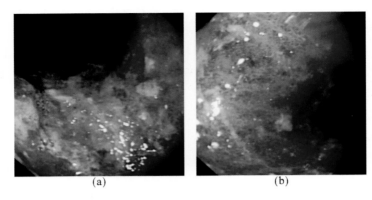

图 7-8-1　肝胃不和证内镜下表现

2.瘀毒内阻证

内镜下见胃黏膜巨大肿块形成,隆起增生明显,边缘不清晰,中央可见糜烂或溃疡形成,溃疡较深,溃疡边缘充血、水肿明显,表面覆盖血性污浊苔,或出现活动性出血,或覆盖血痂;余胃黏膜粗糙不平,可见散在粗颗粒样改变,可见出血点或出血斑,呈点状、条状或片状等不同的形状,黏膜出血斑可呈鲜红色,或活动性出血,也可呈暗红色,多表现为陈旧性出血;胃内黏液湖可呈血性,如图7-8-2所示。此为毒邪内阻,阻滞气血运行,气滞血瘀或瘀血出血所致。瘀毒内阻于局部胃黏膜,可形成局部肿块且范围较大,边界不清;瘀毒阻滞气血运行,局部黏膜失于营养则形成溃疡;瘀血致血不循经可引起出血,故见活动性出血、血痂、血性黏液湖;瘀毒互结于局部,故见血性污浊苔。

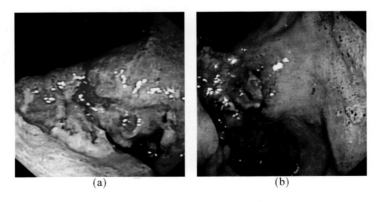

图 7-8-2　瘀毒内阻证内镜下表现

3.气血双亏证

内镜下见胃黏膜肿物呈弥漫性浸润,向胃腔内突出不明显,周边无明显边界,黏膜皱襞消失或不整;有时可见糜烂,糜烂多呈平坦型,糜烂周围充血发红不明显;有时可见溃疡,中间覆薄白苔,溃疡边缘边界不清,较弥漫,发红不明显;胃黏膜颜色相对浅,多呈淡白或淡红色,胃内黏液湖混浊;胃蠕动缓慢,多有贲门松弛,幽门关闭不全;黏膜呈花斑样变,红白相间,以白相为主,有时血管可以显露,黏膜可以变薄,如图 7-8-3 所示。此为脾胃亏虚,气血生化乏源,黏膜失于濡养所致。气血两亏,故肿物突出不明显,呈弥漫性浸润;脾胃亏虚,黏膜失养溃烂,可致糜烂或溃疡,覆苔多薄;中焦失和,胃腑通降功能失调,故蠕动缓慢,贲门松弛,幽门关闭不全;胃黏膜失于气血荣养,故见黏膜以白相为主,黏膜变薄,血管显露。

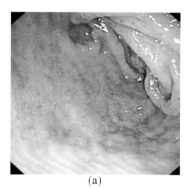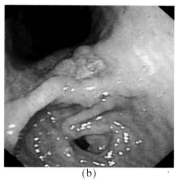

(a)　　　　　　　　　　　(b)

图 7-8-3　气血双亏证内镜下表现

4.痰湿凝结证

内镜下见肿物向胃腔内隆起,呈息肉状、巨块状或结节状,肿物基底部较宽,常在表面形成糜烂或溃疡,溃疡表面覆厚苔或污浊苔;胃黏膜颜色多呈鲜红色,充血、水肿,呈花斑样改变,红白相间,以红相为主,分泌物呈脓性;胃内黏液湖混浊,量大,如图 7-8-4 所示。此为脾虚津液不布,聚而成痰,痰湿互结而成。痰湿蕴于阳明胃腑,可致肿物呈息肉状、巨块状或结节状;痰湿阻碍气血运行,局部黏膜失养,故可形成糜烂或溃疡;湿性重浊,浊即秽浊,故溃疡多覆污浊苔或厚苔,黏液湖混浊。

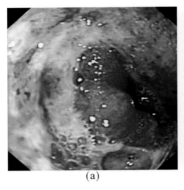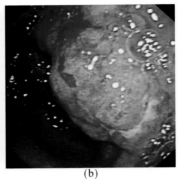

(a)   (b)

图 7-8-4 痰湿凝结证内镜下表现

（七）辨证论治

1.肝胃不和证

临床表现：胃脘胀满，时时隐痛，窜及两胁，呃逆嗳气，吞酸嘈杂，舌淡红或暗红，苔薄白或薄黄，脉沉或弦。

证机概要：肝气郁结，横逆犯胃，肝胃不和。

治法：疏肝理气，和胃降逆。

代表方：四逆散加减。

方解：方中柴胡疏解肝郁，升清阳，透郁热；芍药养血敛阴，与柴胡相配，使郁热透解而不伤阴；枳实行气散结，增强疏畅气机之效；炙甘草缓急和中，调和诸药。诸药合用，共奏疏肝和胃之功效。

加减：恶心重，舌苔厚腻者，可加藿香、陈皮化湿行气；反酸明显者，宜加吴茱萸、黄连疏肝泻火；胁痛或胃脘痛甚者，或舌质见瘀斑隐现者，可酌加川楝子、延胡索、砂仁、三七粉行气活血。

2.瘀毒内阻证

临床表现：胃脘部刺痛不移，日久不愈，伴心下痞硬，吐血，肌肤甲错，食少纳呆，小便短黄，大便潜血或黑便，舌质暗紫，可见瘀斑，脉沉细涩。

证机概要：瘀血内结，瘀滞化热，热毒内生。

治法：祛瘀止痛，清热解毒。

代表方：少腹逐瘀汤加减。

方解：方中当归、川芎、赤芍活血散瘀养血；小茴香、干姜、官桂散寒通阳；蒲黄、五灵脂、延胡索、没药活血祛瘀，散结止痛。

加减：痰瘀较著者，加法半夏、浙贝母、三七粉化痰散结；若兼肝郁，加柴胡、郁金疏肝理气;若痰瘀化热,加黄连、山栀子、法半夏、浙贝母、全瓜蒌清热化痰;若血络损甚而大量出血,去当归、赤芍,加蒲黄、地榆、槐花、仙鹤草、三七粉等化瘀止血。

3.气血双亏证

临床表现:胃脘部持续性隐痛不适,早饱,食欲缺乏,恶心呕吐,伴神疲乏力,面色无华,头晕目眩,心悸气短,虚烦不寐,自汗盗汗,大便溏薄,舌淡苔薄白或苔少,边有齿痕,脉沉细无力。

证机概要:脾胃亏虚,气血生化乏源,胃腑失养。

治法:补气养血,化瘀散结。

代表方:八珍汤加减。

方解:方中人参、白术、茯苓、甘草补脾益气;当归、芍药、熟地黄滋养心肝,加川芎入血分而理气,使当归、熟地黄补而不滞;加姜、枣助人参、白术入气分以调和脾胃。

加减:气虚甚者,可加黄芪、山药等益气健脾;血瘀甚者,可加三棱、莪术、陈皮活血化瘀;若瘀毒内阻,症瘕形成,则可酌加山慈菇、半枝莲、土茯苓、莪术、生山楂、全蝎、蜈蚣等药物增强化瘀散结之功;气滞明显者,可加木香、郁金、大腹皮等理气散结。

4.痰湿凝结证

临床表现:胸脘痞满,呕吐痰涎,进食发噎,痰核累累,腹胀便溏,面黄虚肿,口淡无味,乏力纳呆,舌淡红,苔滑腻。

证机概要:脾虚不运,湿浊内生,蕴结成痰。

治法:健脾燥湿,化痰散结。

代表方:小陷胸汤合温胆汤加减。

方解:方中黄连清热泻火;瓜蒌荡热涤痰,宽胸散结,消痰热之结,又开气郁之痞;半夏燥湿化痰,降逆和胃;竹茹清胆和胃,止呕除烦;枳实、橘皮理气化痰;茯苓健脾利湿;甘草益脾和中,调和诸药。

加减:若兼痰结毒滞,加蚤休、半枝莲、白花蛇舌草清热解毒;若兼痰气互结,加柴胡、香附理气化痰。

(八)中医养护

1.预防调护

针对胃癌的病因,采取相应的预防措施,如虚邪贼风避之有时,调畅情志,饮食适宜,不妄作劳等。戒烟、戒酒,保持心情愉快,对预防本病有重要意义。具体调护要点如下:

（1）节饮食：改善不良的饮食习惯，戒烟酒，避免进食过快、过烫、咀嚼不足及过食酸菜、泡菜等。避免食用发霉的食物，如霉花生、霉玉米。管理好用水，防止污染，减少水中亚硝酸盐的含量。加强营养，多食新鲜蔬菜、水果。

（2）避邪气：积极治疗胃炎、胃溃疡、幽门螺杆菌感染、胃癌前病变等，注意避风寒湿热等外邪。

（3）畅情志：保持心情舒畅，避免忧思郁怒，防止情志内伤。

（4）增强体质：适当加强体育锻炼。

2.针灸疗法

（1）针灸止痛：胃癌晚期疼痛较为明显，可配合针刺或艾灸止痛。①针刺止痛主穴：中脘、下脘、章门、脾俞、胃俞、膈俞、足三里、三阴交；配穴：丰隆、公孙、肾俞。②艾灸止痛穴位：中脘、下脘、胃俞、脾俞、关元、神阙、足三里、三阴交。

（2）针灸止呃：术后顽固性呃逆或重症患者呃逆可通过针灸止呃。①按压百会穴：患者坐卧位均可。操作者左手扶头，右手中指指端点按在百会穴上，施以揉压，由轻渐重，以患者产生较强酸胀感为度。②用拇指按压膻中穴。③按压止呃穴、巨阙穴。④针刺止呃：a.针刺双侧内关、足三里。b.针刺迎香穴。c.针刺缺盆穴。每日 1 次，采取平补平泻法，留针 40 分钟。⑤耳针止呃：主穴为膈、胃、肝、脾、交感，配穴为神门、皮质下、肾上腺。⑥穴位封闭止呃：用维生素 B_1、维生素 B_6 各 2 mL，取双侧内关做穴位封闭，有效率在 95% 以上。

三、典型病例

患者：赵某，男，78 岁。

初诊：2016 年 6 月 7 日，患者因"胃脘部持续性刺痛 3 个月"就诊。患者有胃溃疡病史 40 余年，平素生活习惯、饮食不规律，喜食腌制食物，每日饮白酒约 50 g，3 个月前于饮酒后出现胃脘部持续性刺痛，入夜尤甚，胃胀，恶心欲吐，未予诊治。现症状同上，偶有反酸、胃灼热，食欲缺乏，倦怠乏力，头晕头沉，大便 1～2 日一行，基本成形，色黑。舌质紫暗，边有瘀斑，苔白腻微黄，脉弦滑。

2016 年 6 月 1 日胃镜示：胃癌。内镜所见如图 7-8-5 所示。病理示：高分化腺癌。

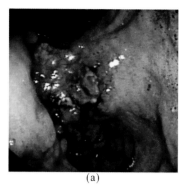 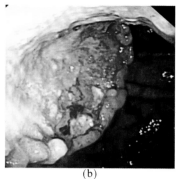

(a)　　　　　　　　　　(b)

图 7-8-5　胃癌患者赵某内镜下表现

患者家属考虑患者年事已高,未行全腹、胸部 CT,要求内科保守治疗。

辨证分型:瘀毒内阻证。

处方:黄连 9 g,半夏 9 g,瓜蒌 15 g,竹茹 12 g,枳实 12 g,陈皮 12 g,茯苓 30 g,蚤休 15 g,半枝莲 30 g,白花蛇舌草 30 g,山慈菇 30 g,土茯苓 30 g,莪术 9 g,炒谷麦芽各 30 g,蜈蚣 2 条(包煎),木香 9 g,砂仁 12 g(后下),甘草 6 g。

二诊:服药 1 个月后,患者胃脘痛较前明显减轻,纳食好转,偶有胃胀,进食不慎后易出现反酸、胃灼热,仍感倦怠乏力,头晕头沉,大便 1～2 日一行,成形,色略黑。舌质紫暗,边有瘀斑,苔白腻微黄,脉弦滑。

处方:上方去竹茹、蚤休,加合欢皮 30 g 继服。

按:本案患者初诊时痰瘀互结,癌毒内阻,正气亏虚,治以活血化瘀、化痰散结、健脾理气;二诊胃脘痛减轻,纳食好转,略减活血化痰之功,加合欢皮解郁安神。

(王伟　李玲玲)

第九节　残胃炎

残胃炎是胃切除手术后,由各种原因引起的残胃及吻合口黏膜发生的炎症,是一种胃切除术后发病率较高的疾病。胃部手术使幽门功能失调,碱性液如胆汁、胰液、十二指肠液等反流入胃而形成炎症,故该病又被称为胃切除术后碱性反流性胃炎。毕氏Ⅱ式术后该病的发病率高于毕氏Ⅰ式术后,而迷走神经切断术者发病率最低。

一、现代医学诊治

(一)病因

胃大部切除术后,特别是做毕氏Ⅱ式手术者,易发生残胃和吻合口的炎症。这可能与胆汁反流、缺乏促胃液素的细胞营养作用等因素有关。

在胃镜下,可清楚地观察残胃黏膜充血、水肿、粗糙、脆弱、出血和糜烂等炎症表现,而且吻合口炎症常更明显,故胃镜常诊断为吻合口炎、残胃炎。胃大部分切除后残胃炎的发生率为70%以上。胃切除术常易诱发萎缩性胃炎,最快者可于术后2年内发生。胃大部切除术后,具有门卫作用的幽门功能丧失了,小肠的碱性液体就可轻松反流入胃,由于胆汁对胃黏膜具有"腐蚀"作用,所以残胃炎往往伴有胆汁反流性胃炎,重者还伴有食管炎。胸骨后烧灼感常提示食管炎症。

(二)发病机制

胃部手术切除了幽门或切断了迷走神经使幽门失去神经支配,十二指肠液反流入胃的机会明显增多。其中的胆汁和胰液可破坏胃黏膜屏障,致使 H^+ 逆向弥散进入胃黏膜,导致胃黏膜炎症、出血、糜烂及溃疡形成。胰蛋白酶反流入胃可能是最主要的发病机制。此外,胃手术尤其是毕氏Ⅱ式术后,抵抗 H^+ 逆向弥散作用的胃泌素分泌减少,使胃黏膜屏障功能削弱,也是残胃炎的发病机制之一。

(三)病理

残胃炎就是胃部分切除术后,残留胃所发生的炎症,是胃部分切除术后最常见的病变。其病理变化是胃黏膜损伤的结果,组织学上表现为充血、水肿、粗糙、脆弱、出血和糜烂等炎症表现。本病在内镜下见胃体和胃窦都可出现多发的、伴或不伴中心凹陷或糜烂样的小隆起;组织学表现为淋巴细胞性胃炎,即黏膜层有以淋巴细胞为主的炎性细胞浸润,是典型的化学性胃炎。

(四)临床表现

1.腹痛

中上腹持续性烧灼痛最为常见,晨起明显,餐后加重,服抑酸药物无效。

2.恶心及呕吐

胆汁性呕吐为该病的特征性表现,15%～25%的患者可出现,呕吐后恶心不能缓解。呕吐常于半夜发生,呕吐物中可含有食物残渣。

3.其他

患者可有贫血、消瘦、舌炎和腹泻等慢性萎缩性胃炎的表现。

（五）辅助检查

残胃炎的确诊主要依赖内镜检查和胃黏膜活检组织学检查。

1.内镜检查和活检组织学检查

内镜检查和活检是诊断残胃炎最重要、最可靠的方法。浅表性残胃炎常以吻合口处最为明显,多为弥漫性;胃黏膜表面黏液增多,有灰白色或黄白色渗出物,病变处黏膜多呈红白相间或花斑状,似麻疹样改变,有时有糜烂。慢性萎缩性残胃炎的黏膜多呈苍白或灰白色,亦可呈红白相间,白区凹陷;皱襞变细或平坦,由于黏膜变薄可透见呈紫蓝色的黏膜下血管;病变可弥漫或主要在胃窦部;伴有增生性改变者,黏膜表面呈颗粒状或结节状。

对活检标本做病理学检查,可判断是否为慢性浅表性残胃炎、慢性萎缩性残胃炎、肠上皮化生或异型增生。

2.影像学检查

随着消化内镜技术的发展,目前胃炎诊断很少应用上消化道 X 线造影。气钡双重对比造影可检查出胃壁微小病变,是诊断胃炎、胃溃疡等的重要方法。用气钡双重造影显示胃黏膜细微结构时,萎缩性残胃炎表现为胃黏膜皱襞相对平坦、减少。

3.实验室检查

（1）胃液分析:该检查有助于慢性萎缩性残胃炎的诊断及指导临床治疗。慢性浅表性残胃炎胃酸多正常,广泛而严重的慢性萎缩性残胃炎胃酸降低。

（2）血清学检测:慢性萎缩性残胃炎患者血清胃泌素常中度升高,这是胃酸缺乏不能抑制 G 细胞分泌之故。若病变严重,不但胃酸和胃蛋白酶原分泌减少,内因子分泌也减少,导致维生素 B_{12} 下降;血清 PCA 常呈阳性(75％以上)。

（六）诊断及鉴别诊断

1.诊断

本病的症状、体征无特异性,不能作为诊断的依据,确诊主要靠胃镜和胃黏膜活组织病理检查。根据病史、症状和胃镜检查,残胃炎不难诊断。

（1）胃切除术后。

（2）上腹部不适或疼痛,恶心、嗳气、反酸。

（3）胃镜下示胃皱襞肿胀糜烂,或合并胆汁黏附。

（4）组织病理示胃小凹腺体增生,伴黏膜炎症。

胃切除术后,持续性中上腹烧灼痛并伴有胆汁性呕吐者,应考虑残胃炎的可能。

2.鉴别诊断

本病应与慢性梗阻综合征、吻合口炎等鉴别,可行胃镜检查鉴别。

（七）治疗

对残胃炎患者,一般给予药物保守治疗,可给予胃动力药如西沙必利、多潘立酮,以及硫糖铝、铝碳酸镁等药物。对于反流严重者,需要进行手术治疗。

1.药物治疗

常用药物有多潘立酮,可促进胃排空,减少胃食管反流;考来烯胺（消胆胺）可与胃中胆盐结合,并加速其排出,但长期使用者应补充脂溶性维生素;H_2受体阻滞剂可减少氢离子分泌,促进胆酸溶解;质子泵抑制剂也有一定作用。

残胃炎的发生除与胆汁反流有关外,Hp 感染也起着重要的病因作用。对残胃炎的治疗,除积极采用抗反流措施外,同时加用抗生素杀灭 Hp,可进一步提高疗效。

2.手术治疗

对症状较重且持久,严重影响工作和生活的患者,应手术治疗。手术方法首选胆总管空肠腔吻合（Roux-en-Y）手术。

（八）预防

1.少量多餐

胃切除术后宜少量多餐,每日进餐 4～6 次,使胃不空不胀,以适应胃容量变小的特点,切勿暴饮暴食。除个别情况外,尽可能按照供给的餐次与数量,定时定量食用。实践证明,少量多餐不仅能控制消化和吸收,而且可增加总热量的摄入,预防体重减轻。少量多餐时,由于每次食物限量,不致引起肠腔过分膨胀或牵拉残胃产生一系列血管收缩症状。限制食物及糖类摄入,还可避免血容量产生很大的改变。

2.干稀分食

进餐时不喝汤与饮料,因流质饮料通过胃肠太快,容易将干的食物连同液体一起带入小肠。如喝饮料,须在餐前或餐后半小时左右饮用。饭后平卧或采用平卧位进餐法,使空肠内容物反流到残胃,可减少空肠过分膨胀,又可使食物在胃中停留时间长些,通过小肠慢些,促使食物进一步消化与吸收。

3.限制糖量

胃切除术后初期,过多的糖分在肠内可引起肠液的大量分泌,使血容量急剧改变而产生一系列临床症状。所以,每餐应适当限制糖类食物,最好将单糖、双糖与多糖食物混食,延长吸收时间,防止倾倒综合征的发生。

4.防止贫血

胃切除术后,由于胃酸减少,小肠上端蠕动加快,扰乱了消化生理功能,从而影响了蛋白质与铁质的吸收,因而易发生缺铁性贫血。因此,患者可适当多吃些蛋黄、豆制品、大枣、绿叶菜、芝麻酱等富含蛋白质及铁质的食品。

5.减少刺激

由于术后胃的生理功能减弱,患者平时应注意勿食生冷、坚硬及含粗纤维多的食物,忌吃辛辣、刺激性强的调味品,如胡椒、芥末等,严禁饮烈性酒或吸烟。

二、中医辨证论治

"残胃炎"在中医传统医学典籍中并无记载,但依据其临床以胃痛、胃胀、恶心、呕吐为主症的特点,可归于"胃痛""痞满""呕吐"等范畴。胃体大部切除术后,脾胃功能受损,胃体缩小,其腐熟水谷、运化能力减弱,因此,残胃炎是以脾胃虚弱为主要病机。脾胃虚弱,则中焦气机升降失常,从而出现清气不升,浊气不降的病理状态。正如《素问·阴阳应象大论》所说:"清气在下,则生飧泄,浊气在上,则生䐜胀。"残胃炎患者,临床上多以胃脘胀满疼痛,呕恶为主;胃为阳腑,胃浊不降,日久则湿热相合,患者出现口臭、口干、便秘等主要临床表现。

(一)病因

1.脾胃虚弱

病后脾胃受损或素体脾胃虚弱,尤其是术后,中阳不振,寒从内生,以致脾不运化,胃失和降,而发生疼痛。胃阴素虚或病久阴伤,胃失濡养,胃气不和,亦能发生疼痛。

2.外邪犯胃

胃切除手术导致脾胃血络受损,脾胃虚弱,更容易感受寒、热、湿诸邪,可致胃脘气机阻滞,引起胃脘疼痛。其中尤以寒邪为多,如《素问·举痛论》说:"寒气客于肠胃之间,膜原之下,血不得散,小络急引,故痛。"

3.饮食不节

胃切除术后脾胃虚弱,若暴饮暴食或过食生冷肥甘之品,则致脾胃叠伤,食滞中焦,气机不利而产生胃脘疼痛。

4.情志不畅

胃切除术后患者若情志不遂,忧思恼怒,气郁伤肝,肝之疏泄失调,横逆犯胃,气机阻滞,胃失和降,则胃脘痛。若气郁化火,可致疼痛加重;火郁日久,致肝胃之阴亏耗,则病程每多缠绵;如久痛入络,络脉损伤,则见吐血、便血等症。

上述病因,既可单独致病,又可相互影响而出现寒热互见、虚实错杂、阴阳并损之证候,临证时必须灵活掌握。

(二)病机

胃主受纳,腐熟水谷。胃大部切除术后,脾胃功能受损,胃体缩小,其腐熟水谷、运化能力减弱,中焦气机升降失常而出现胃痛、胀满、恶心、呕吐等症状。若外邪犯胃,尤其是寒邪客胃,寒凝不散,阻滞气机,可致胃气不和而疼痛;或因饮食不节,饥饱无度,或过食肥甘,食滞不化,气机受阻,胃失和降引起呕恶;肝对脾胃有疏泄作用,如因恼怒抑郁,气郁伤肝,肝失条达,横逆犯胃,亦可发生胃痛及胀满;亦有气郁日久,瘀血内结,气滞血瘀,阻碍中焦气机。总之,残胃炎的病机分为虚实两端,实证为气机阻滞,不通则痛;虚证为胃腑失于温煦或濡养,不荣则痛。

(三)辨证要点

1.辨寒热

胃体切除术后,胃脘冷痛多见于寒证,且因饮冷受寒而发作或加重,得热则痛减,遇寒则痛增,伴有面色苍白,口不渴,舌淡,苔白等症;胃脘灼热疼痛则热证多见,进食辛辣燥热食物易于诱发或加重,喜冷恶热,胃脘得凉则舒,伴有口干口渴,大便干结,舌红,苔黄少津,脉数等症。

2.辨虚实

胃体切除术后,胃痛隐隐,痛势徐缓而无定处,或摸之莫得其所,时作时止,痛而不胀或胀而时减,饥饿或过劳时易诱发疼痛或致疼痛加重,揉按或得食则疼痛减轻,伴有食少乏力,脉虚等症多为虚证;若患者体壮多肉,其胃痛兼胀,表现胀痛、刺痛,痛势急剧而拒按,痛有定处,食后痛甚,伴有大便秘结,脉实等症,多属于实证。

3.辨气血

胃体切除术后,初发疼痛多在气分,疼痛日久则多属血分。疼痛且胀,以胀为主,痛无定处,时痛时止,常由情志不舒引起,伴胸脘痞满,喜叹息,得嗳气或矢气则痛减者,多属气分;疼痛久延不愈,其痛如刺如锥,持续不解,痛有定处,痛而拒按,伴食后痛增,舌质紫暗,舌下脉络紫暗迂曲者,多属血分。

(四)治疗原则

残胃炎的治疗,以理气和胃为基本原则,旨在疏通气机,恢复胃腑和顺通降之性。属实者,治以祛邪为主,补虚为佐,以"驱邪不伤正",根据寒凝、食停、气滞、郁热、血瘀、湿热之不同,分别用温胃散寒、消食导滞、疏肝理气、泄热和胃、活血化瘀、清热化湿诸法。属虚者,治以扶正为主,通络为佐,以"扶正不生邪",根据虚寒、阴虚之异,分别用温中益气、养阴益胃之法。虚实并见者,则扶正祛邪之法兼而用之。总之,残胃炎病机以脾胃虚弱为主,临床治疗必当时时注意顾护脾胃。

（五）证治分类

肝胃不和证主要见胃脘胀满,时时隐痛,痛连两胁,呃逆嗳气,吞酸嘈杂,口干口苦,大便不畅,舌淡红或暗红,苔薄白或薄黄,脉沉或弦。寒热错杂证主要见胃脘部隐痛或冷痛,脘腹痞胀不适,喜温喜按,胃脘有灼热感,反酸嘈杂,口苦或口淡,食欲缺乏,恶心,便溏,神疲乏力,舌质淡或红,苔薄黄或黄白相间,脉滑或沉细。脾虚食滞证主要见胃脘部持续性隐痛不适,早饱,食欲缺乏,恶心呕吐,伴神疲乏力,面色无华,头晕目眩,心悸气短,虚烦不寐,自汗盗汗,大便溏薄,舌淡苔薄白或苔少,边有齿痕,脉沉细无力。

（六）中医分型内镜下表现

毕氏Ⅱ式术后内镜下可见残胃、吻合口、空肠输入及输出袢、鞍部。残胃内可见明显的胆汁反流或胃内胆汁淤积,残胃黏膜有明显充血、水肿、糜烂、脆性增加甚至溃疡形成。胃酸测定呈低胃酸状态,BAO＜3 mmol/h。胃黏膜活检组织学改变有一定特点,表现为胃黏膜表面上皮和胃小凹上皮增生明显,黏膜浅层和深层可见腺体囊状扩张,黏膜炎症较轻。残胃炎在胃镜下主要表现为胃皱襞肿胀糜烂,或合并胆汁黏附。根据残胃炎在内镜下不同的表现,可将其主要分为肝胃不和、寒热错杂、脾虚食滞三个证型。

1.肝胃不和证

残胃黏膜明显充血、水肿,红白相间,以红相为主,可见小片状改变,常呈斑样充血,线状充血可常见于黏液斑,局部或大片发红,可见小丘疹状隆起,中央部有脐状凹陷,黏膜皱襞粗乱,如图 7-9-1 所示。此为肝气郁滞,横逆犯胃,胃失和降,胃气上逆,故可见明显的胆汁反流或胃内胆汁淤积,黏液呈黄绿色而混浊,亦可见黏膜充血、肿胀、糜烂、溃疡等炎症表现。

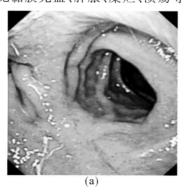 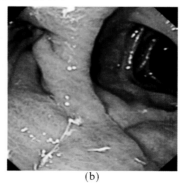

(a)   (b)

图 7-9-1　肝胃不和证内镜下表现

209

2.寒热错杂证

残胃黏膜可见充血、水肿、糜烂、脆性增加甚至溃疡形成,有明显的炎症,红白相间,以白为主,丝状血管可见;或胃黏膜红白相间,以红为主,呈花斑样改变,为散在均匀的小红点;伴黏膜水肿,以胃小弯明显,有时可呈息肉样隆起,而无胆汁反流或胆汁淤积,如图 7-9-2 所示。此为脾胃寒热错杂,运化失司,故可见黏膜红白相间。

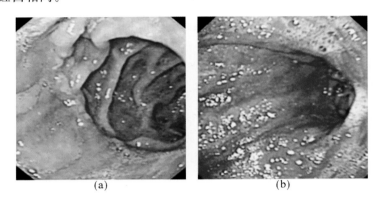

(a)   (b)

图 7-9-2　寒热错杂证内镜下表现

3.脾虚食滞证

残胃黏膜呈淡红色、苍白色、灰白色或红白相间而以白相为主,可伴有轻度点状糜烂或出血点,黏膜炎症较不明显,血管纹灰蓝色,黏液稀薄;有时可见糜烂或溃疡,其周围黏膜充血、肿胀改变相对较轻,溃疡愈合较慢,有时可呈息肉样隆起,如图 7-9-3 所示。此为脾胃虚弱,致脾失健运,胃失受纳,食积胃脘,故可见黏膜淡红、苍白或灰白。

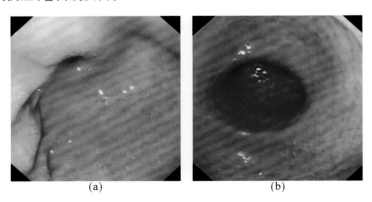

(a)   (b)

图 7-9-3　脾虚食滞证内镜下表现

（七）辨证论治

1.肝胃不和证

临床表现：胃脘胀满,时时隐痛,痛连两胁,呃逆嗳气,吞酸嘈杂,口干口苦,大便不畅,舌淡红或暗红,苔薄白或薄黄,脉沉或弦。

证机概要：肝胃不和,气机不畅,胃失和降。

治法：疏肝理气,和胃降逆。

代表方：柴平汤加减。

方解：柴胡疏肝理气,以达郁邪;白芍养肝敛阴,和胃止痛;枳实泻脾气之壅滞,调中焦之运动;川芎行气开郁,活血止痛;厚朴、半夏宽胸散结;香附、陈皮理气和胃止痛;苍术燥湿健脾;厚朴除湿散满。

加减：恶心重,舌苔腻者,可加藿香、陈皮以健脾和胃,芳香化湿;反酸者,宜加吴茱萸、黄连以清泻肝火,降逆止呕;胁痛或胃脘痛甚者,或舌质瘀斑隐现者,可酌加川楝子、延胡索、砂仁、三七粉以理气活血。

2.寒热错杂证

临床表现：胃脘部隐痛或冷痛,脘腹痞胀不适,喜温喜按,胃脘有灼热感,反酸嘈杂,口苦或口淡,食欲缺乏,恶心,便溏,神疲乏力,舌质淡或红,苔薄黄或黄白相间,脉滑或沉细。

证机概要：寒热错杂,气机逆乱。

治法：平调寒热,和胃降逆。

方药：黄连汤加减。

方解：党参、茯苓、甘草、大枣补益脾胃,助其健运;陈皮、茯苓、佛手、神曲理气健脾,消食和胃;干姜、桂枝、姜半夏辛温散寒,降逆止呕;黄连苦寒清泄,以除热邪;延胡索、佛手疏理气机,止痛;白芍养阴缓急,止痛;蒲公英清热解毒,以除幽门螺杆菌;海螵蛸制酸和胃止痛;甘草调和诸药。

加减：气滞者,加香橼、香附以理气降逆;胆汁反流者,加旋覆花、柴胡、代赭石以利胆和胃;胃黏膜周围充血糜烂者,加白及、仙鹤草、珍珠粉以活血化瘀。

3.脾虚食滞证

临床表现：胃脘部持续性隐痛不适,早饱,食欲缺乏,恶心呕吐,伴神疲乏力,面色无华,头晕目眩,心悸气短,虚烦不寐,自汗盗汗,大便溏薄,舌淡苔薄白或苔少,边有齿痕,脉沉细无力。

证机概要：脾胃虚弱,饮食积滞。

治法：健脾和胃,消食去积。

代表方：资生丸加减。

方解:党参、白术、茯苓、甘草健脾渗湿,配伍山药、莲子、芡实助以健脾益气,配伍白扁豆、薏苡仁助以渗湿;陈皮、豆蔻行气化湿;山楂、神曲消食开胃。

加减:气虚甚者,去党参加人参,或加西洋参、附子以补气;血瘀甚者,加三棱、莪术、陈皮以活血化瘀;瘀毒内阻,症瘕形成,则可酌加山慈菇、半枝莲、土茯苓、莪术等药物来化瘀消积;气滞明显者,可加木香、郁金、大腹皮以行气。

(八)中医养护

1.一般养护

患者应重视生活调摄,尤其是饮食与精神方面的调摄。饮食以少食多餐,营养丰富,清淡易消化为原则,不宜饮酒及过食生冷、辛辣食物,切忌粗硬饮食、暴饮暴食或饥饱无常。应保持精神愉悦,避免忧思恼怒及情绪紧张;注意劳逸结合,避免劳累,病情较重时需适当休息,这样可减轻胃痛和减少胃痛发作,进而达到预防胃痛的目的。

2.耳穴压豆

取耳穴胃、神门、皮质下,脾胃虚弱者加脾、大肠、小肠,肝胃不和者加肝、脾、胆、交感。方法:探准穴位,常规酒精消毒,每穴置一粒王不留行籽,用胶布固定,按压1~3分钟,使局部产生胀、痛、热、麻感,三餐前及睡前各按压1~3分钟,两耳交替。

3.针灸推拿

推拿背部腧穴如脾俞、胃俞、肝俞,以按揉为主,频率为80~100次/分,每日1~2次,10次为一个疗程。对久病脾虚、中焦虚寒、中气下陷者,选中脘、下脘、天枢、关元、足三里等穴位,用温灸之法,补益脾气,温中健脾;或使用针灸,以补法为主,治疗中气下陷之证;可配合运用捏脊、穴位按摩之法,亦可配药外敷神阙、涌泉诸穴,以健脾胃之本。

三、典型病例

患者:吴某,女,52岁。

初诊:2014年7月12日,患者因"胃脘部疼痛不适伴反酸、胃灼热2年余"就诊(胃癌切除术后4年)。刻下症见:胃脘隐痛,伴胃灼热、反酸,进食后明显,左胁下隐痛,情绪波动时尤甚,无腹胀,无恶心、呕吐,无口干、口苦,乏力倦怠,少气懒言,偶有头晕,休息后缓解,无胸闷、心慌,食欲可,不敢多进饮食,眠可,大便每日1~2行,质可,小便调,舌淡红,苔白厚腻,脉虚滑。

2014年7月15日胃镜示:胃黏膜淡白,伴有轻度点状糜烂,黏液稀薄,如图7-9-4所示。

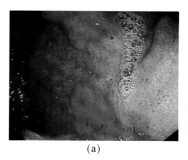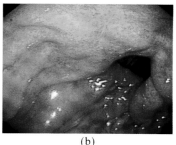

(a)　　　　　　　　　　　　(b)

图 7-9-4　残胃炎患者吴某内镜下表现

中医诊断:胃痛(脾虚食滞证)。

西医诊断:①残胃炎;②吻合口炎。

治法:健脾和胃,理气消积。

方药:资生丸加减。

处方:黄芪 30 g,当归 12 g,白术 30 g,茯苓 30 g,党参 15 g,山药 30 g,木香 9 g,远志 9 g,麦芽 15 g,薏苡仁 30 g,黄精 15 g,熟地黄 12 g,甘草 6 g。

患者经过 14 天流质饮食、输液补充营养、服用中药等治疗,病情好转出院。出院后继续服用中药 2 个月余。

二诊:患者胃脘部不适缓解,反酸、胃灼热消失,食欲变好,无胸痛、恶心、呕吐等不适,乏力症状改善,二便调,舌淡苔薄白,脉象有力。

按:患者既往胃癌病史,行胃癌切除术,致使脾胃运化功能减弱,食积胃脘,胃脘隐痛;加之患者情绪不畅,肝气郁滞,加重瘀积之势,致使左胁下隐痛。胃镜下表现为胃黏膜淡白,伴有轻度点状糜烂,黏液稀薄。方选资生丸,方中党参、茯苓、白术、黄芪、黄精健脾补气,为君药;臣药为山药、薏苡仁,既可健脾,又能渗湿止泻;麦芽消化积食,木香疏肝理气,熟地黄、当归补血,共为佐药;甘草调和诸药,为使药。

(王晓妍　郭兆荦)

第十节　吻合口溃疡

消化道溃疡经胃切除术后再次发生,称为复发性消化道溃疡,其中尤以吻合口或吻合口附近空肠黏膜的复发性溃疡最为多见,称为吻合口溃疡。吻合口 **213**

溃疡是胃大部切除术后严重且治疗困难的远期并发症,发生率可达10%,男性多于女性。吻合口溃疡的发病率与首次胃切除术的术式有关,多见于胃空肠吻合术后,其发生以术后2～3年最为多见。

一、现代医学诊治

(一)病因

吻合口溃疡的发生与首次手术术式选择或技术操作不当有关,也可与患者有高胃泌素血症或术后服用某些致溃疡药物有关。

1.手术方法不适当

(1)胃切除量不足是溃疡复发的主要原因。

(2)胃窦残留也可引起吻合口溃疡。

(3)毕氏Ⅱ式吻合术时空肠输入袢过长,或错误地做了胃回肠或胃结肠吻合,也可导致吻合口溃疡。

(4)迷走神经切断不完全或术后神经再生是迷走神经切断术吻合口溃疡发生的主要原因。

(5)幽门成形术或胃肠吻合术后胃窦引流不良也可引起吻合口溃疡。

2.胃酸分泌过多

胃泌素瘤(卓-艾综合征Ⅱ型)、胃窦G细胞增生(卓-艾综合征Ⅰ型)、多发性内分泌腺瘤病等皆可使胃酸分泌增加。

3.药物

长期服用非甾体抗炎药、肾上腺皮质激素及利舍平等药物,常可诱发吻合口溃疡。

4.其他

其他因素包括甲状旁腺功能亢进症、门腔分流术后及吸烟等。残胃内细菌过度生长,特别是幽门螺杆菌感染亦是吻合口溃疡发生的原因。

(二)发病机制

1.迷走神经切断不完全

迷走神经切断术后溃疡复发率各家报道并不一致,低的可达1.5%,高的可达30%,如此大的差异,说明溃疡复发与手术者技术或切断不完全有关。

2.胃切除范围不足

对于十二指肠溃疡手术,切除远端胃应达75%以上,若胃切除范围不足60%,则术后复发率成倍升高。因为胃切除范围不够,残留壁细胞过多,使胃酸仍处于高分泌状态。

3.胃窦黏膜残留

胃窦黏膜能分泌胃泌素,如手术术式的选择致胃窦黏膜残留,G细胞可分泌大量胃泌素,致使溃疡复发。如行手术时胃窦黏膜剥离不够彻底,则易引起复发性溃疡。

4.空肠输入袢过长或碱性肠液转流

距屈氏韧带越远的空肠,其抗酸能力越差。如空肠输入袢过长,则易致吻合口空肠侧溃疡。此外,行输入袢与输出袢之间的侧相吻合或行胃空肠吻合术时,因碱性胆汁和胰液被转流,也容易并发吻合口空肠侧溃疡。

5.胃潴留

迷走神经干切断术后或选择性胃迷走神经切断术后,由于胃张力低下并发胃潴留,则胃壁扩张刺激胃窦部黏膜G细胞不断释放胃泌素或直接刺激黏膜和黏膜下层中的肥大细胞释放组胺,导致胃酸分泌增加。

6.其他

如患者在术前就有高胃泌素血症,如胃窦G细胞增生症、胃泌素瘤、多发性内分泌瘤Ⅰ型、甲状旁腺功能亢进等,可致胃泌素水平增高。另外,术后患者长期服用致溃疡药物如激素、阿司匹林、吲哚美辛等也是溃疡发生的原因。

(三)病理

吻合口溃疡尤以吻合口或吻合口附近空肠黏膜上的溃疡最为多见。溃疡大多是单发,少数在胃或十二指肠中可有2个或2个以上溃疡并存,称为多发性溃疡。溃疡的直径一般<2 cm,但巨大溃疡(>3 cm)亦非罕见,需与恶性溃疡鉴别。典型溃疡呈圆形或椭圆形,但亦有呈不规则形或线形者。溃疡有不同的深度,浅者仅超过黏膜肌层,深者则可贯穿肌层,甚至到浆膜层。镜下观察,溃疡由浅及深可分为四层:急性炎性渗出物,由白细胞、红细胞和纤维蛋白组成;嗜酸性坏死层,为无组织结构的坏死物;肉芽组织,内含丰富的血管和结缔组织;瘢痕组织。

(四)临床表现

(1)上腹痛与溃疡病术前相似,通常比术前严重,疼痛多呈发作性,多在夜间发作明显,常向背部放射。腹痛发作时间较长,缓解期较短,进食、服用抑酸剂或呕吐仅能暂时缓解。

(2)食欲缺乏、恶心、呕吐及体重减轻。

(3)部分患者可并发穿孔和出血,但很少发生梗阻。

(4)腹部压痛部位与腹痛部位一致,腹痛处有时可有腹肌紧张。

（五）辅助检查

1.实验室检查

（1）胃液分析：溃疡术后患者基础胃酸分泌量（BAO）＞5 mmol/h，最大胃酸分泌量（MAO）＞15 mmol/h，则提示溃疡复发；如 BAO 增高而 MAO 不增高，则说明壁细胞处于高分泌状态，可能存在胃泌素瘤等高胃泌素血症的病因；若 MAO 增高而 BAO 不增高，说明壁细胞总数仍存留较多，胃切除范围不够。行迷走神经切断术后，BAO＞2 mmol/h 或 MAO＞15 mmol/h，则提示迷走神经切断不完全。

（2）胃泌素测定：血清胃泌素＞500 ng/L 则可能为胃泌素瘤、胃窦部 G 细胞增生症或胃窦黏膜残留，须进一步做钙激发试验或促胰液素激发试验。如血清胃泌素＞1000 ng/L，则可确诊为胃泌素瘤。

（3）血清钙测定：以除外甲状旁腺功能亢进症或多发性内分泌肿瘤综合征Ⅰ型。

（4）核素扫描：胃黏膜可摄取和分泌^{99m}Tc。如十二指肠残端有残留的胃窦黏膜，经静脉注射^{99m}Tc，在相应区域即出现放射性浓聚，其特异性达 100%。

（5）刚果红试验：刚果红可于术前或术中局部应用。当迷走神经切断不全，相应部位胃黏膜的酸分泌使 pH 值≤3 时，刚果红即转为蓝黑色。

（6）假餐试验：这是检测迷走神经切断是否完全的一种较好的方法。

2.其他辅助检查

（1）胃镜检查：对诊断有重要意义，可明确地作出胃炎与溃疡的鉴别诊断。但在施行毕氏Ⅱ式手术或胃空肠吻合术后，发生于吻合口空肠侧的溃疡常不易被发现，须仔细观察，最好选用侧视型内镜。

（2）X 线检查：上消化道钡餐造影检查对复发性溃疡的诊断不如对胃或十二指肠溃疡的诊断可靠，一般认为仅有 50% 左右的准确率。因此，钡餐造影检查阴性，并不能排除复发性。吻合口溃疡在钡餐造影检查时并不一定出现龛影，有时根据吻合口的压痛和激惹即可作出诊断。

（六）诊断与鉴别诊断

1.诊断

消化性溃疡术后患者出现无规律性的腹部疼痛，伴有恶心、呕吐，或出现腹痛、腹泻、消化不良、嗳气或出血等症状，结合相关检查即可诊断。

（1）有胃部手术史，多发于术后 2～3 年。

（2）上腹部痛比术前严重，呈发作性，夜间为甚。

（3）腹部压痛部位与腹痛部位一致。

(4)溃疡活动期大便潜血可持续阳性。

(5)X 线钡餐检查或胃镜见吻合口有龛影或溃疡面。

(6)胃液分析检查提示 BAO、MAO 增高。

(7)血清胃泌素升高。

2.鉴别诊断

诊断吻合口溃疡前首先应了解首次手术有无操作或选择上的失误,或患者有无服用致溃疡药物;排除其他术后并发症和恶性病变;注意与其他胃部疾病相鉴别。

（七）治疗

吻合口溃疡的治疗方法与十二指肠溃疡基本相同,应用有效药物达治疗剂量后改为维持剂量,可采用长期维持或间歇维持治疗。有些溃疡是由不吸收的丝线产生异物刺激所致,可在内镜下行丝线取出即可治愈。其药物治疗包括 H_2 受体阻滞剂治疗和质子泵抑制剂治疗;加用抗幽门螺杆菌抗生素,如四环素、甲硝唑、铋剂三联抗生素可降低复发率。

经内科治疗无效者可手术治疗,手术方法应视原施行的手术而定,包括残胃再切除、迷走神经切断、残窦切除等。

（八）预防

(1)适度锻炼,因人而异,循序渐进。不宜在饭后进行剧烈运动,也不应在剧烈运动后立即进食。

(2)避免进食对胃有刺激的食物或药物。

二、中医辨证论治

吻合口溃疡的主要临床表现为上腹部疼痛,可归属于中医学中"胃痛"的范畴。胃空肠吻合术后,由于胃体受损,胃络瘀阻,气血不畅,胃失所养,从而出现上腹部疼痛不适;胃络受伤,血行不畅,导致瘀血浊毒不能外排,瘀滞中焦,久而郁滞化热,热盛肉腐而发为溃疡,临床常有疼痛夜甚,刺痛为主的症状;脾胃受损,中焦气机升降失调,从而出现恶心、胀满症状;脾胃虚弱,运化无力,湿浊内生,胃为阳腑,湿热相合,内蕴中焦,导致出现胃灼热、呕吐、嘈杂等不适。本病的根本原因是手术导致脾胃大伤,经脉血络受损,瘀滞不通,有虚实错杂或正虚邪盛的特点,临床治疗应当把握"扶正不留邪,驱邪不伤正"的基本原则。

（一）病因

1.饮食不节

术后脾胃功能虚弱,若此时盲目进补,过食肥甘厚腻滋补之品,可致脾胃受伤,食滞中焦,气机不利而发病。

2.情志不畅

术后患者多有情志不畅,焦虑不安,继而出现肝气郁滞,横犯脾胃,正如沈金鳌所说:"胃痛,邪干胃脘病也……惟肝气相乘为尤甚,以木性暴,且正克也。"肝郁日久,出现气郁化火,煎灼胃津,耗伤脾阴,甚至迫血妄行,诱发出血症状。

3.脾胃虚弱

患者素体脾胃虚弱,或者是手术之前脾胃久病致虚,手术后导致脾胃更伤,气血阴阳俱虚,正所谓"邪之所凑,其气必虚"。

上述病因往往相互影响,从而出现寒热互见、虚实错杂、正虚邪盛、阴阳并损之证候,临证时必须灵活掌握。

（二）病机

本病发病的基本病机《灵枢·痈疽》中早有论述:"营卫稽留于经脉之中,则血泣而不行,不行则卫气从之而不通,壅遏而不得行,故热。大热不止,热盛则肉腐,肉腐则为脓。"初发病机比较单纯,常表现为饮食停滞、肝气犯胃、肝胃郁热、脾胃湿热等证候,多为实证;久则由实转虚,可形成虚实并见证,如胃热兼有阴虚。各种原因导致胃络不通,气血不行,壅遏胃腑,可致脾胃运化无力,痰浊内生,从而加重气滞血瘀,久而郁滞化热,热灼胃阴,耗伤胃津,导致脾胃阴虚;或因热盛肉腐,耗伤人体正气,导致脾胃气虚,胃络不通,浊毒不能外排,终成正虚邪盛。本病的病位在胃,与肝胆关系密切,同时与心肾有关。基本病机为胃气阻滞,胃络瘀阻,胃失所养,不通则痛。

（三）辨证要点

1.辨寒热

寒证多见胃脘冷痛,因饮冷受凉而发作或加重,得温遇热痛减,伴有面色㿠白,舌淡苔白等症;热证多见胃脘烧灼样疼痛,进食辛辣热烫食物易于诱发或加重,得凉遇冷则舒,伴有口干口渴,大便干结,舌红苔黄少津,脉数等症。

2.辨虚实

虚证多见于久病体虚者,其胃痛隐隐,痛势徐缓而无定处,或摸之莫得其所,时作时止,痛而不胀或胀而时减,饥饿或过劳时易诱发疼痛或致疼痛加重,揉按或得食则疼痛减轻,伴有食少乏力,脉虚等症;实证多见于新病体壮者,其胃痛兼胀,表现为胀痛、刺痛,痛势急剧而拒按,痛有定处,食后痛甚,伴有大便秘结,脉实等症。

3.辨气血

初痛在气,久痛在血。疼痛且胀,以胀为主,痛无定处,时痛时止,常由情志不舒引起,伴胸脘痞满,喜叹息,得嗳气或矢气则痛减者,多属气分;疼痛久延不愈,其痛如刺如锥,持续不解,痛有定处,痛而拒按,伴食后痛增,舌质紫暗,舌下脉络紫暗迂曲者,多属血分。

（四）治疗原则

本病的治疗,以理气止痛,和胃愈疡为基本原则,旨在疏通气机,恢复胃腑和顺通降之性,同时配合健脾和胃,促进脾胃运化,以利于胃腑疮疡愈合。病机属实者,治以祛邪为主,根据寒凝、食停、气滞、郁热、血瘀、湿热、浊毒之不同,分别用温胃散寒、消食导滞、疏肝理气、泄热和胃、活血化瘀、清热化湿、化浊解毒诸法。属虚者,治以扶正为主,根据虚寒、阴虚之异,分别用温中益气、养阴益胃之法。虚实并见者,则扶正祛邪之法兼而用之。本病病机多有虚实错杂或正虚邪盛的特点,临床治疗自当把握"扶正不留邪,驱邪不伤正"的基本原则。

（五）证治分类

肝胃不和证主要见胃脘胀满,时时隐痛,窜及两胁,呃逆嗳气,吞酸嘈杂,不思饮食,情绪抑郁,舌淡红或暗红,苔薄白或薄黄,脉沉或弦。气阴两虚证主要见胃脘隐隐作痛,似饥而不欲食,口燥咽干,五心烦热,消瘦乏力,口渴思饮,大便干结,舌红少津,脉细弱或虚弦。肝郁脾虚证主要见胸胁胀满窜痛,善太息,情志抑郁,或急躁易怒,食少,腹胀,肠鸣矢气,便溏不爽,或腹痛欲便、泻后痛减,或大便溏结不调,舌苔白,脉弦或缓。脾肾虚寒证主要见胃痛隐隐,绵绵不休,喜温喜按,空腹痛甚,得食则缓,劳累或受凉后发作或加重,泛吐清水,神疲纳呆,四肢倦怠,手足不温,大便溏薄,舌淡苔白,脉虚弱或迟缓。

（六）中医分型内镜下表现

1.肝胃不和证

吻合口处溃疡通常呈圆形、椭圆形或线形,边缘锐利,基本光滑,有灰白色或灰黄色苔膜覆盖;周围黏膜充血、水肿,略隆起;黏膜皱襞粗乱,胆汁反流,黏液呈黄绿色而混浊,亦可见黏膜充血、肿胀或糜烂,如图7-10-1所示。此为肝气郁滞,横逆犯胃,胃失和降,胃气上逆,故可见黏膜皱襞粗乱,胆汁反流,黏液呈黄绿色而混浊。

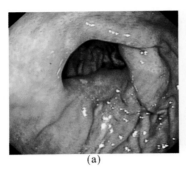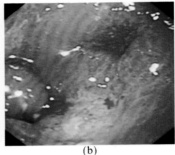

(a)　　　　　　　　　　　　(b)

图 7-10-1　肝胃不和证内镜下表现

2.气阴两虚证

胃镜下见吻合口处溃疡呈不规则形,底部平整,溃疡表面覆盖薄白苔或呈霜斑样,其周围黏膜充血、肿胀改变相对较轻;溃疡愈合较慢,无结节状隆起,有时可见皱襞向溃疡集中;胃黏膜呈淡红色、苍白色、灰白色或红白相间而以白相为主,可伴有轻度点状糜烂或出血点;血管纹灰蓝色,黏液稀薄,如图 7-10-2 所示。此为热病后期或内伤杂病,耗气伤阴而致气阴两伤,脾气亏虚,运化失司,水液内停,故可见胃黏膜淡红、苍白或灰白,黏液稀薄。

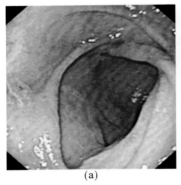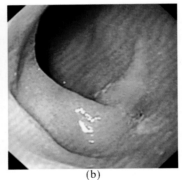

(a)　　　　　　　　　　　　(b)

图 7-10-2　气阴两虚证内镜下表现

3.肝郁脾虚证

吻合口处溃疡通常覆有白色或灰白色苔,边缘多整齐,无结节状隆起,无出血,周围炎症水肿较轻;胃黏膜光滑感异常,呈暗红色,可见瘀点或斑点,黏膜呈颗粒状或结节状增生;血管网多清晰,色紫暗;黏液灰白或褐色,可伴黏膜肿胀或糜烂,如图 7-10-3 所示。此为肝气郁结,疏泄不利,而致脾气运化失职,出现以消化功能减弱为主的症状,故可见胃黏膜光滑感异常,有瘀斑或瘀点。

220

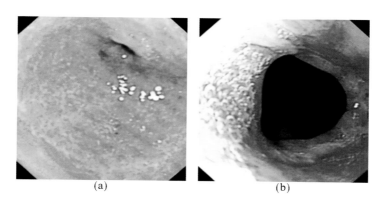

(a)　　　　　　　　　　　(b)

图 7-10-3　　肝郁脾虚证内镜下表现

4.脾肾虚寒证

吻合口处溃疡呈不规则形,底部不平整,覆有白色或灰白色苔,边缘多不整齐,有结节状隆起,可见皱襞向溃疡集中;胃黏膜多呈灰暗色,深浅不一,黏膜轻度充血,欠光泽,黏液量少,血管网紫暗,皱襞变细或消失;胃液分泌量少,黏膜表面粗糙不平,可透见黏膜小血管网,如图 7-10-4 所示。此为脾肾两脏阳气虚衰,温煦、运化、固摄作用减弱,阴寒内生而下利清谷,故可见黏膜轻度充血,血管网紫暗。

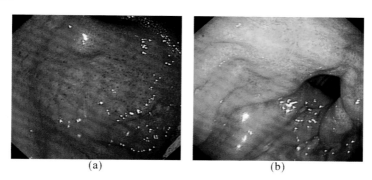

(a)　　　　　　　　　　　(b)

图 7-10-4　　脾肾虚寒证内镜下表现

(七)辨证论治

1.肝胃不和证

临床表现:胃脘胀满,时时隐痛,窜及两胁,呃逆嗳气,吞酸嘈杂,不思饮食,情绪抑郁,舌淡红或暗红,苔薄白或薄黄,脉沉或弦。

证机概要:肝气郁滞,横逆犯胃。

治法:疏肝理气,和胃降逆。

代表方:柴平汤加减。

方解:柴胡疏肝理气,以达郁邪;白芍养肝敛阴,和胃止痛;枳实泻脾气之壅滞,调中焦之运动;川芎行气开郁,活血止痛;厚朴、半夏宽胸散结;香附、陈皮理气和胃止痛;苍术燥湿健脾;厚朴除湿散满。

加减:恶心重,舌苔腻者,可加藿香、陈皮以健脾和胃,芳香化湿;反酸者,宜加吴茱萸、黄连以清泻肝火,降逆止呕;胁痛或胃脘痛甚者,或舌质见瘀斑隐现者,可酌加川楝子、延胡索、砂仁、三七粉以理气活血。

2.气阴两虚证

临床表现:胃脘隐隐作痛,似饥而不欲食,口燥咽干,五心烦热,消瘦乏力,口渴思饮,大便干结,舌红少津,脉细弱或虚弦。

证机概要:元气不足,阴津亏损。

治法:益气养阴,和中止痛。

代表方:一贯煎加减。

方解:生地滋阴养血以补肝肾,沙参、麦冬、当归、枸杞子配合生地滋阴养血生津以柔肝,川楝子疏泄肝气。

加减:幽门梗阻、呕吐反酸,加旋覆花、代赭石;呕血、便血,加紫珠草、血余炭;胸脘胀满,加木香、香附以理气调中;胃脘刺痛,加川楝子、三棱以活血化瘀;腹胀,加厚朴、莱菔子以消食行气除胀。

3.肝郁脾虚证

临床表现:胸胁胀满窜痛,善太息,情志抑郁,或急躁易怒,食少,腹胀,肠鸣矢气,便溏不爽,或腹痛欲便、泻后痛减,或大便溏结不调,舌苔白,脉弦或缓。

证机概要:肝气郁滞,肝失调达,横乘脾土,脾失健运。

治法:疏肝解郁,养血健脾和胃。

代表方:逍遥散、丹参饮加减。

方解:柴胡疏肝解郁;当归、白芍养血敛阴,柔肝缓急,共补肝体而助肝用;白术、茯苓、甘草健脾益气,且使营血生化有源;薄荷解郁透热;生姜温中解郁;丹参、檀香、砂仁活血化瘀,行气止痛。

加减:肝郁气滞较甚,加香附、郁金、陈皮以行气解郁止痛;血虚甚,加熟地黄以滋阴补血。

4.脾肾虚寒证

临床表现:胃痛隐隐,绵绵不休,喜温喜按,空腹痛甚,得食则缓,劳累或受凉后发作或加重,泛吐清水,神疲纳呆,四肢倦怠,手足不温,大便溏薄,舌淡苔白,脉虚弱或迟缓。

证机概要:脾肾阳气亏虚,虚寒内生。

治法：温补肾阳，温阳祛寒，健脾和胃止痛。

代表方：附桂理中汤加减。

方解：附子、干姜温脾肾散寒，扶阳抑阴；党参健脾补气；桂枝温阳健脾；白术健脾燥湿；甘草调和诸药，缓急止痛，助益气健脾。

加减：胃黏膜伴充血、水肿、渗出或平坦型糜烂，酌加珍珠母、地榆、白及、黄芩、金银花、滑石等以收敛止血。胃黏膜伴充血、渗出、隆起型糜烂，酌加生地、当归、丹皮、蒲公英、瓜蒌、炙僵蚕等以清热活血。胃黏膜粗糙、高低不平，皱襞增生或伴不典型增生及肠化生者，酌加当归、丹参、莪术、白花蛇舌草、半枝莲、炙蜂房等散结消肿，活血化瘀。胃黏膜伴陈旧性出血与瘀斑者，酌加三七、生地榆、炙没药等活血化瘀。胃黏膜见溃疡者，酌加煅瓦楞、煅珍珠母、白及、延胡索、炙乳香等收敛生肌。胃镜下见胆汁反流者，酌加金沸草、枳实、玫瑰花等降气止呕。

（八）中医养护

本病中医养护方法同残胃炎。

三、典型病例

（一）病例一

患者：刘某，女，50岁。

初诊：2015年2月23日，患者因"胃脘部疼痛不适2周余"就诊（部分胃切除术后半年余）。刻下症见：胃脘部疼痛不适，空腹尤甚，有时夜间可痛醒，胸胁胀满窜痛，善太息，情志抑郁，或急躁易怒，食少，腹胀，肠鸣矢气，食欲欠佳，眠差，入睡困难，多梦易醒，大便每日1～2行，质黏，时有大便溏结不调，小便调，舌苔白，脉弦。

2015年2月26日胃镜示：胃黏膜光滑感异常，呈暗红色，可见瘀点或斑点，血管网清晰、色紫暗，腺体减少，如图7-10-5所示。

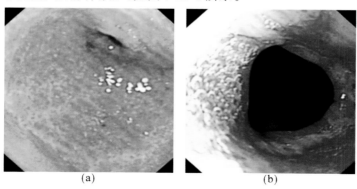

（a） （b）

图 7-10-5 吻合口溃疡患者刘某内镜下表现

中医诊断:胃痛(肝郁脾虚证)。

西医诊断:①吻合口溃疡;②残胃炎。

治法:疏肝解郁,养血健脾和胃。

方药:逍遥散加减。

处方:柴胡 12 g,白术 18 g,白芍 24 g,茯苓 12 g,当归 12 g,丹参 15 g,橘皮 12 g,山楂 15 g,神曲 15 g,麦芽 15 g,百合 30 g,乌药 15 g,甘草 6 g。还配合服用健胃愈疡片等中成药治疗。

二诊:经过持续 3 周的治疗,患者胃脘部不适症状减轻,情绪平和,食欲正常,睡眠质量改善,二便调。

按:该患者胃切除术后半年余,情绪抑郁,急躁易怒,此为肝气郁结,疏泄不利,而致脾气运化失职,出现以消化功能减弱为主的症状。胃镜下表现为胃黏膜光滑感异常,呈暗红色,可见瘀点或斑点,血管网清晰、色紫暗,腺体减少。中医诊断为胃痛(肝郁脾虚证),方选逍遥散。方中柴胡疏肝解郁,使肝气得以调达,为君药。当归甘辛苦温,养血和血;丹参祛瘀止痛,活血通经,清心除烦;白芍酸苦微寒,养血敛阴,柔肝缓急,为臣药。山楂、神曲消食和胃;白术、茯苓健脾去湿,使运化有权,气血有源;乌药行气止痛,为佐药。甘草调和诸药,为使药。

(二)病例二

患者:梁某,男,45 岁。

初诊:2014 年 8 月 15 日,患者因"胃脘部隐痛伴胀满不适 2 个月余"就诊(食管癌根治术后 8 个月余)。刻下症见:胃脘部隐痛,胀满不适,嗳气,胃灼热、反酸,平卧时尤甚,时有恶心,无呕吐,口干不喜饮,无口苦,时有口咸,时有胸闷、气短,时有头晕,无头痛,咽中有痰,色白有泡沫,手脚心发凉,盗汗,体倦乏力,纳少,食欲欠佳,眠一般,易醒,大便每日一行,时不成形,小便调,舌淡红,苔白腻,舌体胖大,脉弦滑。患者自发病以来体重减轻 2 kg。

2014 年 8 月 18 日胃镜示:吻合口处溃疡呈圆形、椭圆形或线形,边缘锐利,基本光滑,有灰白色或灰黄色苔膜覆盖,周围黏膜充血、水肿,黏膜皱襞粗乱,胆汁反流,黏液呈黄绿色而混浊,如图 7-10-6 所示。

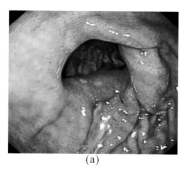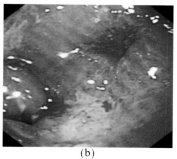

(a)　　　　　　　　　　(b)

图 7-10-6　吻合口溃疡患者梁某内镜下表现

中医诊断：胃痛（肝胃不和证）。

西医诊断：①吻合口溃疡；②真菌性食管炎。

治法：疏肝解郁，养血健脾和胃。

方药：柴平汤加减。

处方：柴胡 15 g，黄芩 9 g，炒枳实 12 g，茯苓 15 g，清半夏 9 g，陈皮 9 g，厚朴12 g，旋覆花 12 g，炒白术 15 g，炒白芍 12 g，郁金 12 g，炙鸡内金 15 g，合欢皮15 g，制香附 15 g。

二诊：治疗 5 周后，患者诸症改善，胃脘部不适感减轻，胃灼热和反酸消失，手脚变暖，睡眠质量改善，二便调，舌淡红，苔薄白。

按：患者食管癌根治术后 8 个月余，胃脘部隐痛，胃灼热，反酸，此为肝气郁结，胆汁疏泄不利，而致脾气运化失职。胃镜下表现为吻合口处溃疡呈圆形、椭圆形或线形，边缘锐利，基本光滑，有灰白色或灰黄色苔膜覆盖，周围黏膜充血、水肿，黏膜皱襞粗乱，胆汁反流，黏液呈黄绿色而混浊。中医诊断为胃痛（肝胃不和证），方选柴平汤。本方由小柴胡汤、平胃散合方衍化而成。方中小柴胡汤和解少阳，清疏邪热；平胃散行气运脾，燥湿和胃，合为和解少阳，运脾之剂。酌加香附和郁金疏肝解郁止痛，合欢皮养心安神解郁。

（王晓妍　高君帆）

第十一节　消化性溃疡

消化性溃疡（peptic ulcer）是指在各种致病因子的作用下，消化道黏膜发生炎性反应与坏死、脱落而形成的溃疡。溃疡可发生于食管、胃或十二指肠，也可　**225**

发生于胃-空肠吻合口附近或含有胃黏膜的麦克尔憩室内,其中以发生于胃、十二指肠最常见。临床上十二指肠溃疡(duodenal ulcer,DU)多于胃溃疡(gastric ulcer,GU),两者之比约为3∶1。十二指肠溃疡多发生于青壮年,胃溃疡多发生于中老年。本病为临床常见、多发疾病,其临床表现不一,体征不明显,易复发,且存在出血、穿孔、梗阻、癌变等多种并发症,严重影响患者的生活质量,甚至危及生命。在胃癌高发区,胃溃疡发病率高于十二指肠溃疡。胃溃疡发病率南方高于北方,城市高于农村,这可能与饮食习惯、生活节奏有关。此外,秋冬和冬春之交为消化性溃疡的高发季节,根除幽门螺杆菌可明显降低该病的复发率。

根据消化性溃疡的临床症状特点,将其归属于中医学"胃脘痛""腹痛"的范畴,少数病例也可归属于"呕吐""反胃"等范畴。中医学认为本病的病机为肝胃不和,脾失健运,胃肠气机紊乱,不通则痛;脉络受损,久之形成溃疡,不荣则痛。本病大多呈慢性发展,迁延不愈,且易复发,具有正虚邪恋的特点。

一、现代医学诊治

(一)病因

在正常生理情况下,胃十二指肠黏膜经常接触有强侵蚀力的胃酸和在酸性环境下被激活、能水解蛋白质的胃蛋白酶,还经常受摄入的各种有害物质的侵袭,但却能抵御这些侵袭因素的损害,维持黏膜的完整性,这是因为胃十二指肠黏膜具有一系列防御和修复机制。目前认为,胃十二指肠黏膜的这一完善而有效的防御和修复机制,足以抵抗胃酸、胃蛋白酶的侵蚀。一般而言,只有当某些因素损害了这一机制时才可能发生胃酸、胃蛋白酶侵蚀黏膜而导致溃疡形成。研究证明,幽门螺杆菌和NSAIDs是损害胃十二指肠黏膜屏障从而导致消化性溃疡发病的最常见原因。在少见的特殊情况下,当胃酸过度分泌,远远超过黏膜的防御和修复能力时,也可能导致消化性溃疡发生。概言之,消化性溃疡是一种多因素疾病,其中幽门螺杆菌感染和服用NSAIDs是已知的主要病因,溃疡发生是黏膜侵袭因素和防御因素失平衡的结果,胃酸在溃疡的形成中起关键作用。

(二)发病机制

1.幽门螺杆菌

确认幽门螺杆菌为消化性溃疡的重要病因主要基于两方面的证据:①消化性溃疡患者的幽门螺杆菌检出率显著高于普通人群。②大量临床研究表明,成功根除幽门螺杆菌后溃疡复发率明显下降,用常规抑酸治疗后愈合的溃疡年复

发率为 $50\%\sim70\%$，而根除幽门螺杆菌可使溃疡复发率降至 5% 以下，这就表明去除病因后消化性溃疡可获治愈。其致病机理包括：①定植黏附方面：Hp 从口腔入侵，依靠鞭毛穿过胃窦部黏液层，通过黏附素与胃上皮细胞衔接，但不侵入胃腺和固有层。同时，Hp 可以分泌丝氨酸蛋白酶切割上皮细胞中的闭合蛋白以破坏上皮屏障，连接钙黏蛋白使黏附更牢固，不仅避免了胃酸的杀菌作用，而且避免了被固有层的免疫细胞清除。②损伤机制方面：Hp 产生尿素酶将尿素分解为氨，以中和反渗入黏液层的 H^+ 而在局部形成适合生存的微环境；尿素酶还可引发多种炎症反应，使感染慢性化。此外，Hp 产生空泡细胞毒素 A（VacA）导致胃黏膜上皮细胞损伤，使其空泡化，降解上皮屏障细胞骨架并释放炎性介质，引发自身免疫反应。

2.非甾体抗炎药

NSAIDs 是消化性溃疡的另一个常见病因。NSAIDs 引起的溃疡中，胃溃疡较十二指肠溃疡多见。溃疡形成及其并发症发生的危险性除与服用 NSAIDs 的种类、剂量、疗程有关外，尚与高龄、同时服用抗凝血药或糖皮质激素等因素有关。NSAIDs 通过削弱黏膜的防御和修复功能而导致消化性溃疡发病，损害作用包括局部作用和系统作用两方面。系统作用是主要致溃疡机制，主要是通过抑制 COX 而起作用。COX 是花生四烯酸合成前列腺素的关键限速酶，有两种异构体，即结构型 COX-1 和诱生型 COX-2。COX-1 在组织细胞中恒量表达，催化生理性前列腺素合成而参与机体生理功能调节；COX-2 主要在病理情况下由炎症刺激诱导产生，促进炎症部位前列腺素的合成。传统的 NSAIDs 如阿司匹林、吲哚美辛等旨在抑制 COX-2 而减轻炎症反应，但特异性差，同时抑制了COX-1，导致胃肠黏膜生理性前列腺素 E 合成不足。前列腺素 E 通过增加黏液和碳酸氢盐分泌，促进黏膜血流增加和细胞保护等作用在维持黏膜防御和修复功能中起重要作用。

3.胃酸和胃蛋白酶

消化性溃疡的最终形成是由于胃酸、胃蛋白酶对黏膜自身的消化。胃蛋白酶活性是 pH 依赖性的，在 pH 值＞4 时便失去活性，因此在探讨消化性溃疡发病机制和治疗措施时主要考虑胃酸。无酸情况下罕有溃疡发生以及抑制胃酸分泌药物能促进溃疡愈合的事实均确证胃酸在溃疡形成过程中的决定性作用，是溃疡形成的直接原因。胃酸的这一损害作用一般只有在正常黏膜防御和修复功能遭受破坏时才能发生。DU 患者中约有 1/3 存在五肽胃泌素刺激的MAO 增高，其余患者 MAO 多在正常高值；GU 患者 BAO 及 MAO 多属正常或偏低。对此，可能解释为 GU 患者多伴多灶萎缩性胃炎，因而胃体壁细胞泌酸功能已受影响；而 DU 患者多为慢性胃窦炎，胃体黏膜未受损或受损轻微，因而仍能保持旺盛的泌酸能力。少见的特殊情况如胃泌素瘤患者,极度增加的胃酸分泌的攻击作用远远超过黏膜的防御作用,从而成为溃疡形成的起始因素。

4.其他因素

下列因素与消化性溃疡发病有不同程度的关系:

(1)吸烟:吸烟者消化性溃疡的发生率比不吸烟者高,吸烟可影响溃疡愈合和促进溃疡复发。吸烟影响溃疡形成和愈合的确切机制未明,可能与吸烟增加胃酸分泌、减少十二指肠及胰腺碳酸氢盐分泌、影响胃十二指肠协调运动、黏膜损害性氧自由基增加等因素有关。

(2)遗传:遗传因素曾一度被认为是消化性溃疡发病的重要因素,但随着幽门螺杆菌在消化性溃疡发病中的重要作用得到认识,遗传因素的重要性受到挑战。例如,消化性溃疡的家族史可能是幽门螺杆菌感染的"家庭聚集"现象,O 型血人群胃上皮细胞表面表达更多黏附受体而有利于幽门螺杆菌定植。因此,遗传因素的作用尚有待进一步研究。

(3)应激:急性应激可引起应激性溃疡已是共识。但在慢性溃疡患者,情绪应激和心理障碍的致病作用却无定论。临床观察发现,长期精神紧张、过劳确实易使溃疡发作或加重,但这多在慢性溃疡已经存在时发生,因此情绪应激可能主要起诱因作用,通过神经内分泌途径影响胃十二指肠分泌、运动和黏膜血流的调节。

(4)胃十二指肠运动异常:研究发现,部分 DU 患者胃排空增快,这可使十二指肠球部酸负荷增大;部分 GU 患者有胃排空延迟,这可加重十二指肠液反流入胃,损害胃黏膜屏障。目前认为,胃肠运动障碍是原发病因的可能性很小,但可加重幽门螺杆菌或 NSAIDs 对黏膜的损害。

(三)病理

DU 发生在十二指肠球部,前壁比较常见;GU 多在胃角和胃窦小弯。组织学上,GU 大多发生在幽门腺区(胃窦)与泌酸腺区(胃体)交界处的幽门腺区一侧。幽门腺区黏膜可随年龄增长而扩大(假幽门腺化生或肠化生),使其与泌酸腺区之交界线上移,故老年患者 GU 的位置多较高。溃疡一般为单个,也可多个,呈圆形或椭圆形。DU 直径多小于 10 mm,GU 要比 DU 稍大,亦可见到直径大于 20 mm 的巨大溃疡。溃疡边缘光整,底部洁净,由肉芽组织构成,上面覆盖灰白色或灰黄色纤维渗出物。活动性溃疡周围黏膜常有炎症水肿。溃疡浅者累及黏膜肌层,深者达肌层甚至浆膜层,溃破血管时引起出血,穿破浆膜层时引起穿孔。溃疡愈合时周围黏膜炎症、水肿消退,边缘上皮细胞增生覆盖溃疡面,其下的肉芽组织纤维转化,变为瘢痕,瘢痕收缩使周围黏膜皱襞向其集中。

（四）临床表现

上腹痛是消化性溃疡的主要症状,但部分患者可无症状或症状较轻而不为患者所注意,以出血、穿孔等并发症为首发症状。典型的消化性溃疡有如下临床特点:①慢性过程,病史可达数年至数十年。②周期性发作,发作与自发缓解相交替。发作期可为数周或数月;缓解期亦长短不一,短者数周,长者数年。发作常有季节性,多在秋冬或冬春之交发病,可因精神情绪不良或过劳而诱发。③发作时上腹痛呈节律性,表现为空腹痛即餐后2～4小时或(及)午夜痛,腹痛多在进食或服用抗酸药后缓解,典型节律性表现在十二指肠溃疡多见;上腹痛的性质多为灼痛,亦可为钝痛、胀痛、剧痛或饥饿样不适感;疼痛多位于中上腹,可偏右或偏左。④具或不具典型疼痛者均可伴有反酸、嗳气、上腹胀等症状;溃疡活动时上腹部可有局限性轻压痛,缓解期无明显体征。

（五）辅助检查

1.胃镜检查

胃镜检查是确诊消化性溃疡首选的检查方法。胃镜检查不仅可对胃十二指肠黏膜直接观察、摄像,还可在直视下取活组织做病理学检查及幽门螺杆菌检测,因此胃镜检查对消化性溃疡的诊断及胃良、恶性溃疡鉴别诊断的准确性高于X线钡餐检查。例如,在溃疡较小或较浅时钡餐检查有可能漏诊,钡餐检查发现十二指肠球部畸形可有多种解释,活动性上消化道出血是钡餐检查的禁忌证,胃的良、恶性溃疡鉴别必须由活组织检查来确定。内镜下消化性溃疡呈圆形或椭圆形,也可呈线形,边缘光整,底部覆有灰黄色或灰白色渗出物,周围黏膜可有充血、水肿,可见皱襞向溃疡集中。内镜下溃疡可分为活动期(A)、愈合期(H)和瘢痕期(S)三个病期。

2.X线钡餐检查

X线钡餐检查适用于对胃镜检查有禁忌或不愿接受胃镜检查者。溃疡的X线征象有直接和间接两种:龛影是直接征象,对溃疡有确诊价值;局部压痛、十二指肠球部激惹和球部畸形、胃大弯侧痉挛性切迹均为间接征象,仅提示可能有溃疡。

3.幽门螺杆菌检测

幽门螺杆菌检测应列为消化性溃疡诊断的常规检查项目,因为有无幽门螺杆菌感染决定治疗方案的选择。检测方法分为侵入性和非侵入性两大类。前者需通过胃镜检查取胃黏膜活组织进行检测,主要包括快速尿素酶试验、组织学检查和幽门螺杆菌培养;后者主要有[13]C或[14]C尿素呼气试验、粪便幽门螺杆菌抗原检测及血清学检查。快速尿素酶试验是侵入性检查的首选方法,操作简便,费用低。组织学检查可直接观察幽门螺杆菌,与快速尿素酶试验结合,可提高诊断的准确率。幽门螺杆菌培养技术要求高,主要用于科研。^{13}C 或 ^{14}C 尿素呼气试验检测幽门螺杆菌敏感性及特异性高而无需胃镜检查,可作为根除治疗后复查的首选方法。应注意,近期应用抗生素、质子泵抑制剂、铋剂等药物,因有暂时抑制幽门螺杆菌作用,会使上述检查(血清学检查除外)呈假阴性。

4.胃液分析和血清胃泌素测定

该检查一般仅在疑有胃泌素瘤时作鉴别诊断之用。

(六)诊断及鉴别诊断

1.诊断

慢性病程、周期性发作的节律性上腹部疼痛,且上腹痛可因进食或服用抗酸药而缓解的临床表现是诊断消化性溃疡的重要临床线索。但应注意,一方面,有典型溃疡样上腹痛症状者不一定是消化性溃疡;另一方面,部分消化性溃疡患者症状可不典型甚至无症状。因此,单纯依靠病史难以作出可靠诊断,确诊有赖胃镜检查。X 线钡餐检查发现龛影亦有确诊价值。

2.鉴别诊断

(1)胃癌:内镜或 X 线检查见到胃的溃疡,必须进行良性溃疡(胃溃疡)与恶性溃疡(胃癌)的鉴别。Ⅲ型(溃疡型)早期胃癌单凭内镜所见与良性溃疡鉴别有困难,放大内镜和染色内镜对鉴别有帮助,但最终必须依靠直视下取活组织检查鉴别。恶性溃疡的内镜特点:①溃疡形状不规则,一般较大;②底凹凸不平,苔污秽;③边缘呈结节状隆起;④周围皱襞中断;⑤胃壁僵硬,蠕动减弱(X线钡餐检查亦可见上述相应的 X 线征)。活组织检查可以确诊,但必须强调,对于怀疑胃癌而一次活检阴性者,必须在短期内复查胃镜进行再次活检;即使内镜下诊断为良性溃疡且活检阴性,仍有漏诊胃癌的可能,因此对初诊为胃溃疡者,必须在完成正规治疗的疗程后进行胃镜复查,胃镜复查溃疡缩小或愈合不是鉴别良、恶性溃疡的最终依据,必须重复活检加以证实。

(2)胃泌素瘤:该病为胰腺非 β 细胞瘤分泌大量胃泌素所致。肿瘤往往很小(<1 cm),生长缓慢,半数为恶性。大量胃泌素可刺激壁细胞增生,分泌大量胃酸,使上消化道经常处于高酸环境,导致胃、十二指肠球部和不典型部位(十二指肠降部、水平部或空肠近端)发生多发性溃疡。胃泌素瘤与普通消化性溃疡的鉴别要点是该病溃疡发生于不典型部位,具难治性特点,有过高胃酸分泌(BAO 和 MAO 均明显升高,且 BAO/MAO>60%)及高空腹血清胃泌素(>200 pg/mL,常>500 pg/mL)。

（七）治疗

治疗的目的是消除病因,缓解症状,愈合溃疡,防止复发和防治并发症。针对病因的治疗如根除幽门螺杆菌,有可能彻底治愈溃疡病,是近年消化性溃疡治疗的一大进展。

1.一般治疗

生活要有规律,避免过度劳累和精神紧张。注意饮食规律,戒烟、酒。服用NSAIDs者尽可能停用,即使未用亦要告知患者今后慎用。

2.治疗消化性溃疡的药物及其应用

治疗消化性溃疡的药物可分为抑制胃酸分泌的药物和保护胃黏膜的药物两大类,主要起缓解症状和促进溃疡愈合的作用,常与根除幽门螺杆菌治疗配合使用。

3.根除幽门螺杆菌治疗

对幽门螺杆菌感染引起的消化性溃疡,根除幽门螺杆菌不但可促进溃疡愈合,而且可预防溃疡复发,从而彻底治愈溃疡。因此,凡有幽门螺杆菌感染的消化性溃疡,无论初发或复发,活动或静止,有无并发症,均应予以根除幽门螺杆菌治疗。

4.根除幽门螺杆菌治疗后复查

治疗后应常规复查幽门螺杆菌是否已被根除。复查应在根除幽门螺杆菌治疗结束至少4周后进行,且在检查前停用PPI或铋剂2周,否则会出现假阴性。可采用非侵入性的^{13}C或^{14}C尿素呼气试验,也可通过胃镜在检查溃疡是否愈合的同时取活检做尿素酶及(或)组织学检查。对未排除胃恶性溃疡或有并发症的消化性溃疡应常规进行胃镜复查。

（八）预防

有效根除幽门螺杆菌及彻底停服NSAIDs可消除消化性溃疡的两大常见病因,从而能大大减少溃疡复发。对溃疡复发同时伴有幽门螺杆菌感染复发者,可予根除幽门螺杆菌再治疗。下列情况则需用长程维持治疗来预防溃疡复发:

（1）不能停用NSAIDs的溃疡患者,无论幽门螺杆菌阳性还是阴性。

（2）幽门螺杆菌相关溃疡,幽门螺杆菌感染未能被根除。

（3）幽门螺杆菌阴性的溃疡(非幽门螺杆菌、非NSAIDs溃疡)。

（4）幽门螺杆菌相关溃疡,幽门螺杆菌虽已被根除,但曾有严重并发症的高龄患者或有严重伴随病的患者。

长程维持治疗一般以H_2RA或PPI常规剂量的半量维持,而NSAIDs溃疡 **231**

复发的预防多用 PPI 或米索前列醇。

二、中医辨证论治

(一)病因

胃脘痛的发生,主要为外邪犯胃、饮食伤胃、情志不畅和脾胃素虚等因素,导致脾胃气机郁滞,胃失和降,不通则痛。中医学认为外邪侵袭,寒气客胃;饮食不节,饥饱失度;七情所伤,肝气犯胃都是胃脘痛的病因。

1.外邪犯胃

外感寒、热、湿诸邪,内客于胃,皆可致胃脘气机阻滞,不通则痛,其中尤以寒邪为多。《素问·举痛论》曰:"寒气客于肠胃,厥逆上出,故痛而呕也。"

2.饮食伤胃

饮食不节,或过饥过饱,损伤脾胃,胃气郁滞,致胃失和降,不通则痛。

3.情志不畅

忧思恼怒,伤肝损脾,横逆犯胃;脾失健运,胃气阻滞,均致胃失和降,而致胃痛。

4.脾胃虚寒

脾胃为仓廪之官,主受纳及运化水谷。若素体脾胃虚弱,运化失职,则气机不畅;或中阳不足,中焦虚寒,失其温养而发为本病。

(二)病机

健康时人体脏腑、经络的生理活动正常,气血阴阳协调平衡,即所谓的"阴平阳秘"。在某种致病因素的作用下,人体脏腑、经络等生理活动可出现异常,气血阴阳平衡协调关系受到破坏,导致"阴阳失调",从而出现各种临床症状,即发生疾病。中医学认为,本病的发生与演变关系到人体本身的正气和邪气两方面。现代医学中胃、十二指肠黏膜攻击因素与防御因素平衡失调理论为大多数学者所认可,这也与上述中医学理论不谋而合。

正气不足是胃脘痛发生的内在依据。脾胃为仓廪之官,主受纳和运化水谷,脾气健旺,精微物质生化有源,并能输布全身,机体便可正常发挥抵御疾病的作用,正所谓"正气存内,邪不可干"。若脾虚不运,水谷精微不能充养机体,则人体正气因之而虚,机体处于一种正气不足、无力抗邪的消极状态。在脾胃虚弱的基础上,或因过食生冷,外寒直中,过用苦寒;或因先天禀赋不足,命门火衰,火不生土,导致脾阳虚衰,温运失职。阳虚失运,则气血流行滞涩不畅,甚则凝聚成瘀,所谓"血受寒则凝结成块",至此形成阳虚血瘀的病理状态,出现胃脘隐痛,喜温喜按,部位相对固定,入夜尤甚,腹胀纳差,畏寒肢冷,神疲乏力,大便溏薄或黑便,舌质暗淡,脉沉细涩等症状。如脾润不及;或胃燥太过,胃失濡养;或阴虚不荣,脉失濡养,均可致阴虚胃痛。可见,脾胃虚弱是本病发病的根本和始动因素。中医学重视正气,强调正气在发病中的主导地位,但并不排除邪气对疾病发生的重要作用。邪气是发病的条件,在一定条件下,甚至可能起主导作用。

（三）辨证要点

本病应首辨虚实寒热。实者多痛剧,固定不移,拒按,脉盛;虚者多痛势徐缓,痛处不定,喜按,脉虚;胃痛遇寒则痛甚,得温则痛减,为寒证;胃脘灼痛,痛势急近,遇热则痛甚,得寒则痛减,为热证。次辨在气在血。一般初病在气,久病在血。在气者,有气滞、气虚之分:胀痛,或涉及两胁,或兼见嗳气频频,疼痛与情志因素显著相关者多属气滞;胃脘疼痛兼见饮食减少,食后腹胀,大便溏薄,面色少华,舌淡,脉弱者多为气虚。在血者,疼痛部位固定不移,痛如针刺,舌质紫暗或有瘀斑,脉涩,或兼见呕血、便血。再辨兼夹证。胃痛见寒凝、气滞、食停、湿热、血瘀、气虚、阳虚、阴虚等证,但各证往往不是单独出现或一成不变的,而是互相转化和兼杂,如寒热错杂、虚中夹实、气血同病等。

（四）治疗原则

本病治疗以理气和胃止痛为主,临证需审证求因,辨证施治。邪盛以祛邪为急;正虚以扶正为先;虚实夹杂者,则当祛邪扶正并举。

（五）证治分类

消化性溃疡虽有共同的症状体征,但各证型间又存在差异。以胃脘胀痛,窜及两胁,善叹息,遇情志不遂胃痛加重,嗳气频繁,嘈杂反酸,口苦,胸闷食少,性急易怒,舌质淡红,苔薄白或薄黄,脉弦等症为主的,属肝脾(胃)不和证。以胃脘隐痛,喜暖喜按,空腹痛重,得食痛减,泛吐清水,畏寒肢冷,头晕或肢倦,纳呆食少,便溏腹泻,舌质胖,边有齿痕,苔薄白,脉沉细或迟等症为主的,属脾胃虚弱证。以胃脘隐痛或胀痛,喜温喜按,口苦而淡,呕吐酸水,口干,失眠,大便时干时稀,小便淡黄,舌淡红,体胖有齿痕,苔黄白相间或苔黄腻,脉细弦等症为主的,属寒热错杂证。胃阴不足证则以胃脘隐痛或灼痛,似饥而不欲食,口干不欲饮,大便干燥,口干舌燥,纳呆干呕,失眠多梦,手足心热,小便淡黄,舌红少津有裂纹,少苔、无苔或剥苔,脉细数等为特征。瘀血阻络证以胃脘痛如针刺或如刀割,痛处不移,胃痛拒按,食后胃痛加重,胃痛剧烈,痛彻胸背,肢冷汗出,呕血或黑便,舌质紫暗或见瘀斑,脉涩或沉弦等为特征。

（六）中医分型内镜下表现

《黄帝内经》曰:"有诸内必形诸外。"胃镜诊断以胃黏膜形态改变及胃黏膜 **233**

的病理诊断为依据,中医辨证则是以患者的症状、体征、舌苔、脉象为依据。消化性溃疡胃镜下表现的各种征象,既包括现代医学研究的胃黏膜表现,又能体现中医特有的虚寒、肝郁、血瘀、阴虚、内热等微观辨证依据。

1.肝脾(胃)不和证

胃黏膜多出现糜烂、充血、水肿,可见胆汁附着,黏液湖可呈淡黄色甚至黄绿色,胃蠕动波增多;胃黏膜红白相间,以红为主,黏膜增厚征象出现较少,可见假憩室形成,如图 7-11-1 所示。此为脾胃虚弱,肝脾不舒,横逆犯胃,病变属实证、阳证。

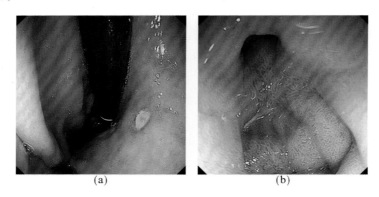

(a)　　　　　　　　　　(b)

图 7-11-1　肝脾(胃)不和证内镜下表现

2.脾胃虚弱证

胃黏膜红白相间,以白为主;黏膜较少见充血、水肿,色泽较淡;溃疡愈合期患者较多,溃疡多轻浅,呈霜斑样,上覆白苔,如图 7-11-2 所示。白色主虚寒、血虚证,白色为气血虚弱不能荣养机体的表现。胃气不足,中阳不振,阳气生化阴血的功能减退,推动血液运行之力亦减弱,以致血液不能营运,溃疡表面覆盖白苔。

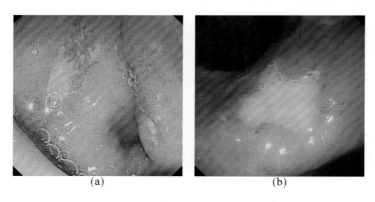

(a)　　　　　　　　　　(b)

　　　　　　　图 7-11-2　脾胃虚弱证内镜下表现

3.寒热错杂证

胃黏膜色泽淡,蠕动增多,溃疡多较深,溃疡面大,表覆白苔或黄苔,同时可见局部黏膜充血、水肿,有散在糜烂点及黄绿色胆汁反流,如图 7-11-3 所示。本证多由饮食不节,情志失调损伤脾胃所致。脾失健运,气、血、食滞郁结于内,每当复感寒邪或饮冷则寒热夹杂导致寒热错杂证。

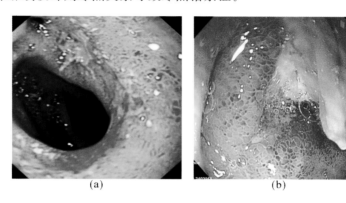

(a) (b)

图 7-11-3 寒热错杂证内镜下表现

4.胃阴不足证

胃镜下可见溃疡多浅小,可覆薄黄苔,周边黏膜充血、水肿;黏膜下血管网透见,质脆易出血;蠕动波减弱无规律,如图 7-11-4 所示。患者胃阴亏损,久则耗伤肾阴,致胃肾阴亏。

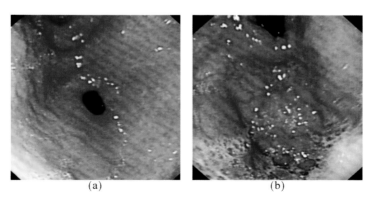

(a) (b)

图 7-11-4 胃阴不足证内镜下表现

5.瘀血阻络证

胃及十二指肠多出现黏膜及周边苍白、充血、水肿,黏膜可见出血点,色泽暗红或紫暗;黏液湖多混浊;胃体皱襞粗大,呈迂曲样改变;溃疡边缘黏膜肿胀**235**

粗糙,如图 7-11-5 所示。胃络瘀血既是病理产物,又是病因。

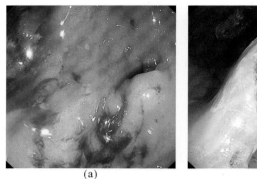
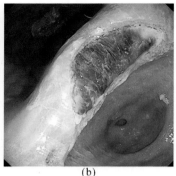

| (a) | (b) |

图 7-11-5　瘀血阻络证内镜下表现

（七）辨证论治

1.肝脾（胃）不和证

临床表现:胃脘胀痛,窜及两胁,善叹息,遇情志不遂胃痛加重,嗳气频繁,嘈杂反酸,口苦,胸闷食少,性急易怒,舌质淡红,苔薄白或薄黄,脉弦。

证机概要:肝气郁结,横逆犯胃,胃气阻滞。

治法:疏肝解郁,理气止痛（泄肝以安胃）。

代表方:逍遥散加减。

方解:柴胡疏肝解郁,以顺肝性;当归、白芍养肝血,柔肝体,帮助柴胡恢复肝正常的顺达之性;白术、茯苓益气健脾,促进气血生化;甘草配合茯苓、白术以益气健脾,配合白芍以缓急止痛;薄荷辛凉,助柴胡以疏肝气、解郁热;煨姜辛温,助柴胡、薄荷疏肝,助茯苓、白术以健脾胃。诸药相配,体现了肝脾同治,重在治肝之法。

加减:痛较甚者,加川楝子、延胡索理气止痛;嗳气频频者,加沉香、旋覆花顺气降逆;反酸者,加乌贼骨、煅瓦楞。

2.脾胃虚弱证

临床表现:胃脘隐痛,喜暖喜按,空腹痛重,得食痛减,泛吐清水,畏寒肢冷,头晕或肢倦,纳呆食少,便溏腹泻,舌质胖,边有齿痕,苔薄白,脉沉细或迟。

证机概要:脾胃虚弱,健运失职,升降失司。

治法:补气健脾,升清降浊。

代表方:黄芪建中汤加减。

方解:黄芪、大枣、甘草补脾益气,桂枝、生姜温阳散寒,白芍缓急止痛,饴糖

补脾缓急。

加减:胀闷较重者,加枳壳、木香、厚朴;阳虚明显,四肢不温者,加制附子、干姜或合理中丸;纳呆厌食者,加砂仁、神曲;湿浊内蕴,舌苔厚腻者,加半夏、茯苓或改用香砂六君子汤。

3.寒热错杂证

临床表现:胃脘隐痛或胀痛,喜温喜按,口苦而淡,呕吐酸水,口干失眠,大便时干时稀,小便淡黄,舌淡红,体胖有齿痕,苔黄白相间或苔黄腻,脉细弦。

证机概要:寒热不调,互结中焦,阻滞气机。

治法:平调寒热,梳理气机。

代表方:乌梅丸加减。

方解:乌梅酸敛生津;枳壳行气宽中;干姜、桂枝、川椒温煦中焦;黄连、黄柏苦寒清泄邪热,与干姜、桂枝、川椒组成辛开苦降之势使脾胃升降功能得以恢复;当归、乌梅性柔,防干姜、桂枝、川椒、黄连、黄柏之过于刚燥。

加减:无热象者,去黄连、黄柏;无寒象者,去干姜、附子;呕吐重者,加吴茱萸、半夏;腹痛甚者,加木香、川楝子;便秘者,加大黄、槟榔。

4.胃阴不足证

临床表现:胃脘隐痛或灼痛,似饥而不欲食,口干不欲饮,大便干燥,口干舌燥,纳呆干呕,失眠多梦,手足心热,小便淡黄,舌红少津有裂纹,少苔、无苔或剥苔,脉细数。

证机概要:胃阴亏耗,胃失濡养。

治法:养阴益胃,和中止痛。

代表方:一贯煎加减。

方解:沙参、麦冬、生地、枸杞子养阴益胃;当归养肝活血而具疏通之性;川楝子、生麦芽疏肝理气,和胃止痛;芍药、甘草缓急止痛。

加减:胃脘灼痛,反酸嘈杂者,加珍珠母、牡蛎、海螵蛸或配左金丸以制酸;胃脘胀痛较剧,兼有气滞者,加厚朴花、玫瑰花、佛手等行气止痛;大便干结难解者,加火麻仁、瓜蒌仁润肠通便;阴虚胃热者,加石斛、知母、黄连养阴清胃。

5.瘀血阻络证

临床表现:胃脘痛如针刺或如刀割,痛处不移,胃痛拒按,食后加重,疼痛剧烈,痛彻胸背,肢冷汗出,呕血或黑便,舌质紫暗或见瘀斑,脉涩或沉弦。

证机概要:瘀停胃络,脉络壅滞。

治法:化瘀通络,理气和胃。

代表方:少腹逐瘀汤加减。

方解:小茴香、干姜、官桂温经散寒,通达下焦;元胡、没药利气散瘀,消肿定痛;蒲黄、五灵脂活血祛瘀,散结止痛,其中蒲黄生用,重在活血祛瘀,五灵脂炒用,重在止痛而不损胃气;当归、川芎乃阴中之阳药,血中之气药,配合赤芍用以活血行气,散滞调经。全方能温经散寒,活血祛瘀,消肿止痛。

加减:胃痛甚者,加延胡索、木香、郁金、枳壳;气虚无以行血,四肢不温,舌淡脉弱者,加党参、黄芪、仙鹤草;便黑者,加三七粉、白及粉;阴虚,口干咽燥,舌光无苔,脉细者,加生地、麦冬。

（八）中医养护

(1)嘱患者注意生活规律,养成良好的饮食习惯,忌暴饮暴食或饥饱无常。胃痛发作时进流质或半流质饮食,平时少食多餐,以清淡易消化食物为主,忌食粗糙多纤维食物,尽量避免进食浓茶、咖啡和辛辣食物,进食宜细嚼慢咽。

(2)保持心情舒畅,避免精神紧张、恼怒。

(3)慎用对胃有刺激的药物,如水杨酸、肾上腺皮质激素等。

（九）典型病例

患者:王某,男,33 岁。

初诊:患者因"剑突下疼痛 2 周余"就诊。刻下症见:剑突下疼痛,痛处不移,胃痛拒按,食后加重,就诊前黑便 5 天;伴胃灼热、反酸,偶嗳气,偶恶心,食欲缺乏,乏力;眠可,大便黑,每日一行,小便调,舌质暗,有瘀斑,脉弦。患者曾自服奥美拉唑、康复新液等药物,疼痛稍有减轻。

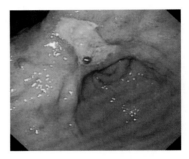

图 7-11-6 胃溃疡患者王某内镜下表现

胃镜示:胃溃疡（A1 期）,如图 7-11-6 所示。

中医诊断:胃脘痛（瘀血阻络证）。

西医诊断:①胃溃疡;②上消化道出血?

治疗以化瘀止血,通络止痛为原则,予丹参饮加味,整方如下:

丹参 15 g,檀香 6 g,砂仁 9 g,炒川楝子 10 g,白及 6 g,三七粉 3 g,白芷 6 g,党参 15 g,鸡内金 15 g,煅瓦楞 18 g。水煎服,日一剂。

加服泮托拉唑胶囊,每日 40 mg。

10 日后二诊:患者胃脘部疼痛较前减轻,无黑便,仍偶有胃灼热、反酸,偶嗳气,恶心,食欲改善,仍乏力,眠可,二便调。

处方:原方去三七粉、白及、炒川楝子,调整丹参为 9 g,加黄芪 30 g,水煎服,日一剂。嘱其 3 个月后复查胃镜。

三诊:患者诸症皆消。后随访得知,患者复查胃镜示胃溃疡愈合。

按：该患者剑突下疼痛，痛处不移，胃痛拒按，食后加重，此为络脉不通而痛之表现。其就诊前有黑便，可知有上消化道出血。瘀血既是病理产物，又是病因。结合胃镜所见，中医诊断为胃脘痛（瘀血阻络证）。方选化瘀止血，通络止痛之丹参饮加味；二诊加用黄芪益气生肌愈疡。

（张新）

第十二节　十二指肠炎

十二指肠炎（duodenitis）是指各种原因所致的十二指肠黏膜的急性或慢性炎症，后者又可分为特异性与非特异性两种，通常所称的十二指肠炎多指非特异性十二指肠炎。非特异性十二指肠炎是指炎症累及十二指肠黏膜，但无十二指肠溃疡病变。本病最初于 18 世纪由莫干尼（Morgagni）报告；20 世纪初期，由于十二指肠溃疡的手术病例增多，多数学者认为十二指肠炎是十二指肠溃疡的前期表现；直至 1973 年以后，随着消化内镜及黏膜活体组织检查的广泛开展，十二指肠炎为一种独立疾病的观点才被人们所接受。本病单纯依据临床症状无法确诊，常与慢性胃炎、慢性肝炎、肝硬化、胆道疾患或慢性胰腺炎并存。患者若能养成好的生活习惯，饮食规律，并坚持治疗，一般预后良好。

中医认为十二指肠炎属于"胃脘痛"范畴，病变部位在胃，与肝脾关系极为密切。本病早期多为实证，若日久不愈，脾胃受损，可由实证转为虚证。其基本病机为胃气阻滞，胃失和降，胃络瘀阻，不通则痛。

一、现代医学诊治

（一）病因和发病机制

本病病因尚不十分清楚，可能是多种因素共同作用的结果，分为原发性十二指肠炎和继发性十二指肠炎两种。

1.原发性十二指肠炎

（1）生物因素：主要是幽门螺杆菌感染。幽门螺杆菌感染可以产生多种酶类，如尿素酶、过氧化酶、蛋白酶、磷脂酶等。尿素酶可分解尿素产生氨，氨既可以保护细菌不受胃酸侵蚀，又对胃黏膜有直接的毒性作用；过氧化酶能抑制一些杀菌物质的形成；蛋白酶、脂肪酶可破坏胃黏膜的完整性；幽门螺杆菌产生的空泡毒素可导致胃黏膜的空泡变性，同时，幽门螺杆菌抗体可造成自身免疫损伤。

（2）物理因素：长期进食刺激性食物、过于粗糙的食物，长期饮用咖啡、烈酒、浓茶等，均可导致黏膜反复损伤，引起此病。

（3）化学因素：高胃酸分泌导致十二指肠酸负荷增加，可能是造成本病的原因之一。十二指肠炎与十二指肠溃疡常常合并存在，两者的组织学表现以及内镜下表现相似，抗酸治疗十二指肠溃疡的同时，十二指肠炎也明显减轻。但也有专家发现，十二指肠炎患者的胃酸可正常。另外，长期大量服用非甾体抗炎药如阿司匹林、吲哚美辛片可以抑制胃黏膜前列腺素的合成，破坏黏膜屏障；各种原因导致的胆汁反流，因胆盐可以削弱胃黏膜的保护机制，使原来分泌入胃腔的酸反弥散入黏膜，造成黏膜损伤。

2.继发性十二指肠炎

继发性十二指肠炎是一组由各种继发病因引起的十二指肠炎，如感染（寄生虫感染、结核杆菌感染、真菌感染等）、脑血管疾病及心肌梗死引起的出血性十二指肠炎；其他如肝炎、胰腺及胆道疾病，因其局部压迫或蔓延可引起十二指肠供血障碍等。

（二）病理

十二指肠黏膜出现充血、水肿、糜烂、出血，腺体减少，绒毛萎缩；黏膜层及黏膜下层炎细胞浸润，包括淋巴细胞、浆细胞、单核细胞；胃肠化生是慢性十二指肠炎的一个重要特征，表现为杯状细胞数增加，肠管上皮细胞活动性增加；绒毛明显减少或萎缩，绒毛顶部上皮细胞的长度明显缩短，核呈过度染色，胞浆减少；黏膜固有层中炎症细胞浸润严重，包括淋巴细胞、浆细胞和肥大细胞浸润，而中性粒细胞浸润常提示炎症活动。

（三）临床表现

1.消化不良症状

患者可有上腹部饱胀、反酸、嗳气、恶心、呕吐等症状，但是部分患者在发病初期可无症状及体征。

2.上腹痛

上腹痛多为饥饿痛、夜间痛，进食后可缓解，类似于十二指肠壶腹部溃疡。如果是由十二指肠炎引起的上腹部疼痛，不及时加以治疗的话，很容易恶化成为十二指肠溃疡、胃溃疡、萎缩性胃炎或者浅表性胃炎等。

3.上消化道出血

上消化道出血是糜烂性十二指肠炎的一种并发症，患者可有黑便或呕血。

4.常见的体征

本病常见的体征有上腹部轻度压痛,可见胃形及蠕动波,上腹振水音阳性,可闻及腹内拍水声,肠鸣音高亢,部分患者可有舌炎、贫血和消瘦等。十二指肠炎属于消化系统疾病,患者一般伴有慢性胃炎、肝硬化、慢性肝炎、慢性胰腺炎等疾病。

(四)辅助检查

1.X 线钡餐检查

(1)轻者 X 线钡餐检查可无阳性改变。

(2)球部频繁激惹,蠕动增强。充盈钡剂时,球部外形毛糙,形态常常改变。

(3)球部无龛影存在。

(4)黏膜皱襞增粗、紊乱,可呈网格状。

(5)不能据此而确立诊断。

2.内镜检查

十二指肠炎症多发于球部,内镜下可见病变部位的黏膜粗糙、充血、水肿、糜烂、出血,黏膜有颗粒感及结节状增生,黏膜皱襞肥厚粗大,黏膜下有血管显露。

3.十二指肠液分析

十二指肠液可呈现混浊,有黏液;镜检可见较多的上皮细胞,胃酸低者可见较多的细菌。

(五)诊断

(1)患者有典型或不典型的十二指肠溃疡的症状,可有上消化道出血。

(2)X 线钡餐检查无龛影及明显变形,球部和球后区见粗大的十二指肠皱襞。

(3)内镜检查示十二指肠黏膜充血、水肿、糜烂、出血、血管暴露,皱襞粗糙不平,但无溃疡。黏膜活检有大量炎性细胞渗出,重症者其绒毛变扁平。

(4)活检显示绒毛上皮变性、扁平、萎缩,固有膜内大量炎性细胞浸润,可见淋巴样增殖及胃上皮化生等。

(六)鉴别诊断

1.十二指肠溃疡

十二指肠炎与十二指肠溃疡有时在症状上有相似之处,二者均可出现与饮食有关的上腹痛、不适感,以碱性药物治疗可缓解,单凭临床症状较难鉴别,主要依靠内镜检查明确诊断。

2.慢性胃炎

慢性胃炎表现出的上腹部不适或疼痛、消化不良、饱胀、嗳气等症状与十二指肠炎相似,且两者常同时存在,内镜检查是鉴别二者的主要方法。

3.胃神经症

胃神经症与十二指肠炎均可见上腹部疼痛、嗳气、反酸、恶心、呕吐等症状。前者以中年女性患者为多见,多有精神创伤史,主要表现为间歇性上腹痛、胃脘灼热或不适感、反酸、嗳气、呃逆等,间或有呕吐,服用抗酸药能使症状减轻,但不能完全缓解;查体见上腹部压痛较广泛,且不固定;患者一般情况良好,但常伴有头痛、头昏、乏力、失眠、抑郁或焦虑等神经精神症状,辅助检查多无明显异常。

4.十二指肠憩室

单纯性十二指肠憩室多由于其他原因做胃肠 X 线钡餐检查时而偶尔发现,患者常无症状;但当憩室发炎或有溃疡形成时,则可出现中上腹痛。疼痛常出现于食后,查体中上腹部有固定压痛,有时易与十二指肠炎相混淆,可经 X 线钡餐检查及内窥镜检查加以鉴别。

(七)治疗

治疗原则为注意饮食,祛除诱因,对症治疗,必要时手术治疗。

1.一般治疗

去除某些加重病情的因素,包括戒烟、避免情绪紧张。不服用对胃黏膜有刺激的药物,如阿司匹林、吲哚美辛、索米痛片和保泰松等。清淡饮食,以免刺激胆汁分泌增多;宜进低脂高蛋白饮食,如牛奶、豆类和鱼类;应细嚼慢咽,忌暴饮暴食;避免饮浓茶、烈酒、浓咖啡或进食辛辣、过冷、过热和粗糙食物,养成良好的饮食习惯。

2.药物治疗

(1)抗酸药:可用氢氧化铝-镁乳合剂,每次 15～30 mL,3 次/天,餐后1～2 h服用。抗酸药能中和胃酸,降低胃蛋白酶活性,减轻其对消化道黏膜的损伤,缓解疼痛。

(2)抑酸药:质子泵抑制剂可用奥美拉唑 20 mg,1～2 次/天;雷贝拉唑10～20 mg,1～2 次/天等。H_2受体拮抗剂可用法莫替丁 20 mg,2 次/天;雷尼替丁 150 mg,2 次/天。抗胃酸分泌药物能抑制胃细胞分泌胃酸,减轻胃酸对已有炎症的黏膜的刺激,有效改善症状,但不能逆转病理学异常。

(3)M 受体拮抗药:可选用哌仑西平 50 mg,2 次/天;山莨菪碱(654-2)5 mg,3 次/天。M 受体拮抗药可抑制胃酸分泌,对胃蛋白酶的分泌也有抑制作用。

(4)黏膜保护剂:胶体铋剂在酸性环境下,能与溃疡和炎症组织的糖蛋白络合形成一层保护膜,阻止胃酸、胃蛋白酶的攻击,并有杀灭幽门螺杆菌的作用。可用胶体果胶铋 50 mg,4 次/天。

(5)胃肠动力药:可予多潘立酮 10～20 mg,3 次/天;莫沙必利 5～10 mg,3 次/天。饭前 15～30 min 口服胃肠动力药,可调节胃窦及十二指肠壶腹部的运动,减少因胆汁反流刺激胃窦部 G 细胞分泌胃泌素造成的胃酸分泌。

(6)根除幽门螺杆菌:含 PPI 的四联疗法是近年来应用最多的治疗幽门螺杆菌感染的方案。

(八)预防

1.精神方面

患者应保持精神愉快,避免忧思恼怒及情绪紧张;注意劳逸结合,避免劳累,病情较重时适当休息。这样可减轻胃痛和减少胃痛发作,进而达到预防胃痛的目的。

2.饮食方面

患者应规律饮食。研究表明,有规律地进餐,定时定量,可形成条件反射,有助于消化腺的分泌,更利于消化。饮食要避免过饥或过饱;饮食的温度应以"不烫不凉"为度;可以吃容易消化的面食,多吃蔬菜、水果,减少对胃及十二指肠黏膜的刺激;忌食含较多味精以及酸辣、过咸的食物,以清淡为主;忌烟酒,因为吸烟会使十二指肠血管收缩,影响肠壁细胞的血液供应,使抵抗力降低而诱发其他疾病,同时烟酒可对胃肠黏膜造成强大刺激,使炎症进一步扩大,不利于疾病的康复。

3.药物方面

阿司匹林、保泰松、肾上腺皮质激素、利舍平等药物可刺激胃黏膜,引起疾病反复发作,应慎用或忌用。

4.发病方面

继发性十二指肠炎还需要积极治疗原发病,如克罗恩病、肠结核、寄生虫病及真菌性肠炎等。

二、中医辨证论治

(一)病因

1.饮食伤胃

胃主受纳腐熟水谷,其气以和降为顺,故胃痛的发生与饮食不节关系最为密切。若饮食不节,暴饮暴食,损伤脾胃,饮食停滞,致使胃中气机阻滞,则胃气失和,不通则痛;或五味过极、辛辣无度,或恣食肥甘厚味,或饮酒如浆,则伤脾碍胃,蕴湿生热,阻滞气机,以致胃气阻滞,不通则痛。此所谓:"饮食自倍,肠胃乃伤。"(《素问·痹论》)

2.肝气犯胃

脾胃的受纳运化,中焦气机的升降,有赖于肝之疏泄。忧思恼怒,情志不遂,则肝失疏泄,肝郁气滞,横逆犯胃,以致胃气失和,胃气阻滞,发为胃痛。肝郁日久,又可化火生热,邪热犯胃,导致肝胃郁热而痛。

若肝失疏泄,气机不畅,血行瘀滞,又可形成血瘀,兼见瘀血胃痛。胆与肝相表里,皆属木,胆之通降,有助于脾之运化及胃之和降。若胆病失于疏泄,胆腑通降失常,则胆气不降,逆行犯胃,致胃气失和,肝胆胃气机阻滞,也可发生胃痛。

3.脾胃虚弱

脾与胃相表里,同居中焦,共同受纳运化水谷。脾气主升,胃气主降,胃之受纳腐熟,赖脾之运化升清,所以胃病常累及于脾,脾病常累及于胃。若素体不足,或劳倦过度,或饮食所伤,或过服寒凉药物,或久病脾胃受损,均可引起脾胃虚弱,中焦虚寒,胃失温养,发生胃痛;若是热病伤阴,或胃热火郁,灼伤胃阴,或久服香燥理气之品,耗伤胃阴,使胃失濡养,也可引起胃痛。肾为先天之本,阴阳之根,脾胃之阳,全赖肾阳之温煦;脾胃之阴,全赖肾阴之滋养。若肾阳不足,火不暖土,可致脾阳虚,而成脾肾阳虚,胃失温养之胃痛;若肾阴亏虚,肾水不能上济胃阴,可致胃阴虚,而成胃肾阴虚,胃失濡养之胃痛。

(二)病机

中医学认为胃主受纳,腐熟水谷,以降为顺;脾主运化水谷,其化生的精微充养机体;十二指肠和胃连接,主分清泌浊。食物入胃后,通过胃的腐熟和脾的运化,食糜进入十二指肠,分清泌浊,清者被吸收,浊者下降至大肠及膀胱,故十二指肠功能正常与否受脾胃所约束,十二指肠的异常亦可影响到脾胃,两者互为因果。本病多由饮食失节、损伤脾胃,情志不畅、肝郁气滞或脾胃虚弱、中气不运所致。

本病之初多属实证,表现为寒凝、食积、气滞之候;随病情发展,寒邪郁久化热,或食积日久,蕴生湿热,或气郁日久化火,气滞而致血瘀,可出现寒热互结等复杂证候;且日久耗伤正气,则可由实转虚,或转为阳虚、阴虚,或转为虚劳之证。某些病例尚可因气滞血瘀,瘀久生痰,痰瘀互结,而内生积块;或因血热迫血妄行,或久瘀伤络,或脾不统血,引起吐血、便血等症状。上述皆属胃痛的常见转归。胃痛预后一般较好,实证治疗较易,邪去则胃气自安;虚实并见者则治疗难度较大,且常反复发作。若胃痛影响患者进食,则化源不足,正气日衰,形体消瘦;伴有吐血、便血,量大难止,兼见大汗淋漓、四肢不温、脉微欲绝者,为气随血脱的危急之候,如不及时救治,可危及生命。

(三)辨证要点

1.辨寒热

寒证胃痛多见胃脘冷痛,常因饮冷、受寒而发作或加重,得热则痛减,遇寒则痛增,伴有面色苍白,口淡不渴,舌淡,苔白等症;热证胃痛多见胃脘灼热疼痛,进食辛辣燥热之品易于诱发或加重,喜冷恶热,胃脘得凉则舒,伴有口干口渴,大便干结,舌红,苔黄少津,脉数等症。

2.辨虚实

虚证胃痛多见于久病体虚者,其胃痛隐隐,痛势徐缓而无定处,或摸之莫得其所,时作时止,痛而不胀或胀而时减,饥饿或过劳时易诱发疼痛或致疼痛加重,揉按或得食则疼痛减轻,伴有食少乏力,脉虚等症;实证胃痛多见于新病体壮者,其胃痛兼胀,表现为胀痛、刺痛,痛势急剧而拒按,痛有定处,食后痛甚,伴有大便秘结,脉实等症。

3.辨气血

本病初病在气,久病在血。胃痛且胀,以胀为主,痛无定处,时痛时止,常由情志不舒引起,伴胸脘痞满,喜叹息,得嗳气或矢气则痛减者,多属气分;胃痛久延不愈,其痛如刺如锥,持续不解,痛有定处,痛而拒按,伴食后痛增,舌质紫暗,舌下脉络紫暗迂曲者,多属血分。

(四)治疗原则

本病治疗以健脾和胃为基本原则,旨在疏通气机,恢复胃腑和顺通降之性,通则不痛,从而达到止痛的目的。临证时需审证求因,辨证论治。邪盛者应以祛邪为急;正虚者应以补虚为先;若虚实夹杂,当扶正祛邪,并根据正邪盛衰,或以扶正为主,兼以祛邪,或以祛邪为主,兼以扶正。

(五)证治分类

肝胃不和证主要见胃脘胀痛或胀痛窜及两胁,嗳气频繁,嘈杂反酸,呃逆呕吐,口苦口干,大便不畅,舌质淡红,苔薄白或薄黄,脉沉或弦细等。脾胃虚寒证主要见胃脘隐痛,胃痛喜按喜温,食后胀闷痞满,纳呆少食,大便溏薄,朝食暮吐,暮食朝吐,面色苍白,肢冷神疲,舌淡而胖,苔白滑润,脉沉缓等。胃阴亏虚证主要见胃痛隐隐或灼痛,嘈杂似饥,饥不欲食,口干唇燥而不欲饮,消瘦乏力,大便干结,舌红少津或光剥无苔,脉细数或弦细等。

（六）中医分型内镜下表现

1.肝胃不和证

镜下可见胃黏膜充血,红白相间,以红为主;黏膜多有黄染,整体黏膜偏黄色,有胆汁反流征象;胃底黏液湖量较多,黏液多呈黄色,甚至黄绿色,有时有蛋花样的黏液附着于胃黏膜上;胃肠蠕动可以增快;可见溃疡,溃疡周边充血、水肿,溃疡表面覆盖薄白或薄黄苔;十二指肠黏膜充血、水肿,多见黄色泡沫附着,如图 7-12-1 所示。此为肝气不舒,横逆犯胃,肝胆疏泄异常,胆汁上溢。

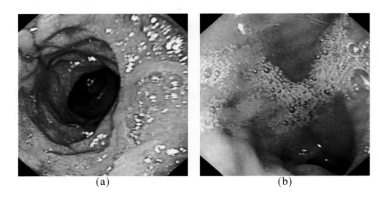

图 7-12-1　肝胃不和证内镜下表现

2.脾胃虚寒证

镜下可见胃黏膜肿胀而湿润,颜色较淡,红白相间,以白为主;皱襞柔软,蠕动差;黏液湖量较多,清澈;十二指肠黏膜色淡,黏膜变薄、苍白,可见黏膜下血管显露,如图 7-12-2 所示。此为脾胃虚弱,中焦虚寒,胃失温养。

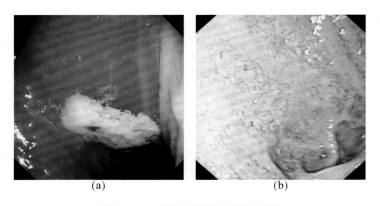

图 7-12-2　脾胃虚寒证内镜下表现

3.胃阴亏虚证

镜下可见胃黏膜呈苍白、灰白或者灰黄色,呈斑片状或弥漫性分布,边界不清,黏膜下有血管网透见,常为暗红色网状小血管,或伴有红色颗粒状增生;皱襞细小或消失,黏液湖量少;十二指肠黏膜发红,可见点状、片状糜烂灶或出血灶,如图7-12-3所示。此为正气不足,气血虚弱,久病失养,伤及胃阴,阴虚则热,耗伤津液。

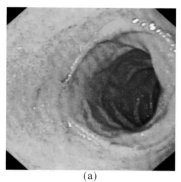 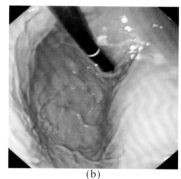

(a) (b)

图7-12-3 胃阴亏虚证内镜下表现

(七)辨证论治

1.肝胃不和证

临床表现:胃脘胀满,攻撑作痛,连及两胁,每因情志不遂而加重,得嗳气、矢气则舒,嗳气频频,喜长叹息,或恶心欲呕,口中反酸,大便不畅,舌苔薄白,脉象多弦。

证机概要:肝气郁结,横逆犯胃,胃气阻滞。

治法:疏肝理气,和中止痛。

代表方:柴胡疏肝散加减。

方解:柴胡疏肝散为疏肝理气之要方。方中柴胡、白芍、川芎、香附疏肝解郁,陈皮、枳壳、甘草理气和中。诸药合用,共奏疏肝理气,和胃止痛之效。

加减:若胀重,可加青皮、郁金、木香助理气解郁之功;痛甚者,可加川楝子、延胡索理气止痛;嗳气频作者,可加半夏、旋覆花,亦可用沉香降气散降气解郁;反酸甚者,可加乌贼骨、浙贝母、瓦楞子以制酸和胃,或加左金丸、黄芪、竹茹以清泄肝热,和胃止痛。

2.脾胃虚寒证

临床表现:胃痛隐隐,绵绵不休,冷痛不适,劳累或食冷或受凉后疼痛发作或加重,喜温喜按,得食痛减,泛吐清水,神疲乏力,面色不华,四肢不温,纳食减 **247**

少,大便溏薄,舌质淡白或淡胖,脉沉细或细弱。

证机概要:脾胃虚寒,胃失温养。

治法:温中健脾,和胃止痛。

代表方:黄芪建中汤加减。

方解:方中黄芪、甘草益气补中;饴糖益脾气而养脾阴,温补中焦;桂枝温通阳气,白芍补益阴血,配甘草缓急止痛;生姜温胃散寒,大枣补益脾气。诸药相伍,于辛甘化阳之中,又具酸甘化阴之用,共奏温中补虚,和里缓急之功效。

加减:泛吐清水较重者,可加干姜、吴茱萸、半夏、茯苓温胃化饮;寒盛者,可用附子理中汤或大建中汤温中散寒;脾虚湿盛者,可合二陈汤;兼见腰膝酸软,头晕目眩,形寒肢冷等肾阳虚证者,可加附子、肉桂、巴戟天、仙茅或合用肾气丸、右归丸助肾阳以温脾和胃;反酸者,可加吴茱萸暖肝温胃以制酸,另可加瓦楞子和胃制酸。

3.胃阴亏虚证

临床表现:胃痛隐隐或灼痛,嘈杂似饥,饥不欲食,口干唇燥而不欲饮,消瘦乏力,大便干结,舌红少津或光剥无苔,脉细数或弦细。

证机概要:胃阴亏耗,胃失濡养。

治法:养阴益胃,和中止痛。

代表方:益胃汤合芍药甘草汤加减。

方解:方中沙参、麦冬、石斛、玉竹滋养胃阴;白芍、甘草酸甘化阴,敛阴止痛;陈皮、半夏理气和胃。诸药合用,共奏养阴益胃之功效。

加减:胃阴亏损较甚者,可酌加石斛;若兼饮食停滞,可加神曲、山楂等消食和胃;若痛甚,可加香橼、佛手;若脘腹灼痛,嘈杂反酸,可加左金丸;若胃热偏盛,可加生石膏、知母、芦根清胃泄热或用清胃散;若日久肝肾阴虚,可加山茱萸、玄参滋补肝肾;若日久脾胃阴虚难复,可加乌梅、山楂肉、木瓜等酸甘化阴之品;若兼有气虚,症见纳食减退,倦怠乏力,可加入太子参,甚则西洋参;胃脘灼痛,固定不移,舌暗少津有瘀斑或见呕血、便血者,为阴虚夹瘀,可加失笑散活血化瘀;若胃脘痞闷,纳呆作呕,大便不爽,为阴虚夹湿,可加砂仁、厚朴、薏苡仁以燥湿和胃健脾。

(八)中医养护

1.预防调护

本病发病,多与情志不遂、饮食不洁有关。患者应节制饮食,勿暴饮暴食,同时饮食宜清淡,忌肥甘厚味、辛辣醇酒以及生冷之品。注意精神调摄,保持乐观开朗和心情舒畅。适当参加体育锻炼,增强体质。

2.针灸治疗

取穴足三里、内关、中脘。肝气犯胃加期门、阳陵泉,脾胃虚寒加脾俞、胃俞、章门,反酸加太冲。可针刺,也可贴敷。耳针取十二指肠、小肠、脾、胃、交感、神门等穴。

3.拔火罐

十二指肠炎脾胃虚寒证可于神阙、中脘、关元穴处拔火罐。

三、典型病例

(一)病例一

患者:王某,女,51岁。

初诊:患者因"上腹部胀痛半月"就诊。患者平素脾气急躁,半月前与人争吵后,出现上腹部胀痛,连及两胁,嗳气后胀痛可缓解,情志不遂时加重,当时未予治疗。刻下症见:上腹部胀痛,连及两胁,嗳气后胀痛可缓解,情志不遂时加重,胃灼热,反酸,口苦,纳欠佳,眠欠安,二便调,舌苔薄白,脉弦。

胃镜示:①慢性非萎缩性胃炎伴胆汁反流;②十二指肠炎。镜下所见如图7-12-4所示。

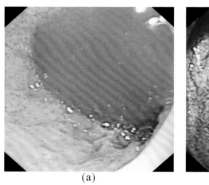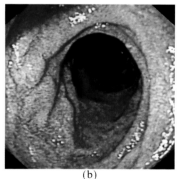

(a)　　　　　　　　　　　　(b)

图 7-12-4　十二指肠炎患者王某内镜下表现

中医诊断:胃脘痛(肝胃不和证)。

西医诊断:①慢性非萎缩性胃炎;②十二指肠炎。

治疗以疏肝理气,和中止痛为原则,予柴胡疏肝散加减,整方如下:

柴胡 15 g,川芎 15 g,炒枳壳 12 g,炒川楝子 12 g,醋香附 12 g,青皮 9 g,陈皮 9 g,木香 9 g,白芍 9 g,甘草 3 g。水煎服,日一剂。

二诊:患者诸症皆消。

按：患者平素脾气急躁，好与人争吵，致肝气郁结，横逆犯胃，胃失和降，气机不畅，不通则痛。胃镜下可见胃黏膜充血，红白相间，以红为主，整体黏膜偏黄色，有胆汁反流征象；胃底黏液湖量较多，黏液呈黄色；十二指肠黏膜充血、水肿，见黄色泡沫附着。西医诊断为慢性非萎缩性胃炎、十二指肠炎，中医诊断为胃脘痛（肝胃不和证）。选用柴胡疏肝散，方中柴胡、白芍、川芎、香附疏肝解郁，陈皮、枳壳、甘草理气和中。诸药合用，共奏疏肝理气，和胃止痛之效。患者感胀痛重，加青皮、木香助理气解郁之功，加川楝子理气止痛。

（二）病例二

患者：吕某，男，46岁。

初诊：患者因"上腹部隐痛一年"就诊。患者平素怕冷，一年前因饮食不慎出现剑突下隐痛，遇冷或进食凉性食物后加重，曾自服归脾丸治疗，效果不显。刻下症见：上腹部疼痛隐隐，遇冷或进食凉性食物后加重，喜温喜按，恶心，无呕吐，口中多涎液，体倦乏力，四肢不温，纳少，眠尚可；大便每日一行，黏滞不爽，有排不尽感；舌淡胖，苔白滑，脉沉细。

胃镜示：①慢性萎缩性胃炎；②十二指肠炎。镜下所见如图7-12-5所示。

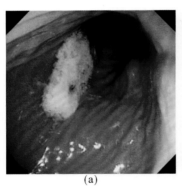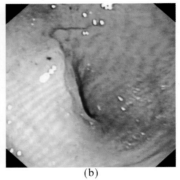

(a) (b)

图7-12-5 十二指肠炎患者吕某内镜下表现

中医诊断：胃脘痛（脾胃虚寒证）。

西医诊断：①慢性萎缩性胃炎；②十二指肠炎。

治疗以温中健脾，和胃止痛为原则，予黄芪建中汤加减，整方如下：

黄芪30 g，白芍15 g，桂枝12 g，茯苓12 g，吴茱萸6 g，半夏9 g，生姜6 g，甘草6 g，白芷6 g，大枣5枚。水煎服，日一剂。

患者一周后复诊，疼痛减，大便成形，嘱其继服前方。

按：患者脾阳不足，寒自内生，胃失温养，不荣则痛。阴寒之气内盛，水湿不化，见口泛清水。胃镜下可见胃黏膜肿胀而湿润，红白相间，以白为主；皱襞柔软,蠕动差;黏液湖量较多,清澈;十二指肠黏膜色淡,黏膜变薄、苍白,可见黏膜下血管显露。西医诊断为慢性萎缩性胃炎、十二指肠炎,中医诊断为胃脘痛(脾胃虚寒证)。选用黄芪建中汤。方中黄芪、甘草益气补中;桂枝温通阳气,白芍补益阴血,配甘草缓急止痛;生姜温胃散寒,大枣补益脾气。诸药相伍,于辛甘化阳之中,又具酸甘化阴之用,共奏温中补虚,和里缓急之功效。患者泛吐清水较重,加吴茱萸、半夏、茯苓温胃化饮。

（衣雪源　张新）

参考文献

一、古籍

[1](汉)许慎.说文解字[M].汤可敬,译注.北京:中华书局,2018.

[2](汉)张仲景.伤寒论[M].钱超尘,郝万山,整理.北京:人民卫生出版社,2005.

[3](隋)巢元方.诸病源候论[M].宋白杨,校注.北京:中国医药科技出版社,2011.

[4](唐)王冰.黄帝内经素问[M].戴铭,张淑贤,林怡,等点校.南宁:广西科学技术出版社,2016.

[5](唐)杨上善.黄帝内经太素[M].王洪图,李云,点校.北京:科学技术文献出版社,2000.

[6](宋)杨士瀛.新校注杨仁斋医书:仁斋直指方论[M].盛维忠,王致谱,傅芳,等校注.福州:福建科学技术出版社,1989.

[7](金)李东垣.兰室秘藏[M].文魁,丁国华,整理.北京:人民卫生出版社,2005.

[8](金)李东垣.脾胃论[M].文魁,丁国华,整理.北京:人民卫生出版社,2005.

[9](元)朱震亨.丹溪心法[M].王英,竹剑平,江玲圳,整理.北京:人民卫生出版社,2005.

[10](明)张介宾.景岳全书[M].李继明,王大淳,王小平,等整理.北京:人民卫生出版社,2007.

[11](清)沈金鳌.杂病源流犀烛[M].田思胜,整理.北京:人民卫生出版社,2006.

[12]田代华,刘更生.灵枢经校注[M].北京:人民军医出版社,2011.

[13]张锡纯.医学衷中参西录[M].柳西河,等重订.北京:人民卫生出版社,2006.

二、现代著作

[1]陈灏珠,林果为.实用内科学[M].13版.北京:人民卫生出版社,2009.

[2]李益农,陆星华.消化内镜学[M].2版.北京:科学出版社,2004.

[3]汤钊猷.现代肿瘤学[M].上海:上海医科大学出版社,2000.

[4]许国铭,李兆申.上消化道内镜学[M].上海:上海科学技术出版社,2003.

[5]张亚历.实用消化病学:图解诊断与治疗方法[M].北京:清华大学出版社,2009.

三、中文论文

[1]陈胜良.亚太地区胃食管反流病的特点[J].胃肠病学,2009,14(12):713-715.

[2]崔英姿,杨东辉,王晓凤.吻合口溃疡出血的内镜下特点及治疗[J].临床和实验医学杂志,2010,9(15):1125-1127.

[3]房殿春,许同铭,赵晶京.Barrett食管诊治共识(草案,2005,重庆)[J].中华消化杂志,2006,26(2):138-139.

[4]高平,冯萍萍,王玉宗,等.胃切除术后幽门螺杆菌感染的临床分析[J].中华医院感染学杂志,2013,23(23):5727-5728+5772.

[5]高瑞梅,许琳,孟欣颖,等.原发性胆汁反流性胃炎胃黏膜胃动素、血管活性肠肽的表达[J].世界华人消化杂志,2010,18(7):722-725.

[6]韩文鹏,王浩文.蒲元和胃胶囊联合埃索美拉唑治疗残胃炎的临床观察[J].临床医药文献电子杂志,2019,6(74):1-2.

[7]黄均毅.胃下垂的中医病因病机及证治的理论研究[D].北京:北京中医药大学,2009.

[8]黄涛.针灸治疗胆汁反流性胃炎的临床研究[J].中国医药学报,2000,15(1):38-42.

[9]姜丽.60例胆汁反流性胃炎中医辨证与胃镜像关系探析[J].陕西中医,2007,28(9):1141-1142.

[10]李洁,孙岩,苏伟,等.切除幽门窦的胃转流术后胃泌素17、胃蛋白酶原变化及对吻合口溃疡发生的影响[J].天津医药,2017,45(9):965-968.

[11]李军祥,陈喆,胡玲,等.慢性非萎缩性胃炎中西医结合诊疗共识意见

[J].中国中西医结合消化杂志,2018,26(1):1-8.

[12]李军祥,陈喆,吕宾,等.慢性萎缩性胃炎中西医结合诊疗共识意见[J].中国中西医结合消化杂志,2018,26(2):121-131.

[13]刘文忠,谢勇,陆红,等.第五次全国幽门螺杆菌感染处理共识报告[J].胃肠病学,2017,22(6):346-360.

[14]陆建邦.胃癌发病因素的流行病学研究进展[J].肿瘤防治研究,2001,28(2):158.

[15]双翠红.人文关怀式护理在残胃炎患者中的应用体会[J].心理月刊,2021,16(15):164-165.

[16]田德安.Barrett 食管的诊断与治疗[J].医学新知杂志,2007,17(2):63-65.

[17]王长海.辨证治疗胃黏膜脱垂症 64 例[J].山西中医杂志,2001,17(2):10-11.

[18]吴练红.中药穴位贴敷治疗反流性食管炎 42 例[J].河南中医,2011,31(10):1149-1150.

[19]吴文盛.幽门螺杆菌与胃癌术后残胃炎发生的关系分析[J].实用中西医结合临床,2018,18(4):131-132.

[20]谢正元,杜芳腾,郭武华.兰索拉唑三联治疗残胃吻合口溃疡临床分析[J].中国医药导刊,2015,17(8):815-817.

[21]杨新弘.胃毕Ⅱ术后残胃炎患者血清胃蛋白酶原水平变化研究[J].临床医药文献电子杂志,2019,6(31):19-20.

[22]张昌敏,彭波.艾司奥美拉唑肠溶片不同剂量及口服频次治疗幽门螺杆菌阴性胃术后吻合口溃疡临床疗效观察[J].临床消化病杂志,2021,33(2):99-101.

[23]张秋瓒.Barrett 食管发病机制研究进展[J].医学理论与实践,2009,22(4):405-407.

[24]朱晓峰.熊去氧胆酸治疗胃癌术后胆汁反流性残胃炎患者的疗效[J].中国药物经济学,2021,16(1):49-52.

四、英文论文

[1] KIM H S,LEE J S,FREUND J N,et al. COX-2 homeobox gene expression in human gastric carcinoma and precursor lesions [J]. Gastroe-nterol Hepatol,2006,21(2):438-442.

[2] QIAO S X,YUAN M,LIU Y L,et al.Detection of gastric cancer and premalignant lesions by novel marker glycoprotein 87 using monoclonal antibody adnab-9[J].Cancer Epidemiol Biomarkers Prev,2003,12(10):1095-1099.